住院医师规范化培训精品案例教材

总主审：王成增　　总主编：姜　勇

急诊医学

本册主编　朱长举　曹　钰　兰　超

 郑州大学出版社

图书在版编目(CIP)数据

急诊医学／朱长举,曹钰,兰超主编. -- 郑州:郑州大学出版社,2024.6
住院医师规范化培训精品案例教材／姜勇总主编
ISBN 978-7-5773-0205-8

Ⅰ.①急… Ⅱ.①朱…②曹…③兰… Ⅲ.①急诊－临床医学－职业培训－教材
Ⅳ.①R459.7

中国国家版本馆 CIP 数据核字(2024)第 044779 号

急诊医学

JIZHEN YIXUE

项目负责人	孙保营 李海涛	封面设计	苏永生
策划编辑	陈文静	版式设计	苏永生
责任编辑	张楠	责任监制	李瑞卿
责任校对	吕笑娟 胡文斌		

出版发行	郑州大学出版社	地 址	郑州市大学路40号(450052)
出版人	孙保营	网 址	http://www.zzup.cn
经 销	全国新华书店	发行电话	0371-66966070
印 刷	新乡市豫北印务有限公司		
开 本	850 mm×1 168 mm 1／16		
印 张	14.75	字 数	429 千字
版 次	2024 年 6 月第 1 版	印 次	2024 年 6 月第 1 次印刷

书 号	ISBN 978-7-5773-0205-8	定 价	68.00 元

编委会名单

总主审 王成增

总主编 姜 勇

编 委 （以姓氏笔画为序）

丁德刚　王 叨　王 悦　王 薇　王义生　王成增

王金合　王伊龙　王秀玲　王怀立　王坤正　车 璐

艾艳秋　卢秀波　田 华　兰 超　邢丽华　邢国兰

朱 涛　朱长举　刘 丹　刘 红　刘升云　刘刚琼

刘会范　刘冰熔　刘淑娅　刘献志　闫东明　许予明

许建中　李 莉　李向楠　李淑英　余祖江　宋东奎

宋永平　宋学勤　张 大　张 磊　张英剑　张国俊

张金盈　张建江　陈志敏　范应中　岳松伟　郎 艳

房佰俊　赵 松　赵 杰　赵占正　赵先兰　姜 勇

姜中兴　贺玉杰　秦贵军　贾 勐　贾延劼　徐 敬

高剑波　高艳霞　郭瑞霞　黄 艳　曹 钰　符 洋

董建增　程敬亮　曾庆磊　窦启锋　魏新亭

秘 书 王秀玲

作者名单

主　编　朱长举　曹　钰　兰　超

副主编　杨宇霞　张思森　王　楠　杨国辉　谷玉雷　张　岩

编　委　（以姓氏笔画为序）

马西凡	（许昌市中心医院）	张　瑞	（郑州大学第一附属医院）
马青变	（北京大学第三医院）	张　磊	（郑州大学第一附属医院）
王　楠	（郑州大学第一附属医院）	张思森	（郑州人民医院）
王巧芳	（郑州大学第一附属医院）	张唐娟	（郑州大学第一附属医院）
王正斌	（郑州大学第一附属医院）	张睿喆	（郑州大学第一附属医院）
王红宇	（郑州人民医院）	陈三洋	（郑州大学第一附属医院）
田英平	（河北医科大学第二医院）	孟　宇	（郑州大学第一附属医院）
兰　超	（郑州大学第一附属医院）	孟祥雷	（郑州大学第一附属医院）
朱长举	（郑州大学第一附属医院）	胡莹莹	（河南科技大学第一附属医院）
朱志强	（郑州大学第一附属医院）	贾新雅	（郑州大学第一附属医院）
任　佳	（郑州大学第一附属医院）	高艳霞	（郑州大学第一附属医院）
刘　奇	（郑州大学第一附属医院）	郭贯成	（郑州大学第一附属医院）
刘艳娜	（郑州大学第一附属医院）	曹　钰	（四川大学华西医院）
杨宇霞	（郑州大学第一附属医院）	彭　鹏	（新疆医科大学第一附属医院）
杨国辉	（郑州大学第一附属医院）	蒋龙元	（中山大学孙逸仙纪念医院）
肖　飞	（郑州大学第一附属医院）	程　波	（郑州大学第一附属医院）
谷玉雷	（郑州大学第一附属医院）	雷如意	（郑州大学第一附属医院）
宋耀东	（郑州大学第一附属医院）	蔡文伟	（浙江省人民医院）
张　玮	（昆明医科大学第一附属医院）	裴　辉	（郑州大学第一附属医院）
张　岩	（郑州大学第一附属医院）	冀　兵	（山西医科大学第一医院）

前　言

　　住院医师规范化培训(简称"住培")是深化医疗改革和医学教育改革的重大举措之一,是医学毕业生成长为一名合格临床医生的必经之路。随着住培制度建设的深入推进,特别是《国务院办公厅关于深化医教协同进一步推进医学教育改革与发展的意见》(国办发〔2017〕63号)和《国务院办公厅关于加快医学教育创新发展的指导意见》(国办发〔2020〕34号)的发布,对完善住培制度、提高人才培养质量提出了新的更高要求。

　　郑州大学第一附属医院急诊医学科是"急诊医学国家临床重点专科""国家急诊住院医师规范化培训重点专业基地",每年住院医师规范化培训300多人,年急诊量30余万,年急诊手术量5000余台,具有丰富的急诊病例资源和救治经验。充分结合郑州大学第一附属医院丰富的急诊病例资源和国家住培教学大纲,出版一套基础和临床整合式案例教学规培教材,有助于规培生更系统、更规范地掌握急诊专科知识,同时也有益于提升河南医学人才培养能力,促进河南乃至全国住院医师临床综合能力的提升。

　　本教材围绕国家出台的《住院医师规范化培训基地标准》(2022年版)、《住院医师规范化培训内容与标准》(2022年版)规定的培训目标和核心能力要求,结合住培考核标准,以循环系统、神经系统、呼吸系统、消化系统、内分泌系统、泌尿生殖系统、创伤、中毒及其他急诊相关疾病等急诊住培相关病种为载体,收集急诊住培基地日常所积累的真实病例,以"基础医学加临床医学整合式案例教学"为主线,为急诊住培基地住院医师提供实践学习的范本。本书采用图文互动、通俗易懂的方式,以临床实例为核心,临床诊疗规范为基础,临床思维训练为导向,强调基础与临床的整合性和实践性,培养年轻医生分析问题、解决问题的能力,培养急诊住培学员良好的临床思维能力,帮助住培学员养成人文关怀情操,并使其掌握急诊常用临床操作。

　　在本教材编写过程中,得到了四川大学华西医院、郑州大学第一附属医院、北京大学第三医院、浙江省人民医院、中山大学孙逸仙纪念医院、河北医科大学第二医院、山西医科大学第一医院、昆明医科大学第一附属医院、新疆医科大学第一附属医院、河南科技大学第一附属医院、郑州人民医院、许昌市中心医院急诊急救专业各位专家的大力支持。在此深表谢意!限于水平,难免有疏漏和不足之处,敬请读者批评指正!

朱长举　曹钰　兰超

2024年1月

目 录

第四章 消化系统疾病

第五章 内分泌系统疾病

第六章 泌尿生殖系统疾病

第七章　创伤

第八章　中毒

第九章　其他急诊相关疾病

第一章　循环系统疾病

案例 1　心搏骤停

一、病历资料

(一)门诊接诊

1. **主诉(代)**　突发心前区疼痛 2 h,意识丧失 3 min。

2. **问诊重点**　心搏骤停起病急骤、致死率高,需要快速鉴别,进行及时有效的心肺复苏,可使患者恢复自主循环和自主呼吸。心前区疼痛、意识丧失为心脑血管疾病常见症状,患者急性发病,问诊时应注意患者的既往病史,是否有心绞痛、心肌梗死、高血压,以及相关治疗史等。

3. **问诊内容**

(1)诱发因素:是否有受凉、激动、劳累等诱发因素。是否有胸闷等前驱症状。是否有外伤、滥用毒品等。

(2)主要症状:快速进行体格检查,诊断是否发生心搏骤停。心搏骤停后即出现意识丧失、脉搏消失及呼吸停止。常见的心电图表现为心室颤动、无脉性室速、心搏骤停和无脉性电活动。

(3)诊治经过:是否给予溶栓、抗心律失常等对症治疗,基础生命支持、高级生命支持等。

(4)既往史:患者是否有心绞痛、心肌梗死、高血压、脑梗死、脑出血等既往病史,以判断致病原因、自主循环恢复后进行及时有效的治疗,是提高复苏成功率、改善患者预后的关键。

> **问诊结果**
>
> 患者,男性,70 岁。因"突发心前区疼痛 2 h"为主诉于当地医院急诊就诊。患者 2 h 前无明显诱因出现心前区压榨性疼痛,向左上臂放射,伴恶心、大汗、呼吸困难,休息并服用硝酸甘油片后持续不缓解,就诊于当地医院急诊,查心电图提示"V_3、V_4、V_5 导联 ST 段抬高",初诊为"急性 ST 段抬高型心肌梗死(前壁)",10:30 收治入院,拟行冠状动脉介入治疗。10:45 患者突发意识丧失,呼之不应,颈动脉搏动无法触及,二便失禁。既往史:吸烟史 20 余年,20 支/d,高血压病史 10 余年,血压最高达 180/100 mmHg,平素间断口服"硝苯地平缓释片"。

4. **思维引导**　结合患者初步病史采集,以及突发意识丧失、呼之不应,颈动脉搏动无法触及,二便失禁,首先考虑心搏骤停。急性心肌梗死是心搏骤停的常见病因之一。心搏骤停又称心搏骤停、心脏停搏,是指心脏正常机械活动停止,循环征象消失。由于心脏泵血功能中止,全身各个脏器的血液供应在数十秒内完全中断,患者会迅速进入临床死亡阶段。

（二）体格检查

1. 重点检查内容及目的　判断患者有无反应,呼吸是否停止、大动脉搏动是否可触及,心电图是否正常,确定是否发生心搏骤停。如发现无任何反应,立即呼叫急救系统,随后开始心肺复苏(cardiopulmonary resuscitation,CPR)。

体格检查结果

T 36.2 ℃,R 8 次/min,P 0 次/min,BP 0/0 mmHg

意识丧失,呼之不应,叹气样呼吸,颈动脉搏动消失,心电监护示心搏停止。瞳孔散大,直径 5 mm,对光反射消失。

---

2. 思维引导　心搏骤停的主要临床表现如下:①意识丧失,面色苍白或发绀;②大动脉搏动消失,触摸不到颈动脉和股动脉搏动;③呼吸停止或叹气样呼吸;④双侧瞳孔散大;⑤根据心电图表现,心电节律包括可电击心律和不可电击心律。可电击心律包括心室颤动(ventricle fibrillation,VF)、心室扑动(ventricular flutter)和无脉性室性心动过速(pulseless ventricular tachycardia,PVT),可通过电除颤终止。不可电击心律包括心室停搏(asystole)和无脉性电活动(pulseless electrical activity,PEA)。心室停搏心电图呈直线或仅可见心房波,PEA 表现为电-机械分离,心电图可见持续的电节律性活动,但无有效的机械收缩。

（三）初步诊断

分析上述病史、查体,支持以下诊断:①心搏骤停;②急性 ST 段抬高型心肌梗死(前壁);③高血压 3 级,极高危组。

二、治疗经过

（一）基础生命支持

1. 启动应急反应系统　发现患者心搏骤停时,观察周围环境,确定无安全隐患。在最短时间内启动应急反应系统,呼叫医护人员,立即开始心肺复苏,并准备自动体外除颤器(AED)。

2. 心肺复苏　立即于两乳头连线中点给予徒手胸外按压,按压深度至少 5 cm,最好不超过 6 cm,按压频率 100～120 次/min。开放气道,给予球囊-面罩辅助呼吸。持续给予徒手胸外按压,安装机械按压仪后改为不间断机械胸外按压(设置按压深度 5 cm、频率 100 次/min)。胸外按压:一旦发生心搏骤停,胸外按压是抢救的首选,增加胸膜腔内压或直接挤压心脏产生血液流动、建立人工循环,保证足够的心肌和脑灌注,使得停跳的心脏能够恢复自主心搏。高质量的胸外按压包括:①用力按压,按压深度至少 5 cm,最好不超过 6 cm,快速按压,按压频率 100～120 次/min。②尽量减少胸外按压中断时间,控制在 10 s 内。③按压分数(即胸外按压时间占整个 CPR 时间的比例,compression fraction,CF)应≥60%。④按压与放松时间相同,放松时手掌不离开胸壁。⑤按压间隙应尽可能放松,使胸廓充分回弹。⑥有条件应 2 min 更换一次按压人员。开放气道与人工通气:开放气道的方法包括仰头抬颏法、托颌法及仰头抬颈法。开放气道时应先确认患者有无颈椎损伤,当确认颈椎有损伤或可疑损伤时应采取双手托下颌法开放气道。开放气道后,可给予人工通气。人工通气的方法包括口对口呼吸、口对鼻呼吸、口对导管通气、口对面罩通气等。人工通气时要注意避免过度通气。2020 年美国心脏病协会(American Heart Association,AHA)复苏指南建议,在没有高级气道的情况下,采用 30∶2 的按压通气比率。

3. 电除颤　若心电监护提示心室颤动,立即给予双相非同步 200 J 电除颤。

(二)高级生命支持

气管插管成功,连接呼吸机辅助通气。立即开放静脉通路,输注 0.9% 氯化钠注射液。同时静脉注射肾上腺素 1 mg,之后 3~5 min 重复给药一次。电除颤 2 次后心电示波仍为心室颤动,给予静脉注射胺碘酮 300 mg。复苏 20 min 仍未恢复自主循环,与患者家属沟通后,给予床旁体外膜氧合(ECMO)辅助治疗。顺利上机后,在转运呼吸机及 VA-ECMO 治疗支持下转入重症医学病房(ICU)继续治疗。入 ICU 后 15 min 患者心律转为窦性心律,HR 120 次/min,BP 80/50 mmHg。

(三)心搏骤停后综合治疗

入 ICU 后,接呼吸机设置潮气量:8 mL/kg,呼吸频率 18 次/min,吸入氧浓度 100%,每 10 min 进行一次动脉血气分析,根据结果调整呼吸机参数,静脉滴注碳酸氢钠 100 mL。直接经动脉测定血压的同时,在超声引导下经右锁骨下静脉穿刺置管,此时心率 100 次/min,血压 80/60 mmHg,中心静脉压(CVP)13 mmHg,体温 35 ℃,动脉血气分析:pH 7.20,$PaCO_2$ 55 mmHg,PaO_2 100.3 mmHg,碱剩余(BE)-3.0 mmol/L,K^+ 4.2 mmol/L,Na^+ 135 mmol/L,Cl^- 98 mmol/L,给予地西泮 5 mg 缓慢静脉注射,20% 甘露醇 50 g 快速静脉滴注,多巴胺 8 μg/(kg·min)持续泵入。使用血管内降温仪保持患者核心体温于 34 ℃左右,进行 72 h 亚低温治疗。

(四)病因治疗

8 d 后患者循环趋于稳定,逐步降低参数后撤离 ECMO 及呼吸机支持,并行冠状动脉造影术,提示左前降支近段狭窄 95%,植入支架一枚。

(五)预后

1. 治疗效果　25 d 后患者转入普通病房,并请心内科医师会诊。35 d 后出院。出院时状态:神志清,精神一般,可简单语言交流,四肢肌力差。

2. 思维引导　及早识别心搏骤停并启动应急反应系统是整个生存链串联、稳固的核心。急救人员在确认现场安全的前提下,迅速判断是否发生心搏骤停。若在院外发生心搏骤停,应立即启动应急反应系统,拨打急救电话求助急救医疗服务体系(emergency medical service system,EMSS),尽可能获取自动体外除颤器(automated external defibrillator,AED),实施 CPR,必要时立即除颤。对于院内心搏骤停患者,在呼救、组织现场医务人员行 CPR 的同时,启动院内的应急体系,呼叫负责院内 CPR 的复苏小组或团队。高级生命支持(advanced cardiac life support,ACLS)的目的是进一步支持基本生命活动,恢复患者的自主心律和呼吸。高级气道应在心肺复苏中尽早建立,2020 年 AHA 复苏指南强调在 CPR 过程中,不能因建立高级气道中断胸外按压。

体外心肺复苏(ECPR)是指在潜在的、可逆病因能够祛除的前提下,对已使用传统 CPR 不能恢复自主心律或反复发生心搏骤停而不能维持自主心律的患者快速实施静脉-动脉体外膜氧合(veno-arterial extracorporeal membrane oxygenation,VA-ECMO),提供暂时的循环及氧合支持的技术。在高质量传统 CPR 的基础上,对经过 20 min 持续高质量 CPR 仍没有自主循环恢复(ROSC)或 ROSC 后但难以维持的患者,可考虑实施 ECPR。心肺复苏后血流动力学不稳定,纠正低血压采用静脉补液以改善右心室的充盈压,使 CVP 达 8~12 mmHg。如果血流动力学仍未改善,可使用强心药物或血管活性药物。如仍不能恢复组织灌注,考虑采用机械循环辅助设备如主动脉内球囊反搏等。

心肺复苏实现 ROSC 后相当比例的患者会并发神经功能损害,神经功能恢复情况是评价心肺复苏质量的重要指标。脑复苏的主要任务是防止脑水肿和颅内压增高,减轻脑组织灌注损伤,保护神经细胞功能。脑保护治疗属于综合治疗,脱水、目标温度管理(TTM)或亚低温是目前公认的防治急性脑水肿的措施。心脏节律恢复后,应行相关检查以明确心搏骤停的病因并及时治疗,如心肌梗死、主动脉夹层、大面积肺栓塞等。

心搏骤停的常见病因可分为以下几种类型。①心源性疾病：包括缺血性心脏病、心肌病、心肌炎、心脏瓣膜病、先天性心脏病、主动脉夹层、心力衰竭等。②非心源性疾病：如呼吸源性疾病、神经源性疾病、过敏反应、胃肠道出血、严重电解质紊乱和酸碱平衡失调等。③创伤：直接由钝伤、穿透伤或烧伤导致。④药物过量：由故意或意外过量服用处方药、毒品或乙醇等引起。⑤突发意外：如触电、溺水、雷击等。⑥窒息：如异物引起的气道阻塞、自缢。2020 年 AHA 复苏指南生存链的"康复"环节建议心搏骤停存活患者出院前进行生理、心理、心肺和认知等方面的多模式康复评估和治疗，建议患者及其护理人员接受全面的多学科出院计划，对患者及其护理人员进行焦虑、抑郁、创伤后应激反应和疲劳度的结构化评估。此过程自初次住院期间开始，不仅包括医院内的治疗，更包括出院后长期康复和锻炼。

三、思考与讨论

心搏骤停时，心脏泵血功能中止，全身各个脏器的血液供应在数十秒内完全中断，患者会迅速进入临床死亡阶段。基础生命支持（basic life support，BLS）是心搏骤停后挽救生命的基础，旨在迅速建立有效的人工循环，给脑组织和其他重要脏器以氧合血液而使其得到保护。高级生命支持（ACLS）的目的是进一步支持基本生命活动，恢复患者的自主心律和呼吸。2020 年美国心脏病协会（AHA）心肺复苏指南生存链分为院内心搏骤停（in-hospital cardiac arrest，IHCA）和院外心搏骤停（out-hospital cardiac arrest，OHCA）两部分，均由 6 个环组成。IHCA 生存链为：及早识别与预防、启动应急反应系统、高质量 CPR、除颤、心搏骤停恢复自主循环后治疗、康复。OHCA 生存链为：启动应急反应系统、高质量 CPR、除颤、高级心肺复苏、心搏骤停恢复自主循环后治疗、康复。

四、练习题

1. 心搏骤停的常见原因是什么？
2. 简述心搏骤停的诊断。
3. 高质量心肺复苏的标准是什么？

五、推荐阅读

[1]张文武. 急诊内科学[M]. 4 版. 北京：人民卫生出版社，2017.
[2]陈玉国. 急诊医学[M]. 2 版. 北京：人民卫生出版社，2017.
[3]PANCHAL A R，BARTOS J A，CABANAS J G，et al. Part 3：adult basic and advanced life support：2020 American Heart Association guidelines for cardiopulmonary resuscitation and emergency cardiovascular care[J]. Circulation，2020，142（16_suppl_2）：S366-S468.

案例2　不稳定型心绞痛

一、病历资料

（一）门诊接诊

1. 主诉　间断胸痛 2 个月，再发加重 2 d。
2. 问诊重点　胸痛的诱因、持续时间、性质、加重缓解因素、心血管疾病危险因素等能帮助迅速判断是否为心绞痛。同时还应注意在 2 个月的病程中,有无伴随症状,伴随症状特点、疾病演变过程、诊治经过、治疗效果等。

3. 问诊内容

(1)一般资料:性别、年龄、身高、体重等。

(2)诱发因素:有无劳累、运动、饱餐、情绪刺激、天气变化、创伤、低血糖等诱发因素。

(3)主要症状:典型心绞痛表现为胸痛,多位于胸骨后或心前区,常放射至左肩、左臂内侧达无名指和小指,或颈、咽或下颌部;性质常为压迫、发闷或紧缩性,也可有烧灼感。不典型者仅觉胸闷不适,有些患者表现为消化道症状如上腹痛,有些患者仅表现为颌、面、颈部、臂或胸部疼痛不适,少数患者无胸部不适。相较稳定型劳力性心绞痛,不稳定型心绞痛症状更重,持续时间更长,危险程度更高。依据其分型,一般具有以下 3 个特征之一。①初发劳力性:新近发生的心绞痛(病程在 2 个月内)且程度严重。②恶化劳力性:近期心绞痛逐渐加重(包括发作的频度、持续时间、严重程度)和疼痛放射到新的部位,原来可以缓解心绞痛的措施此时变得无效或不完全有效。③静息性:静息时或夜间发生心绞痛,常持续 20 min 以上,劳力性和静息性心绞痛同时存在时称为混合性心绞痛。

(4)伴随症状:常伴随有胸闷、乏力、心慌、气短、出汗、恶心、呕吐等。有无烧心、反酸,若有应考虑反流性食管炎等消化系统疾病的可能;有无发热、咳嗽,如有提示可能为肺炎、肺结核、肺脓肿、胸膜炎;有无咯血,肺结核、肺栓塞、支气管扩张症、肺癌等均可出现咯血;如有后背疼痛,需考虑脊柱疾病和主动脉夹层等;胸壁有无皮疹、红肿、压痛,如局部胸壁有皮疹、红肿、压痛,应考虑带状疱疹等胸壁疾病;如有面色苍白、四肢湿冷、血压下降、反应迟钝、尿量减少等休克表现,则提示急性心肌梗死、主动脉夹层、急性肺栓塞等可能。

(5)诊治经过:注意询问外院心电图、冠状动脉 CTA 或造影结果等,注意外院用药情况及效果。

(6)既往史:通常存在高血压、糖尿病、高脂血症、肥胖等基础疾病。

(7)个人史:是否存在嗜烟、饮酒、高脂饮食、劳累等情况。

(8)家族史:冠心病有家族聚集发病倾向。

问诊结果

患者为老年女性,BMI 27.3 kg/m^2。既往高血压病史 3 年,收缩压最高 170 mmHg,服用“硝苯地平控释片 30 mg,每日 1 次”,自诉血压控制欠佳。无糖尿病、脑血管病、肝病、慢性肾脏病史,无吸烟、饮酒史。1 兄、1 姐、1 弟及 1 妹均患高血压。患者 2 个月前于静息状态下突发胸痛,主要位于心前区,持续约 5 min,可自行缓解,无咳嗽、咳痰、气促、胸闷,无头晕、头痛,无恶心、食欲减退,无乏力、下肢水肿。后胸痛症状间断出现,多于静息下出现,在外院行 24 h 动态心电图和心脏彩超未见明显异常,未行药物治疗。2 d 前胸痛再发,程度较前加重,持续约 10 min 后缓解,并伴有胸闷、大汗,为求进一步诊治来诊。

---

4. 思维引导

患者胸痛 2 个月,再发加重 2 d,症状反复发作。急性心肌梗死疼痛部位与心绞痛相似,但程度更重、持续时间更久,可达数小时,常伴有休克、心律失常及心力衰竭,与该患者症状不符,根据心电图和心肌酶结果即可排除。患者反复发作胸闷、胸痛,还应除外心脏 X 综合征,该病为冠状动脉的微血管功能异常所致,反复发作劳力性心绞痛,亦可在休息时发生,女性多见,无明显冠心病的易患因素,发作时或负荷后心电图可示心肌缺血、心脏彩超可示节段性室壁运动异常,但冠状动脉造影阴性。胃食管反流病常表现为胸骨后烧灼感,也可以为钝痛,常于饭后平卧位时发生,抑酸剂可缓解,与该患者胸痛性质不同,应注意运动诱发试验和冠状动脉造影结果。反复发作心绞痛,尚需考虑重度主动脉瓣狭窄,该患者既往无明显心脏病病史,也无晕厥和心力衰竭表现,应注意主动脉瓣听诊区能否闻及收缩期喷射样杂音,有无向颈动脉区传导,心电图有无左心室肥厚与劳损表现,心脏彩超可明确有无主动脉瓣狭窄及狭窄程度。患者胸痛2个月,伴有胸闷,反复发作,每次持续约数分钟,往往于休息状态下发作,虽与劳累无明确关系,但有高血压病史、体型偏胖、年龄大等多个心血管疾病危险因素,应首先考虑心绞痛,依据世界卫生组织分型,可考虑为静息性心绞痛,应在查体时重点行心脏查体,查明心率快慢、节律是否整齐、心尖搏动是否正常、心脏大小、心脏杂音等。

（二）体格检查

1. 重点检查内容及目的 患者不稳定型心绞痛的可能性大,应注意心脏体征。心脏体格检查可在正常范围内,体征异常者大多也无特征性。心肌缺血发作时可出现面色苍白、皮肤湿冷、心动过速或过缓。有时可闻及一过性第三或第四心音。当心绞痛发作时间较长,或心肌缺血较严重时,可发现心功能不全的表现,如肺部啰音、颈静脉怒张、双下肢水肿或伴低血压。

体格检查结果

T 36.3 ℃,R 19 次/min,P 85 次/min,BP 144/90 mmHg

神志清,自主体位,正常面容,表情忧虑。眼睑无水肿。结膜无充血、水肿。巩膜无黄染。双侧瞳孔等大等圆,直径3 mm,对光反射灵敏。扁桃体无肿大。颈动脉搏动正常,颈静脉无怒张。肝颈静脉回流征阴性。胸廓对称,无局部隆起,呼吸运动正常。肋间隙正常,语颤正常,无胸膜摩擦感,无皮下捻发感,叩诊清音,双肺呼吸音清,无干、湿啰音,无胸膜摩擦音,语音共振正常。心前区无隆起,心尖搏动正常,心浊音界正常,心前区无异常搏动,心率85 次/min,律齐,心脉率一致,各瓣膜听诊区未闻及杂音,无心包摩擦音。腹平软,无压痛、反跳痛。肝脾肋缘下未触及,墨菲(Murphy)征阴性,左、右肾区无叩击痛,移动性浊音阴性,肠鸣音正常、3 次/min。四肢活动自如,无水肿、杵状指等(余查体略)。

---

2. 思维引导 体格检查对胸痛患者的确诊至关重要,注意有无非心源性胸痛,尤其是可能严重危及生命的疾病。例如,胸痛、背痛伴有主动脉瓣关闭不全的杂音,提示主动脉夹层;心包摩擦音提示急性心包炎;奇脉提示心脏压塞;气胸表现为气管移位、急性呼吸困难、胸膜疼痛和呼吸音改变。

（三）辅助检查

1. 主要内容及目的

（1）心电图:ST-T 动态变化是最有诊断价值的心电图表现,即伴随症状而出现短暂的 ST 偏移(两个或更多的相邻导联 ST 段下移≥0.1 mV)、伴或不伴有 T 波倒置,随着胸痛的缓解完全或部分恢复。变异型心绞痛呈一过性 ST 段抬高、T 波高耸,常伴有各种心律失常,需注意部分患者发作时 T 波呈"伪正常化",即发作时原本倒置的 T 波变为直立、看似正常,发作后 T 波恢复倒置,此时应警惕更为严重的冠心病事件。必要时应增加心电图导联(V_3R、V_4R、V_5R、$V_7 \sim V_9$)。

（2）心肌损伤标志物:心肌损伤标志物是鉴别不稳定型心绞痛(UA)和心肌梗死的主要标准。若无心肌损伤标志物增高,一般考虑 UA。

（3）动态心电图:能够及时捕捉到胸痛发作时的心电图表现,若症状出现时存在典型心电图表现,症状消失时心电图也逐渐恢复正常,更提示心绞痛发作;一过性 ST 段改变也有助于检测出无痛性心肌缺血,有助于了解心律失常的情况及与心肌缺血的关系。

（4）超声心动图:可帮助了解心脏结构和功能,通常用于排除其他结构性心脏疾病,如瓣膜病、肥厚型心肌病等。

（5）冠状动脉CTA：CTA能够清晰显示冠状动脉主干及其分支狭窄、钙化、开口起源异常及桥血管病变,可无创诊断冠状动脉病变。另外,CTA也可作为冠状动脉支架术后随访手段。

（6）冠状动脉造影：冠状动脉造影（CAG）是诊断冠心病的金标准。高危患者或优化药物治疗症状控制不佳,应尽早行冠状动脉造影明确病变情况及指导治疗。

（7）胸部CT：判断是否存在气胸、肺炎、胸膜炎等。

（8）放射性核素心肌灌注扫描（ECT）：ECT是诊断心肌缺血准确且循证医学证据最充分的无创性方法,可用来评估心肌细胞功能或活性,评估疗效及判断预后。

（9）血常规、血生化、凝血功能：明确有无贫血、血小板减少及感染；有无肝肾功能的损害、高脂血症、内环境的紊乱失衡,以及有无凝血功能的异常。

辅助检查结果

（1）实验室检验：肌酸激酶同工酶MB（CK-MB）、肌红蛋白、肌钙蛋白、D-二聚体（D-dimer）、氨基末端脑利尿钠肽前体（NT-proBNP）、血糖、电解质、肝功能、肾功能、甲状腺功能、C反应蛋白（CRP）、血常规均在正常范围。血脂升高,其中总胆固醇4.86 mmol/L,低密度脂蛋白3.24 mmol/L。

（2）发作时心电图：窦性心律,$V_3 \sim V_6$导联ST段压低,Ⅲ导联T波低平（图1-1）。

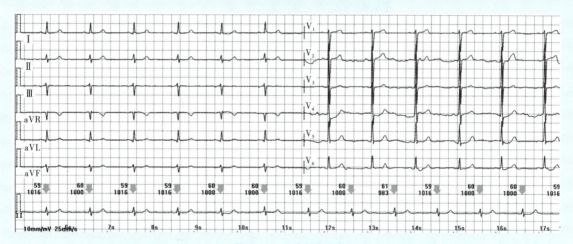

图1-1 心电图结果

（3）心脏超声：左房增大,左室舒张功能不全。

（4）胸部CT：右中肺、双下肺轻度炎症。

2.思维引导 该患者肌钙蛋白、心肌酶、NT-proBNP均未见明显异常,心电图胸前导联见$V_3 \sim V_6$导联ST段压低,提示心肌缺血,结合患者胸痛发作特点：静息下发作,每次持续约5 min,入院前2 d再发并加重,表现为持续时间延长,疼痛程度加重,考虑为不稳定型心绞痛。

（四）初步诊断

分析上述病史、查体、辅助检查结果,支持以下诊断：①冠状动脉粥样硬化性心脏病,不稳定型心绞痛,心功能Ⅱ级；②双肺炎症；③高血压2级,极高危组；④高脂血症。

二、治疗经过

1. 治疗措施

（1）抗血小板：阿司匹林（负荷量 300 mg 后 100 mg，每日 1 次）和替格瑞洛（负荷量 180 mg 后 90 mg，每日 2 次）口服。余给予磺达肝癸钠、阿托伐他汀钙、琥珀酸美托洛尔、硝苯地平和缬沙坦联合控制血压、单硝酸异山梨酯缓解胸痛等。

（2）向患者家属解释病情，患者不稳定型心绞痛合并高血压，病情危重，可能出现急性心肌梗死、恶性心律失常、心源性休克、消化道出血等，猝死风险高，并签署相关文书。

（3）根据患者临床特点及心电图变化，危险分层为中危，择期行冠状动脉造影明确冠状动脉血管病变情况。主要手术经过：造影结果示前降支近中段狭窄约 90%（图 1-2）。经患者及其家属同意决定行介入治疗，于病变处行药物球囊扩张治疗。

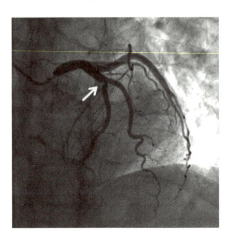

图 1-2　DSA 造影结果：前降支近中
段狭窄约 90%

2. 治疗效果

（1）术后患者未再胸痛发作，血压、心率在正常范围。

（2）复查心电图较术前未见明显改变。

（3）术后 24 h 内复查心肌标志物，肌钙蛋白、心肌酶、NT-proBNP 未见明显异常。

3. 思维引导

（1）抗血小板聚集治疗

1）诊断 UA 患者，入院应立即进行双联抗血小板治疗，且为负荷剂量，其一为阿司匹林 300 mg 嚼服，另一种可选替格瑞洛 180 mg 口服，或氯吡格雷 300 mg 嚼服。

2）同时给予肝素、低分子量肝素或磺达肝癸钠抗凝治疗。

3）有胃肠道出血或溃疡史，或存在消化道出血危险因素患者（例如，幽门螺杆菌感染、>65 岁、同时使用抗凝剂或类固醇激素），应使用质子泵抑制剂和胃黏膜保护剂，降低胃肠道出血风险。

（2）抗心肌缺血药物：常用的有硝酸酯类、β 受体阻滞剂、钙通道阻滞药、尼可地尔等。

心绞痛发作时可含服硝酸甘油 0.5 ～ 1.5 mg，对发作频繁的患者应用静脉途径给药，多数患者症状可显著减轻或得到控制。应用 β 受体阻滞剂治疗不稳定型心绞痛，应注意心率保持在 60 次/min 左右、血压在正常范围。若有冠状动脉痉挛，首选二氢吡啶类药物如贝尼地平或者非二氢吡啶类药物地尔硫草。在应用 β 受体阻滞剂和硝酸酯类药物后患者仍然存在心绞痛症状，可加用长效二氢吡啶类钙通道阻滞剂（CCB）。尼可地尔兼有 ATP 依赖的钾通道开放作用及硝酸酯样作用,扩张冠状动脉,解除冠状动脉痉挛,增加冠状动脉血流量。

(3)调脂治疗:他汀类药物可改善不稳定型心绞痛近期、远期预后,降低死亡率及冠状动脉事件率。对于应用他汀类药物不能达标的患者,应联合应用依折麦布或者依洛尤单抗,并长期维持。

(4)再灌注治疗:经皮冠脉介入术(percutaneous coronary intervention,PCI)及冠状动脉搭桥术(coronary artery bypass graft,CABG)。在进行上述治疗的同时,应及早评估再灌注治疗指征并选择合适治疗时机。

(5)出院后注意事项和二级预防:低盐低脂饮食,戒烟、戒酒、控制体重、避免劳累、适当运动,规律服用药物治疗。低密度脂蛋白(LDL-C)控制在<1.40 mmol/L,若三支血管严重病变将LDL-C控制在1.1 mmol/L以下。对于合并高血压和糖尿病患者,需要同时控制血压、管理血糖。

三、思考与讨论

不稳定型心绞痛应及早发现、及早诊断和及早治疗,根据危险分层采取适当的药物治疗和冠状动脉血运重建策略。治疗目标是稳定斑块,防止冠状动脉血栓形成发展,缓解缺血症状,降低并发症和病死率。切勿盲目追求早期介入干预或因等待药物起效而使病情恶化。应注意特殊人群的不典型症状,若存在有较多心血管疾病危险因素,更应首先排查有无心绞痛的可能。

四、练习题

1. 不稳定型心绞痛,其不稳定的含义包括哪些?
2. 抗血小板和抗凝治疗在不稳定型心绞痛中都能起到哪些作用?

五、推荐阅读

[1]林果为,王吉耀,葛均波.实用内科学[M].15版.北京:人民卫生出版社,2017.
[2]张文武.急诊内科学[M].4版.北京:人民卫生出版社,2017.
[3]杜雪平,王永利.全科医学案例解析[M].北京:人民卫生出版社,2017.

案例3　急性心肌梗死

一、病历资料

(一)门诊接诊

1. **主诉**　咽痛、咳嗽、咳痰1 d,胸痛、大汗2 h。

2. **问诊重点**　急诊接诊患者时,宜先迅速评估是否有生命体征不稳定的情况,按照降阶梯思维,先考虑危重症、再考虑普通急症。以此患者为例,宜将胸痛作为重点询问内容,并迅速询问与急性冠脉综合征、主动脉夹层、急性肺栓塞、张力性气胸等高危胸痛相关的症状。当患者疼痛程度严重,呈压榨样,伴有多汗、濒死感、头晕、黑矇、晕厥、气促、呼吸困难、烦躁不安、意识模糊等症状,在迅速获知患者存在较多心血管疾病高危因素时,应立即启动胸痛绿色通道(如没有,也建议采取团队形式进行急救),迅速获取各项生命体征、描记心电图、采取相应抢救措施,再进行进一步问诊;切忌死板遵循普通疾病诊治流程。

3.问诊内容

（1）病程：急性心肌梗死（acute myocardial infarction，AMI）一般病程短、起病急。临床中多分为急性期、演变期和慢性期三阶段。

（2）病因及诱因：劳累、剧烈运动、饱餐、情绪波动大、外界温差大、创伤、失血、休克、缺氧、低血糖，特殊药物如可卡因、麦角制剂和拟交感药物等。

（3）主要症状：AMI引起胸痛往往呈压榨性疼痛，有紧缩感、憋闷或灼烧感等，部位多位于胸骨后、心前区，可放射至颈肩部、下颌、上腹或左前臂，程度通常严重不可忍受。持续时间一般超过30 min。糖尿病患者、老年人可无典型胸痛。

（4）伴随症状：常伴烦躁不安、气促、大汗、濒死感；可出现发热、心动过速等全身性症状；可伴有恶心、呕吐、上腹疼痛等消化道症状。

（5）既往史：许多AMI患者存在心绞痛、高血压、糖尿病、高脂血症、肥胖等。

（6）个人史：存在嗜烟、高脂饮食、工作强度大、情绪易激动、活动量不足等情况的人更易突发AMI。

（7）家族史：冠心病有家族聚集发病倾向。

问诊结果

患者为老年男性，务农。糖尿病病史6年，服用二甲双胍片，每日1.0 g，未规律监测血糖。无高血压、脑血管病、心脏疾病病史，无肝病、慢性肾脏疾病病史。吸烟10年，平均6支/d，未戒烟，无嗜酒，家族中无类似疾病者。1 d前受凉后咽痛，伴咳嗽、咳痰（呈白色泡沫样痰），全身乏力，无发热、呼吸困难、咯血，无头痛、头晕，无心悸、黑蒙、下肢水肿，无腹痛、腹泻等。2 h前突发胸部持续性针刺样疼痛，伴大汗。遂急来医院。

4.思维引导　这个病例非常考验急诊思维、急救经验，也体现了降阶梯思维的另一个优势，就是帮助打破思维定式、识别和抓住主要矛盾。患者当前最主要痛苦为胸痛，有高龄、吸烟、糖尿病等危险因素，即使患者前期有受凉后咳嗽、咳痰等呼吸道疾病症状，此刻也要优先排查高危胸痛疾病如心肌梗死、肺栓塞、主动脉夹层、张力性气胸等，然后排查肺炎、胸膜炎等。

（二）体格检查

1.重点检查内容及目的　患者考虑AMI可能性大。AMI时心脏相关的体征可在正常范围内，体征异常者大多也无特征性，如心界可有轻至中度增大；心率增快或减慢；心尖区第一心音减弱，可出现第三或第四心音奔马律；发生二尖瓣乳头肌功能失调者，心尖区可出现粗糙的收缩期杂音；发生心室间隔穿孔者，胸骨左下缘出现响亮的收缩期杂音，常伴震颤。右心室梗死较重者可出现颈静脉怒张，深吸气时更为明显。

体格检查结果

T 36.6 ℃，R 21 次/min，P 83 次/min，BP 136/83 mmHg

神志清，自主体位，痛苦面容，表情忧虑。巩膜无黄染。颈静脉无怒张。肝颈静脉回流征阴性。胸廓对称，无局部隆起，呼吸运动正常。肋间隙正常，语颤正常，无胸膜摩擦感，无皮下捻发感，叩诊清音，双肺呼吸音清，无干、湿啰音，无胸膜摩擦音，语音共振正常。心前区无隆起，心尖搏动正常，心浊音界正常，心前区无异常搏动，心率83 次/min，律齐，心脉率一致，各瓣膜听诊区未闻及杂音，无心包摩擦音（余查体略）。

2. 思维引导 接诊急诊患者,查体时可应用降阶梯思维:先按照 A 气道—B 呼吸—C 循环—D 意识—E 暴露/外伤情况的顺序检查最重要的几大体征,快速识别危重症患者;然后针对高危胸痛类的疾病进行快速查体,例如,迅速叩诊心界,听诊心律心率、心脏瓣膜区有无杂音、有无奔马律、心音是否遥远,观察有无颈静脉怒张,听诊双肺呼吸音是否对称,有无干、湿啰音,听诊腹主动脉区有无杂音,触诊有无腹肌紧张、反跳痛等,当发现符合高危胸痛疾病的体征时,及时采取抢救措施;最后按系统逐一完善其他查体。避免只顾问诊和查体,忽视早期抢救措施的应用。

(三)辅助检查

1. 主要内容及目的

(1)心电图:包括 ST 段抬高心肌梗死和非 ST 段抬高心肌梗死。

ST 段抬高心肌梗死(STEMI):在面向透壁心肌坏死区的导联上出现以下特征性改变。①宽而深的 Q 波(病理性 Q 波);②ST 段抬高呈弓背向上型;③T 波倒置,往往宽而深,两支对称。在背向梗死区的导联上则出现相反的改变,即 R 波增高,ST 段压低和 T 波直立并增高。

非 ST 段抬高心肌梗死(non-ST segment elevation myocardial infarction, NSTEMI):出现两个或更多的相邻导联 ST 段下移≥0.1 mV 和/或对称性 T 波倒置,持续 12 h 以上,则提示可能发生 NSTEMI。

(2)心肌损伤标志物:肌红蛋白、肌钙蛋白、肌酸激酶同工酶可判断有无心肌损伤。

(3)其他实验室检查:AMI 急性期白细胞及中性粒细胞增多,红细胞沉降率增快,C 反应蛋白增高,需要鉴别是否合并有感染。AMI 应在发病 24～48 h 测定血脂谱。早期测定 B 型钠尿肽(BNP)对评价左心室重构、心功能状态和预后具有一定临床价值。急性期需要监测血糖,因为应激状态可导致血糖波动较大。血气分析可以快速判断氧合指数、酸碱平衡、电解质及微循环灌注情况。D-二聚体对判断急性肺栓塞、主动脉夹层有一定价值。

(4)超声心动图:有助于对急性胸痛患者进行鉴别诊断和危险分层。有助于排查有无主动脉夹层。对心肌梗死患者,床旁超声心动图对发现机械性并发症很有价值,如评估心脏整体和局部功能、乳头肌功能不全、室壁瘤和室间隔穿孔等。

(5)胸部 DR 和 CT 平扫:有助于排查胸痛原因,判断是否存在气胸、肺炎、胸膜炎等,有时也能提示肺栓塞、主动脉夹层等疾病。

(6)冠状动脉造影:是诊断冠状动脉病变的金标准,但其最佳时机随患者的心肌梗死类型、具体病情和发病时间而异。对适合直接 PCI 的患者,冠状动脉造影的时间越早越好。

(7)放射性核素心肌灌注扫描(ECT):ECT 是诊断心肌缺血准确且循证医学证据最充分的无创性方法,可评估心肌细胞功能或活性,并可用来评估经皮冠状动脉介入治疗(PCI)或冠状动脉搭桥术(CABG)的疗效,有助于判断患者预后。

辅助检查结果

(1)心电图:窦性心律,$V_2 \sim V_4$ 导联 ST 段抬高、高耸 T 波。

(2)心肌损伤标志物:肌红蛋白 125 ng/mL(正常范围 0～100 ng/mL),CK-MB 3.97 ng/mL(正常范围 0～4.94 ng/mL),超敏肌钙蛋白 T 0.043 ng/mL(正常范围 0～0.014 ng/mL)。

(3)其他实验室检查:白细胞计数 7.5×10^9/L,中性粒细胞百分比 84.8%,C 反应蛋白、降钙素原(PCT)均正常,凝血功能正常,电解质、肝肾功能、血脂均正常,其中总胆固醇 4.95 mmol/L,低密度脂蛋白 3.00 mmol/L。血气分析中 pH 值、$PaCO_2$、PaO_2 均正常,血糖 20 mmol/L。

2.思维引导　该患者第一份心电图结果可见胸前导联 $V_2 \sim V_4$ J点上移,ST 段抬高,T 波高耸(电压 5 mm/mV),但形态并非弓背向上,而是凹面向上,单纯从心电图上看不易与早期复极鉴别。但作为临床医生,辅助检查只是帮助验证和排除诊断,更需结合临床表现,综合判断。依然采用降阶梯思维,优先进行和判读高危胸痛疾病特异性的辅助检查。此患者胸痛、心肌标志物升高、ST 段抬高,虽都不典型,仍应以急性心肌梗死为首要拟诊,首份 ECG 不典型者需在入院 30 min 内复查,并动态复查心肌标志物。

故入院后立即复查心电图,结果如下(图 1-3)。

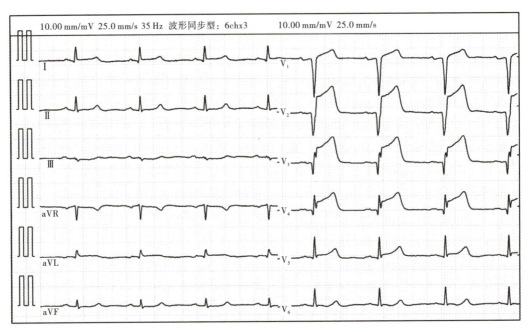

图 1-3　复查心电图结果

可见 $V_1 \sim V_4$ 导联 ST 段明显抬高并已有病理性 Q 波形成,符合急性 ST 段抬高心肌梗死表现。

(四)初步诊断

分析上述病史、查体及辅助检查结果,支持以下诊断:①冠状动脉粥样硬化性心脏病,急性心肌梗死,Killip 分级Ⅰ级;②2 型糖尿病;③急性上呼吸道感染。

二、治疗经过 ▶▶▶

1.治疗措施

(1)心电监护、绝对卧床、心理疏导、流食。

(2)阿司匹林片 300 mg 嚼服,替格瑞洛片 180 mg 口服,阿托伐他汀钙片 40 mg 口服,单硝酸异山梨酯注射液持续泵入等。

(3)向患者解释病情,与家属充分沟通病情、书面告病危,并签署其他沟通和评估文书。

(4)心内科急会诊,建议行急诊经皮冠脉介入术(PCI),联系心导管室,进行急诊 PCI。造影结果:前降支闭塞。PCI 治疗结果:前降支予以植入支架一枚。

2.治疗效果

(1)术后患者胸痛基本消失,血压、心率在正常范围。

(2)术后 1 h(胸痛发作 8 h 后)复查心电图:$V_1 \sim V_4$ ST 段较前明显回落,基本至基线水平,存在病理性 Q 波,T 波无倒置(图 1-4)。

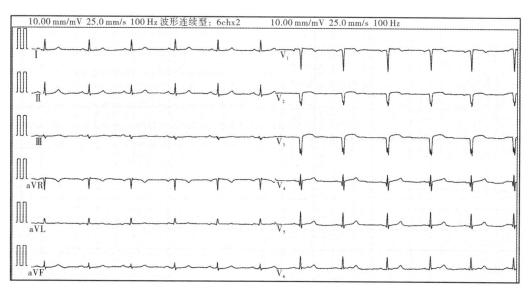

图 1-4　PCI 后心电图

(3)后续复查心肌损伤标志物逐渐下降,低密度脂蛋白 1.21 mmol/L,监测血糖基本达标。

3. 思维引导　STEMI 的治疗重点在于在时间窗内行心肌再灌注治疗(急诊 PCI 或急诊溶栓),NSTEMI 不推荐溶栓治疗。除抗血小板、调脂等通用治疗外,PCI 治疗策略建立在危险分层基础之上。

(1)监护和一般治疗:持续心电监护,必要时应用小剂量镇静剂和抗焦虑药物。保持大便通畅,避免用力排便排尿。必要时留置尿管。

(2)抗栓治疗:包括抗血小板治疗和抗凝治疗。①抗血小板治疗:阿司匹林联合替格瑞洛或者氯吡格雷,一旦确诊 AMI 尽快口服。此外阿昔单抗、替罗非班等通常作为血栓负荷过重时的 PCI 术中和术后用药。②抗凝治疗:常用的抗凝药包括普通肝素、低分子量肝素、磺达肝癸钠和比伐卢定。抗凝治疗药物的选择应根据治疗策略,以及缺血和出血事件的风险。

(3)其他治疗:硝酸酯类药物、β 受体阻断药、他汀类药物等。

(4)急诊再灌注治疗:在进行上述治疗的同时,应及早评估再灌注治疗指征并尽快开始。

1)静脉溶栓治疗:常用于 STEMI 患者在不具备 PCI 条件时。而对于 NSTEMI,溶栓治疗不仅无益反而有扩大梗死范围的风险。

2)介入治疗:STEMI 者多数情况下需要急诊 PCI 治疗,NSTEMI 则取决于危险分层。

3)冠状动脉旁路移植术(CABG):对少数合并心源性休克、严重心力衰竭,而冠状动脉病变不适宜 PCI 者或出现心肌梗死机械并发症需外科手术修复时可选择急诊 CABG。

(5)出院后康复和二级预防:①戒烟酒,适度运动、控制体重、避免情绪波动。②药物治疗:抗血小板、肾素-血管紧张素-醛固酮系统抑制剂、β 受体阻滞剂、调脂,控制血糖、血压等。

三、思考与讨论 ▶▶▶

此病例从接诊、问诊、诊断、治疗都非常考验急诊思维和急诊处置能力,先评估病情、给予初步抢救措施,再全面评估诊断和对因治疗。运用降阶梯思维,优先排查和处置能够威胁生命的疾病、容易迅速进展的疾病。抓主要矛盾,了解患者最主要痛苦和诉求,判断当前最主要疾病,不要被次要矛盾拖累。牢记急诊的特色:治疗时间窗,致力于在时间窗内治疗以期达到最佳预后。

四、练习题

1. STEMI 和 NSTEMI 在发病机制上有何不同、心电图表现上有何不同？

2. 为何 STEMI 适合急诊静脉溶栓，而 NSTEMI 不建议急诊静脉溶栓？

3. 概括 AMI 的急诊诊治流程。

五、推荐阅读

[1]林果为,王吉耀,葛均波.实用内科学[M].15 版.北京:人民卫生出版社,2017.

[2]张文武.急诊内科学[M].4 版.北京:人民卫生出版社,2017.

[3]杜雪平,王永利.全科医学案例解析[M].北京:人民卫生出版社,2017.

案例 4　急性心力衰竭

一、病历资料

(一)门诊接诊

1. 主诉　间断胸闷、心悸伴双下肢水肿半年,进行性加重 3 d。

2. 问诊重点　胸闷、心悸均为循环系统常见症状,患者疾病有慢加急过程,问诊时应注意半年病情进展过程,主要症状诱因、临床表现及伴随症状特点、既往有无心脏病史及疾病进展、诊疗经过、治疗效果等。

3. 问诊内容

(1)诱发因素:有无活动、情绪波动、感染等相关诱发因素。

(2)主要症状:患者长期活动后心悸、喘憋伴双下肢水肿,为体循环静脉回流受阻引起,活动后胸闷、心悸为心力衰竭最早出现的症状。应询问患者上述症状每次持续时间、症状缓解是否与休息相关。

(3)伴随症状:近期有无发热、咳嗽、咳痰等肺部感染症状,咳嗽是否与季节相关,是否与前期感染相关,若有感冒、发热等诱因,常见于慢性支气管炎、支气管扩张症等疾病,患者近期症状加重是否与肺部疾病加重相关,询问患者有无夜间呼吸困难加重或端坐位呼吸。同时心力衰竭严重时患者血液进行再分配时,肾血流量减少,可出现少尿。甚至若长期肾血流量减少可出现血肌酐、血尿素氮升高并肾功能不全的相应症状。

(4)诊疗经过:做过什么检查,是否用药,用何种药、具体剂量、效果如何。

(5)既往史:心力衰竭患者多有基础疾病,当出现某种症状或体征,多可能是多种疾病逐步进展、恶化的结果,且心力衰竭主要诊断依据即为原有基础心脏病的证据及循环衰竭的表现,如患者既往有"冠心病""心脏瓣膜疾病""心律失常""甲状腺功能亢进"等均可进展为心力衰竭,判断原发病非常重要,因为某些疾病引起的心脏功能不全如瓣膜病能够治疗或逆转。特别注意患者近期有无创伤抢救、麻醉、大手术,以及过量或快速输液史,以上原因有诱发心力衰竭可能,同时判断原发病也可明确是否存在可导致症状发生或加重的并发症。

(6)个人史:吸烟、饮酒等个人史均与患者心脏疾病发生密切相关。

(7)家族史:冠心病、高血压、甲状腺功能亢进、心脏瓣膜疾病等心血管病均有一定家族遗传倾向。

问诊结果

　　患者为老年女性,间断胸闷、心悸半年,表现为呼吸困难,呈闷胀感,伴恶心,无呕吐,伴食欲减退,休息后可适当缓解,伴双下肢水肿,未予治疗,其间患者活动量呈进行性减少趋势,3 d前劳作后突发呼吸困难,伴咳嗽、咳痰(呈泡沫样痰),不能平卧,休息后症状缓解不明显,以夜间为著,未予药物治疗,患者症状进行性加重,伴口唇发绀,皮肤湿冷。尿少,双下肢凹陷性水肿加重至膝关节以上,无寒战、高热,无腹痛、腹胀,无头晕、头痛等症状,为求进一步诊治,遂来诊,患者自发病以来,大便正常,小便量少,80 mL/d,体重无明显降低。发现"冠心病"8 年,未规律服药,症状控制欠佳;"高血压"10 年,最高血压 180/100 mmHg,自服"氨氯地平片 10 mg,每日 1 次",血压控制在 135/90 mmHg 左右。

　　4. 思维引导　患者"冠心病"病史 8 年,"高血压"病史 10 年,均为心血管基础疾病,患者胸闷、心悸均为活动后发生,且休息后缓解,符合心功能障碍发病诱因,逐步出现恶心、食欲减退等症状,考虑与右心功能逐步恶化出现体循环回流受阻相关,患者胸闷、咳嗽、咳痰,但无季节性发病史,无感冒、发热前驱史,与慢性呼吸道疾病发病过程不符,但患者咳嗽、气促、喘息症状应注意除外间质性肺疾病可能,胸部查体时应注意有无 velcro 啰音及杵状指,左心衰竭合并肺水肿时肺部 CT 可见两侧肺门部呈"蝴蝶样"对称云雾状阴影,而间质性肺疾病为双肺间质性渗出表现或呈不对称样改变;心力衰竭患者夜间阵发性呼吸困难,又称之为"心源性哮喘",需与支气管哮喘相鉴别。

(二)体格检查

　　1. 重点检查内容及目的　患者心力衰竭可能性大,应注意心脏、肺部体征。心力衰竭患者除基础心脏病的固有体征外,一般有心脏扩大(单纯舒张性心力衰竭除外)及相对二尖瓣关闭不全的反流性杂音、$P_2>A_2$ 及肺动脉瓣区舒张期奔马律等。若累及右心,常有与右心室增大相关体征,如心尖部抬举样搏动,同时可在胸骨左缘三尖瓣听诊区闻及全收缩期杂音,颈静脉怒张,本例患者慢性心力衰竭急性加重,还可出现肝大、腹水和外周水肿。肺部体征注意有无肺充血水肿体征,如双侧肺部弥漫对称性湿啰音或可伴哮鸣音,随着病情进展,肺部湿啰音可从局限于肺底部扩展至全肺。若患者侧卧位时,则以下垂部位啰音较多。若闻及局限性湿啰音,则应考虑有无呼吸系统病变的可能,如肺结核、支气管扩张症等。

体格检查结果

　　T 36.2 ℃,R 30 次/min,P 120 次/min,BP 95/58 mmHg

　　神志尚清,烦躁不安,呼吸急促,端坐位,面色苍白、皮肤湿冷、大汗淋漓,颈静脉怒张,肝颈静脉回流征阳性,气管居中,浅表淋巴结无肿大,心界增大,心前区可见明显抬举性搏动,心率快,120 次/min,律齐,二尖瓣区可闻及全收缩期吹风样杂音,胸骨左缘三尖瓣听诊区闻及全收缩期杂音,肺动脉瓣区第二心音亢进及可闻及舒张期奔马律,胸廓对称,肋间隙正常,呼吸运动增强,双肺呼吸音低,可闻及弥漫性大量湿啰音,无胸膜摩擦音,腹软,全腹无压痛、反跳痛,肝脾未触及,移动性浊音阴性,双下肢重度凹陷性水肿,生理反射存在,病理反射未引出。

　　2. 思维引导　经上述检查有心力衰竭体征,心界大,心前区可见明显抬举性搏动,心尖部可闻及全收缩期吹风样杂音,提示二尖瓣关闭不全可能;胸骨左缘三尖瓣听诊区闻及全收缩期杂音,提示右心室增大,三尖瓣关闭不全;肺动脉瓣听诊区可闻及舒张期奔马律,肺部体征可闻及双肺大量湿啰音,考虑心力衰竭可能。需进一步行心脏超声及实验室检查(心肌损伤标志物如 NT-proBNP、肌钙蛋白等)及影像学检查,明确诊断。

(三)辅助检查

1. 主要内容及目的

(1)常规检查:血常规、尿常规、电解质、肝肾功能、血糖、血脂、D-二聚体、甲状腺功能等检查。确定有无冠心病高危因素。

(2)心肌损伤标志物检查:NT-proBNP、肌钙蛋白。

(3)动脉血气分析:明确是否有呼吸衰竭。

(4)心电图:帮助判断心肌缺血、传导阻滞及心律失常等。

(5)超声心动图和急诊肺部超声:超声心动图更准确地评估各心腔大小变化及心瓣膜结构和功能。急诊床旁肺部超声可发现肺间质水肿征象(增多的 B 线,呈现肺"火箭征"),对临床诊断有良好价值,且操作便捷。

(6)X 线检查:明确心影大小、形态及是否存在肺淤血。

(7)冠状动脉造影:明确患者冠状动脉血管情况。

(8)心脏磁共振(CMR):评价左右心室容积、心功能、节段性室壁运动、心肌厚度及心包疾病等,但局限性大。

(9)有创性血流动力学检查:对于重症心衰患者必要时采用床旁右心漂浮导管(Swan-Ganz 导管)和脉搏指示剂连续心排血量监测(PICCO)测定患者血容量、心排血量、肺小动脉压力等循环指标。

辅助检查结果

(1)血常规:白细胞计数(WBC) $10.2×10^9$/L,中性粒细胞百分比(N%) 80%,红细胞计数(RBC) $4.31×10^{12}$/L,血红蛋白(Hb) 135 g/L,血小板计数(PLT) $280×10^9$/L;肝肾功能:谷丙转氨酶(ALT) 151 U/L,谷草转氨酶(AST) 91 U/L;尿素氮(Ur) 30 mmol/L,肌酐(Cr) 109 μmol/L;凝血功能、尿常规、电解质、血脂、甲状腺功能均未见明显异常。

(2)心肌损伤标志物:NT-proBNP 1800 ng/L,心肌肌钙蛋白 I(cTnI)2.9 ng/mL。

(3)动脉血气分析(鼻导管吸氧 5 L/min):pH 7.45,$PaCO_2$ 25 mmHg,PaO_2 50 mmHg。

(4)心电图:①窦性心动过速;②Ⅱ、Ⅲ和 V_1~V_5 导联 ST 段压低,Ⅱ、Ⅲ和 V_1~V_3 导联的 T 波倒置。

(5)超声心动图:①高血压所致心脏改变;②二尖瓣关闭不全,左室流入道可见收缩期反流面积 $6.4 cm^2$,提示二尖瓣中度关闭不全;③三尖瓣轻-中度关闭不全;④中度肺动脉高压(以三尖瓣反流束评估);⑤左心射血分数(LVEF) 45%~50%,E/A>1,提示心脏收缩+舒张功能障碍。急诊床旁肺部超声:可发现双肺弥漫性 B 线。

(6)胸部 X 线片:心脏增大,肺血管影模糊,肺门中央部分透亮度低而模糊,以肺门为著,两肺门部向肺野呈放射状分布的大片云雾阴影如"蝴蝶状"。

---

2. 思维引导　该患者心肌损伤标志物 NT-proBNP 及肌钙蛋白均不正常,心电图Ⅱ、Ⅲ、V_1~V_5 导联出现 ST 段压低提示陈旧性广泛前壁心肌缺血可能;超声心动图提示二尖瓣、三尖瓣关闭不全并心脏收缩+舒张功能障碍,且急诊床旁肺部超声可发现双肺弥漫性 B 线,均为急性心力衰竭的诊断依据,患者肝脾大及双下肢水肿,颈静脉充盈,考虑合并右心衰竭受累。

(四)初步诊断

分析上述病史、查体、辅助检查结果,支持以下诊断:①急性心力衰竭;②冠状动脉粥样硬化性心脏病心功能Ⅳ级(NYHA 分级);③Ⅰ型呼吸衰竭,呼吸性碱中毒;④高血压病 1 级(很高危)。

二、治疗经过

(一)初步治疗

1. 长期医嘱

(1)低盐流质饮食,半卧位,书面病危。

(2)高流量吸氧 6 L/min。

(3)心电、血压、血氧饱和度监测。

(4)卡托普利 12.5 mg,口服,每日 3 次+地高辛 0.25 mg,口服,每日 1 次+单硝酸异山梨酯 30 mg,口服,每日 1 次。

2. 临时医嘱

(1)中心静脉压测定,电解质、血气分析(当天)。

(2)0.9% 氯化钠注射液 3 mL+吗啡 3 mg,静脉注射(慢)。

(3)呋塞米 20 mg,静脉注射(慢)。

(4)0.9% 氯化钠注射液 50 mL+硝酸甘油 5 mg,静脉注射(泵入)[①](依据血压调节)。

(5)0.9% 氯化钠注射液 50 mL+多巴酚丁胺 180 mg,静脉注射(泵入)[②](依据血压调节)。

(6)新活素(注射用重组人脑利钠肽)0.5 mg+100 mL 0.9% 氯化钠注射液,微量泵泵入[③]。

(二)治疗效果

1. 症状 1 d 后患者诉胸闷症状明显好转,咳嗽、咳痰好转,恶心、食欲减退症状较前好转,尿量增加至 1300 mL/d,双下肢水肿减轻,为轻度凹陷性水肿,活动仍受限,但活动量较前增加。

2. 查体 T 36.8 ℃,P 101 次/min,R 20 次/min,BP 112/73 mmHg,精神差,自由体位,唇无发绀,双侧胸廓对称,双肺呼吸音低,听诊双肺湿啰音较前减少。心率 101 次/min,律齐,二尖瓣区仍可闻及全收缩期吹风样杂音,三尖瓣区仍可闻及少量全收缩期吹风样杂音,肺动脉瓣区未闻及病理性杂音,双下肢轻度凹陷性水肿。

3. 辅助检查 CVP 15 cmH_2O;肝肾功能:ALT 62 U/L,AST 41 U/L,Ur 19 mmol/L,Cr 41 μmol/L;血气分析(高流量吸氧 5 L/min):pH 7.41,PaO_2 64 mmHg,$PaCO_2$ 47 mmHg;电解质:K^+ 4.2 mmol/L,Na^+ 138 mmol/L;NT-proBNP 1100 ng/L,心肌肌钙蛋白 I(cTnI)1.9 ng/mL;胸部 X线:双肺渗出较前减少。

三、思考与讨论

结合患者心、肺临床表现、查体及辅助检查,患者肺部大量湿啰音考虑为心力衰竭引起;患者颈静脉怒张明显,肝颈静脉回流征阳性,双下肢水肿,提示心力衰竭累及体循环所致;患者窦性心动过速且左心室收缩功能减退,但血压控制可,无西地兰禁忌证,提示可以继续应用西地兰治疗;患者无发热,无炎症指标升高,继续观察患者炎症指标变化,警惕肺部感染发生,必要时加用抗生素治疗。患者目前尿量尚可,若后续进行性尿量减少或肾功能异常,可加大利尿药用量。

注:①0.5 μg/(kg·min)起始。②静脉泵入 2.5 μg/(kg·min)。③5 mL/h 静脉泵入。

四、练习题

1. 心力衰竭典型的体征有哪些？
2. 心力衰竭的治疗原则有哪些？
3. 心力衰竭的常见病因有哪些？

五、推荐阅读

[1]中国医师协会急诊医师分会,中国心胸血管麻醉学会急救与复苏分会. 中国急性心力衰竭急诊临床实践指南(2017)[J]. 中华急诊医学杂志,2017,25(12):1347-1357.

[2]陈灏珠,林果为,王吉耀. 实用内科学[M].14 版.北京:人民卫生出版社,2013.

[3]CRESPO-LEIRO M G,METRA M,LUND L H,et al. Advanced heart failure:a position statement of the Heart Failure Association of the European Society of Cardiology[J]. Eur J Heart Fail,2018,20(11):1505-1535.

[4]管向东,陈德昌,严静. 中国重症医学专科资质培训教材[M].3 版.北京:人民卫生出版社,2013.

案例 5 高血压急症

一、病历资料

(一)门诊接诊

1. 主诉 间断头痛 2 d,加重 1 h。

2. 问诊重点 头痛为急诊常见症状,问诊时应注意头痛的诱因、起病的急缓、部位、性质、持续时间、加重及缓解因素、伴随症状,疾病演变过程,诊治经过,治疗效果等。

3. 问诊内容

(1)诱发因素:有无外伤、受凉感冒、活动、情绪波动、劳累、睡眠不佳等诱发因素。

(2)主要症状:头痛的部位可按额、顶、枕、颞进行划分。头痛的性质:搏动性疼痛多提示血管痉挛性疼痛;针刺样疼痛提示神经性疼痛;胀痛提示高颅内压;蛛网膜下腔出血多为突发爆炸样疼痛。头痛加重及缓解因素:高颅内压所致头痛直立位可减轻,卧位、弯腰、咳嗽加重;低颅内压性头痛直立位加重,卧位可减轻;高血压性头痛活动后加重,休息可减轻;急性上颌窦炎所致头痛多为晨轻暮重。

(3)伴随症状:伴视觉先兆如闪光、盲点、偏盲等多见于偏头痛,除此之外,短暂性脑缺血发作(transient ischemic attack,TIA)、癫痫发作也可有视觉先兆;伴畏光流泪提示眼部疾病如急性青光眼等;伴恶心、呕吐提示偏头痛、颅内压增高等;伴大脑自主神经症状(结膜充血流泪、鼻塞流涕、眼睑水肿、前额或面部充血或出汗、耳内胀满感、瞳孔缩小、眼睑下垂)多见于丛集性头痛、偏头痛;伴发热提示感染性疾病,如急性鼻窦炎、颅内感染等;伴头晕可提示后循环病变或前庭性偏头痛;伴意识障碍、口角歪斜、肢体活动障碍等神经功能障碍提示颅内器质性病变;伴抽搐考虑癫痫发作。

(4)诊治经过:来诊之前是否于外院就诊、检查及用药,检查结果及用药的种类、剂量,效果如何。

(5)既往史:既往是否有类似情况发生;有无高血压、糖尿病、心脑血管疾病等病史,如有上述病史需考虑脑血管疾病;有无外伤史,如有近期头外伤史需考虑颅脑损伤;有无用药史,激素、硝酸盐、质子泵抑制剂、曲唑酮等药物均会引起头痛。

（6）个人史:吸烟饮酒史,与血管病变相关;有毒有害物质接触史,排除中毒代谢性疾病,如一氧化碳中毒、慢性汞中毒等;疫水疫区接触史,排除寄生虫病等。

（7）女性月经生育史:年轻女性经前期或经期发作性头痛多为偏头痛,孕期或哺乳期女性处于高凝状态如出现头痛需警惕颅内静脉窦血栓形成。

（8）家族史:有无高血压、脑血管疾病等有家族遗传或聚集倾向疾病。

问诊结果

患者为老年男性,退休,既往"高血压"5年,最高165/90 mmHg,间断口服"苯磺酸氨氯地平片",未规律服药及监测血压;发现血脂升高2年,具体值不详,未正规治疗。无"糖尿病、脑血管疾病"病史,无"肝炎、结核、疟疾"病史。吸烟30余年,约10支/d,饮酒30余年,每月1~2次,每次100~150 g。父亲因"高血压、脑出血"去世,1姐患"高血压病",现口服药物治疗,血压控制不详,余病史无特殊。2 d前活动后出现头痛,为枕部持续搏动性疼痛,伴恶心,无呕吐,无发热、意识障碍、头晕、视物模糊、畏光流泪,无咳嗽、胸闷、胸痛、心悸,无腹痛、腹泻,无抽搐、肢体活动障碍等不适,卧床休息约10 min后缓解,未进一步诊治。1 h前情绪激动后再次出现头痛,为枕部持续搏动性疼痛,伴头晕、视物模糊、胸闷、烦躁、出汗、呕吐1次,为胃内容物,非喷射性,无发热、意识障碍,无咳嗽、胸痛,无腹痛、腹泻,无抽搐、肢体活动障碍等不适,卧床休息后症状无缓解,遂拨打120急来医院。发病以来,神志清,精神欠佳,饮食稍差,大小便正常,体重无明显变化。

4. **思维引导**　患者以"间断头痛2 d,加重1 h"为主诉入院。头痛可分为原发性头痛和继发性头痛,原发性头痛又分为偏头痛、紧张性头痛、三叉神经自主神经性头痛和其他原发性头痛。继发性头痛又分为:①头和/或颈部外伤引起的;②头和/或颈部血管疾病引起的;③非血管性颅内疾病引起的;④某些药物或其戒断引起的;⑤感染引起的;⑥代谢疾病引起的;⑦头、颈、眼、耳、鼻、鼻窦、牙齿、口腔或其他面部或颅脑结构疾病引起的;⑧精神障碍引起的;⑨神经性头痛和其他面痛;⑩其他头痛。其中原发性头痛占比>90%,继发性头痛<10%。头痛患者若存在以下预警及危险信号:系统性症状体征如发热、体重减轻等;神经系统症状或体征;发病即达高峰或达峰时间<1 min;50岁以上新发头痛;既往头痛性质改变;姿势、体位变动时加重;瓦尔萨尔瓦(Valsalva)动作、用力时加重;视乳头水肿;需首先考虑继发性头痛。患者65岁,活动及情绪激动后出现头痛,伴头晕、视物模糊、胸闷、烦躁、出汗、呕吐,既往有高血压病史,其父亲及姐姐有高血压病史,首先需考虑颅内病变所致继发性头痛,查体应注意血压等生命体征并着重于神经系统查体。

(二)体格检查

1. **重点检查内容及目的**　患者头痛,既往高血压病史,应着重注意血压等生命体征及神经系统查体,另外需注意头、颈、眼、耳、鼻、鼻窦、口腔、牙齿、舌等局部查体以避免漏诊。①首先检查血压、脉搏、呼吸、体温、血氧饱和度、意识或精神行为的改变,若生命体征不稳定需立即入抢救室紧急处理。②头颅及面部外形是否正常,排除外伤引起的头痛。③眼压、视力、视野、瞳孔及对光反射、眼球运动,以及有无视乳头水肿:眼压升高、视力下降考虑急性青光眼;眼部或颅内疾病均会导致视野缺损;双侧瞳孔不等大提示脑疝或动眼神经麻痹等。④外耳道形态是否正常,有分泌物,提示耳部疾病。⑤鼻塞、鼻中隔偏曲,鼻窦压痛,提示鼻及鼻窦疾病。⑥神经系统查体:是否有颈抵抗,脑膜刺激征(颈强直、Kernig征、Brudzinski征),以上体征阳性提示各种脑膜炎、蛛网膜下腔出血、颅内感染、颈椎病等；四肢肌力、肌张力、腱反射、病理征（Babinski 征、Oppenheim 征、Gordon 征、Chaddock 征），阳性多考虑颅内或脊髓病变。⑦另需完善必要的全身查体，如心脏听诊，排除心脏相关疾病，如主动脉瓣狭窄、卵圆孔未闭、心房颤动等。

体格检查结果

T 36.8 ℃，R 22 次/min，P 105 次/min，BP 194/105 mmHg

身高 177 cm，体重 80 kg，BMI 25.5 kg/m^2

发育正常，营养良好，体型偏胖，神志清，自主体位，表情痛苦，查体合作。头颅无畸形，眼压正常，视野无缺损，双侧瞳孔等大等圆，直径约 3 mm，直接及间接对光反射均灵敏，眼球运动正常。鼻无畸形、无鼻中隔偏曲及鼻甲肥大，耳无畸形，外耳道无分泌物。伸舌无偏斜，舌无震颤。声音正常。颈软，无抵抗，肝颈静脉回流征阴性，甲状腺无肿大。心率 105 次/min，心律齐，心肺听诊未闻及明显杂音。腹软，无明显压痛及反跳痛，腹部未闻及血管杂音。四肢活动自如，肌力、肌张力均正常，腱反射正常，双下肢轻度凹陷性水肿，生理反射存在，病理反射未引出，脑膜刺激征阴性。

---

2. 思维引导　体格检查患者血压明显升高，既往有高血压病史，未规律服药及监测血压，考虑头痛与血压升高有关，需行急诊头颅 CT 排除脑出血。心率偏快考虑应激反应。双下肢凹陷性水肿考虑低蛋白血症、心功能不全、肾功能不全等原因，需进一步行实验室检查，如尿常规、肝肾功能、BNP、心脏彩超等明确诊断。另患者突发头痛伴头晕、视物模糊、胸闷、烦躁、出汗、呕吐等症状，测 BP 194/105 mmHg，需完善相关检查排除继发性高血压并明确有无高血压相关靶器官损害。

（三）辅助检查

1. 主要内容及目的

（1）头颅 CT：若头痛有预警及危险信号，首选头颅 CT 排除脑出血。

（2）血常规、CRP：白细胞、CRP 升高提示感染性疾病，如急性鼻窦炎、颅内感染等，有无贫血，有无血小板增多或减少，易引起颅内梗死或出血性疾病。

（3）尿常规、24 h 尿蛋白定量：有无尿蛋白。

（4）肝肾功能、血糖、血脂、电解质、心肌损伤标志物、BNP、血同型半胱氨酸等：评估重要脏器功能，有无心血管病危险因素及相关靶器官损伤。

（5）24 h 动态血压：监测血压波动情况。

（6）心电图、心脏、泌尿系统及大血管彩超：排除心脏、肾及血管疾病。

（7）眼底检查：有无视乳头水肿、眼底出血、渗出。

（8）肾上腺皮质激素-皮质醇（ACTH-COR）节律、肾素-血管紧张素-醛固酮系统、24 h 尿游离皮质醇（UFC）、醛固酮、儿茶酚胺、苦杏仁酸、垂体 MRI、肾上腺 CT 等：排查继发性高血压。

（9）必要时行头颅 MRI、腰椎穿刺术或脑血管造影：明确有无颅内病变所致头痛并明确有无高血压相关脑血管并发症。

辅助检查结果

(1) 头颅 CT：未见明显异常。

(2) 血常规：WBC $11.2×10^9$/L，N% 78%，淋巴细胞百分比 (L%) 18%，RBC $4.57×10^{12}$/L，Hb 147 g/L，PLT $217×10^9$/L，血细胞比容 (HCT) 43.2%。

(3) CRP：8 mg/L。

(4) 尿常规：尿蛋白 (++)。

(5) 肝功能：ALT、AST 正常，白蛋白 34 g/L。

(6) 肾功能：尿素氮 10.7 mmol/L，肌酐 151 μmol/L，尿酸 430 μmol/L，肾小球滤过率 41.5 mL/min。

(7) 随机血糖 7.8 mmol/L。

(8) 血脂：胆固醇 6.9 mmol/L，甘油三酯 3.58 mmol/L，低密度脂蛋白 2.43 mmol/L。

(9) 心肌损伤标志物正常。

(10) 电解质：Na^+ 138 mmol/L，K^+ 3.6 mmol/L。

(11) BNP：801 ng/L。

(12) 心电图：窦性心动过速，心率 102 次/min，左室高电压，前壁 ST-T 改变。

(13) 心脏彩超：室间隔 14 mm，左室壁 15 mm，心房心室内径在正常范围内，心脏收缩功能正常，舒张功能下降。

(14) 血管彩超：主动脉可见多发钙化斑，右侧颈内动脉可见混合斑块，最大者 1.20 cm× 0.96 cm，血管未见明显狭窄，双肾动脉未见狭窄，血流速度正常。

(15) 眼底检查：视乳头水肿，无出血。

(16) ACTH-COR 节律、肾素-血管紧张素-醛固酮系统、24 h 尿 UFC、醛固酮、儿茶酚胺、苦杏仁酸等结果未回。

2. 思维引导　患者老年男性，以"间断头痛 2 d，加重 1 h"为主诉入院，既往高血压病史，未规律服药及监测血压，平素血压最高 165/90 mmHg，有高血压家族史，考虑原发性高血压可能性大，仍需完善相关检查排除继发性高血压。入院测 BP 194/105 mmHg，查血肌酐、尿素氮明显升高，考虑存在高血压靶器官损害，符合高血压急症。高血压急症的靶器官损害还包括急性冠脉综合征、急性主动脉夹层、急性心力衰竭、心源性肺水肿、急性脑卒中 (脑梗死、脑出血)，结合患者症状、体征及头颅 CT、心电图、心肌损伤标志物、血管彩超等检查结果，不考虑合并其余靶器官损害。

(四) 初步诊断

根据上述病史、查体、辅助检查结果，初步诊断为：①高血压急症。②高血压病 3 级，很高危组。③高脂血症。④窦性心动过速。⑤急性肾功能不全。

二、治疗经过

(一) 初步治疗

1. 治疗经过

(1) 一般治疗：卧床休息，心电监护，建立静脉通路，鼻导管吸氧 2 L/min。

(2) 降压治疗：尼卡地平 10 mg+0.9% 氯化钠注射液 100 mL (0.1 mg/mL)，24 mL/h 持续静脉泵入 [0.5 μg/(kg·min)]，根据血压调整滴速。

2.思维引导　患者诊断为高血压急症,合并急性肾功能不全,主要治疗原则为稳定生命体征,防治并发症。高血压急症患者应及时给予紧急有效的降压治疗,积极查找血压升高的诱因并尽快纠正,遵循迅速平稳降压、控制性降压、合理选择降压药的原则。降压不宜过快过低,血压突然下降会导致脑、心脏、肾缺血,导致心血管并发症影响预后。初始阶段(1 h)血压控制目标为平均动脉压(MAP)降低幅度不超过治疗前水平的25%,但应根据患者基础血压及高血压相关靶器官损害(HMOD)程度决定。在随后的2~6 h将血压降至较安全水平,一般为160/100 mmHg左右。当病情稳定后,24~48 h血压逐渐降至正常水平。在药物选择上拉贝洛尔和尼卡地平可以安全地用于所有高血压急症,硝酸甘油和硝普钠特别适用于心脏和主动脉损害的高血压急症。尼卡地平注射液配制浓度为0.1~0.2 mg/mL,高血压急症时滴注速度为0.5~6.0 μg/(kg·min),老年人建议从小剂量0.5 μg/(kg·min)开始,监测血压,根据降压要求及血压情况调整滴速。

(二)治疗效果

1.症状　头痛逐渐减轻。

2.查体　血压逐渐下降,尼卡地平泵入2 h后,滴速为60 mL/h,血压波动于160/95 mmHg,心率波动于90次/min左右,呼吸18次/min,血氧饱和度97%。双下肢轻度凹陷性水肿,余无明显阳性体征。

3.辅助检查　复查肾功能:尿素氮5.4 mmol/L,肌酐102 μmol/L,尿酸427 μmol/L,肾小球滤过率63.8 mL/min。

(三)病情变化

入院第2天,患者如厕后再次出现头痛,随即出现意识障碍伴四肢抽搐,测血压196/108 mmHg,心率110次/min,呼吸24次/min,血氧饱和度91%。约持续2 min后意识恢复,抽搐缓解,嗜睡,双侧瞳孔等大等圆,对光反射灵敏,四肢可见自发性活动。

1.患者病情变化的可能原因及应对措施　患者突然出现意识丧失伴抽搐考虑合并癫痫发作,癫痫发作原因考虑急性脑梗死? 脑出血? 高血压脑病? 嗜铬细胞瘤发作? 急查血气分析、头颅CT、头颅MRI、肾上腺CT。相关血激素水平及24 h尿激素。

辅助检查结果

(1)血气分析:pH 7.36,$PaCO_2$ 45 mmHg,PaO_2 89 mmHg,动脉血氧饱和度(SaO_2)92%,乳酸(Lac)2.3 mmol/L。

(2)头颅CT未见明显异常。

(3)头颅MRI可见双侧基底节区多发点状脑白质脱髓鞘,DWI未见明显高信号。

(4)肾上腺CT可见右侧肾上腺内支稍增粗,未见明显占位性病变。

(5)ACTH-COR节律、肾素-血管紧张素-醛固酮系统、24 h尿UFC、醛固酮、儿茶酚胺、苦杏仁酸未见明显异常。

2.思维引导　患者如厕后突然出现意识障碍,四肢抽搐,考虑癫痫发作,测血压明显升高,行头颅CT及MRI未见明显出血及急性脑梗死病灶,肾上腺CT及相关血尿激素正常,排除继发性高血压,不考虑嗜铬细胞瘤发作。追问病史,患者如厕时自行停用尼卡地平泵,突发癫痫考虑为高血压脑病。高血压脑病是指血压急剧升高,并伴有以下一种或多种症状:癫痫发作、嗜睡、昏迷和皮质盲。患者血压升高均为活动或情绪激动后出现,相关检查结果排除继发性高血压,此次血压升高考虑为静脉降压药物停药后患者如厕活动所导致的血压升高合并高血压脑病,癫痫发作。立即吸氧、心

电监护,给予尼卡地平注射液24 mL/h持续静脉泵入,根据血压调整滴速,高血压急症合并高血压脑病第1小时MAP降低20%～25%,血压控制到(160～180)/(100～110)mmHg,甘露醇25 g静脉滴注。

治疗3 d后

(1)患者意识恢复,头痛缓解,未再抽搐。

(2)查体:神志清,精神可,查体无明显阳性体征。

(3)尼卡地平逐渐减量,改为硝苯地平控释片30 mg口服每日1次,厄贝沙坦氢氯噻嗪150 mg:12.5 mg,口服每日1次,血压波动于140/90 mmHg。

(4)复查尿常规:蛋白(+)。肾功能:尿素氮5.1 mmol/L,肌酐92 μmol/L,尿酸426 μmol/L,肾小球滤过率80 mL/min。

三、思考与讨论

患者为老年男性,活动后及情绪激动后出现头痛,伴头晕、视物模糊、胸闷、烦躁、出汗、呕吐,既往高血压病史,未规律服用降压药物及监测血压,有头痛预警及危险信号,首先需考虑颅内病变所致继发性头痛。查体测血压194/105 mmHg,双下肢凹陷性水肿,需排除急性脑血管病,排查继发性高血压及高血压相关靶器官损害。行头颅CT未见颅内占位及出血性病变,且患者无口角歪斜、言语不清、肢体活动或感觉异常等症状及神经系统阳性体征,不考虑急性脑血管病。收缩压＞180 mmHg,需进一步评估有无高血压相关靶器官损害来判断患者是否可诊断为高血压急症。完善相关检查,结果显示患者肌酐明显升高,肾小球滤过率下降,患者既往无肾病史,无泌尿系统相关症状,考虑为急性肾功能不全,因此,可诊断高血压急症。立即给予卧床休息、心电监护、吸氧、建立静脉通路,尼卡地平注射液持续泵入控制性降压,监测血压下降情况。用药后患者头痛逐渐减轻,血压平稳下降,复查肾功能较前好转。患者如厕后再次出现头痛,伴意识障碍、四肢抽搐,血压升高,仍需完善头颅CT及MRI排除急性脑血管病,另患者反复发作头痛,血压升高,需排除嗜铬细胞瘤发作。相关检查排除急性脑血管病及嗜铬细胞瘤,考虑为患者如厕时停用降压药物所致血压再次升高合并高血压脑病。给予紧急处理后患者血压逐渐平稳,改为口服降压药物继续治疗。对于高血压患者应加强对其本人及家属的健康教育,改善生活方式,遵医嘱用药,监测血压,定期复查,评估危险因素及靶器官损害情况,做好二级预防,尽量避免高血压相关并发症的发生,改善预后。

四、练习题

1.高血压急症的临床类型有哪些?

2.高血压急症不同临床类型的降压原则及药物选择是什么?

五、推荐阅读

[1]林果为,王吉耀,葛均波.实用内科学[M].15版.北京:人民卫生出版社,2017.

[2]中国医师协会高血压专业委员会.高血压急症的问题中国专家共识[J].中国高血压杂志,2022,30(3):207-218.

案例 6 **多形性室性心动过速**

一、病历资料

(一)门诊接诊

1. **主诉** 发作性胸闷、胸痛伴晕厥 1 个月。

2. **问诊重点** 发作性胸闷、胸痛提示患者可能存在心血管或呼吸系统疾病,晕厥多提示神经系统受累或心源性疾病,如室性心动过速、高度房室传导阻滞等。问诊时应注意主要症状及伴随症状特点、发作时间、疾病演变过程、加重及缓解因素、诊治经过、治疗效果等。

3. **问诊内容**

(1)诱发因素:有无劳累、感冒、情绪激动等诱发因素。

(2)主要症状:胸闷、胸痛常见于冠状动脉粥样硬化性心脏病、心力衰竭、肺炎、胸膜炎、肥厚型心肌病等,应着重询问胸闷有何特点、持续时间,平卧位至半卧位有无减轻或加重,平卧位时加重多见于心力衰竭所致肺水肿;询问胸痛应重点关注胸痛性质、有无劳累诱因、持续时间、缓解方式,有无左肩背部疼痛,有较为明确劳累诱因、休息后缓解多见于冠心病;疼痛向左肩背部放射多与冠心病心绞痛有关。询问晕厥应重点关注有无四肢肌张力增高、牙关紧闭情况,若有则常见于癫痫发作;有无视物模糊、头晕等,若有则常见于脑灌注不足引起神经功能紊乱,如阿-斯综合征;有无单侧肢体无力、口角歪斜,若有则常见于急性脑梗死等。

(3)伴随症状:有心慌提示可能存在心跳过快或过慢情况;有出汗尤其是出大汗往往是交感神经兴奋所致,常与心血管系统疾病相关;有发热则提示可能存在呼吸道的感染、感染性心内膜炎等;有咳嗽、咳痰、咳血,提示可能有肺部疾病,如慢性支气管炎、肺结核、大叶性肺炎、肺栓塞等;有头痛则提示可能伴有颅内病变,如颅内占位、颅内出血、脑水肿;如有恶心、呕吐需注意有无引起颅内高压疾病。

(4)诊治经过:用药与否,用何种药物、具体剂量、效果如何,有无发作时心电图,有无电除颤、效果如何。

(5)既往史:老年人大多有多种基础疾病,应仔细问询是否存在多个系统受累。有时患者主要症状是多种疾病累积、进展恶化所致,如患者既往高血压、冠心病相互影响加重,引起肺水增多、肺部感染,引发胸闷、胸痛症状。如有糖尿病可引起肾功能不全,也可出现胸闷症状。如有脑血管病史提示脑血管狭窄、闭塞可能,也可出现晕厥。

(6)个人史:患者既往有无吸烟、饮酒史,冠心病、脑血管病与胸闷、胸痛有很大关系。

(7)家族史:如原发性高血压、冠心病、肥厚型心肌病等有家族遗传倾向。

> **问诊结果**
>
> 患者为老年男性,务农,既往有高血压病史 6 年、2 型糖尿病 5 年余,均规律服药,血压血糖控制尚可。冠心病病史 30 余年,1 个月前行冠状动脉造影所见冠状动脉轻-中度狭窄,予以抗血小板、调脂药物应用。陈旧性脑梗死 10 余年,现遗留左侧肢体运动障碍。无慢性阻塞性肺疾病(COPD)、慢性支气管炎、哮喘病史,无吸烟、饮酒史。患者于 1 个月前无明显诱因出现胸闷、

胸痛,伴大汗、心慌、头晕,无左肩背部疼痛,无颈部不适,无发热、咳痰,无头痛,随之晕厥,意识丧失,无恶心、呕吐、牙关紧闭等,急至当地医院行心电图检查(未见报告单),诊断为"心律失常",立即给予电除颤之后清醒离院。后仍发作性胸闷、胸痛,遂来诊。

4. 思维引导 患者反复发作性胸闷、胸痛,发作时无明显诱因,其间晕厥一次,按"心律失常"给予电除颤后清醒。冠心病心绞痛多有劳累、情绪激动等诱因,且多休息后能缓解,患者虽既往有冠心病,然冠状动脉造影显示冠状动脉轻-中度狭窄,且已经服用抗血小板、调脂药物,此次发病冠心病心肌缺血应不是主要原因,待心肌酶、心电图结果回示后可明确是否有心肌缺血。患者胸闷、胸痛症状为阵发性,病程短为 1 个月,无着凉诱因,无发热、咳嗽、咳痰,呼吸系统常见疾病如 COPD 急性加重期、肺炎等与之症状不符。患者晕厥是神经系统功能紊乱所致,颅内异常放电等亦可引起晕厥,如癫痫发作多伴有牙关紧闭、四肢肌张力增高、抽搐等,患者无此相关症状,暂不考虑。颅内灌注不足也可引起晕厥,如脑梗死时脑血管狭窄、闭塞;颅外因素引起颅内灌注不足,常见于心源性,此类证候又称为阿-斯综合征,如急性心肌梗死、恶性心律失常引起心射血量下降、严重血流动力学障碍可以引起晕厥。单纯心律失常引起颅内灌注不足通常在心律转复窦性后会得到明显改善,此例患者外院经电除颤治疗后意识恢复,考虑心律失常引起晕厥可能性大。

(二)体格检查

1. 重点检查内容及目的 患者心源性晕厥可能性大,应注意心脏体征。有无剑突下心脏搏动或心脏搏动点外移;心脏各瓣膜听诊区是否有杂音,是收缩期杂音还是舒张期杂音,性质是吹风样还是隆隆样,有无心音分裂,有无特殊杂音如奔马律、捻发音等;心脏浊音界有无扩大,有无震颤等。肺部体征可以为鉴别诊断提供线索,如双下肺细湿啰音提示肺内渗出增多、心力衰竭;肺部叩诊浊音提示肺部炎症、肺实变。此外有无下肢水肿、是凹陷性还是非凹陷性等可以为心力衰竭、慢性肾功能不全等提供线索。

体格检查结果

T 36.3 ℃,R 18 次/min,P 66 次/min,BP 134/53 mmHg

神志清,自主体位,正常面容。双侧瞳孔等大等圆,直径 3 mm,对光反射灵敏。呼吸运动正常,语颤正常,无胸膜摩擦感,叩诊清音,双肺呼吸音清,无干、湿啰音,无胸膜摩擦音,语音共振正常。心前区无隆起,心尖搏动点位于第 5 肋间左锁骨中线内侧 0.5 cm 处,心浊音界无扩大,心率 66 次/min,律齐,各瓣膜听诊区未闻及明显杂音。无心包摩擦音,无脉搏短绌,动脉弹性正常,无毛细血管搏动征。双下肢无水肿。肌张力正常,左上肢肌力 3 级,左下肢肌力 4 级,余肢体肌力 5 级,双侧肱二、三头肌腱反射均正常,双侧膝、跟腱反射均正常,双侧巴宾斯基征(Babinski sign)阴性,双侧霍夫曼征(Hoffman sign)阴性,克尼格征(Kernig sign)阴性。余查体正常。

2. 思维引导 经上述检查未见肺部阳性体征,暂不考虑 COPD、肺炎等肺部疾病;心脏查体暂无发现心脏结构性异常,神经查体除既往脑梗死后遗症外无新发神经系统异常。需进一步行实验室检查及影像学检查,明确诊断。

(三)辅助检查

1. 主要内容及目的

(1)血常规、CRP、降钙素原(PCT):进一步排除感染性疾病和血液系统疾病如贫血等。

(2)甲状腺功能:明确是否有甲状腺激素紊乱。

（3）糖化血红蛋白：评估患者近 3 个月来的血糖控制情况。

（4）肝肾功能、电解质：明确是否合并肝肾功能异常、内环境紊乱。

（5）常规心电图和动态心电图：明确是否有心肌缺血、心肌肥厚、心律失常等，判断病情的严重急缓。

（6）心肌酶、NT-proBNP：明确是否有心肌梗死、心力衰竭。

（7）心脏彩超：评估心脏大小及心脏各壁、各瓣膜结构正常与否，评估心脏收缩和舒张功能，并排除有无心脏病变。

辅助检查结果

（1）血常规：WBC $6.4×10^9$/L，N% 73.0%，RBC $3.93×10^{12}$/L，Hb 132 g/L，PLT $259×10^9$/L。

（2）CRP 0.65 mg/L；PCT 0.039 ng/mL。

（3）心肌酶：超敏肌钙蛋白 0.01 ng/mL，肌酸激酶同工酶 16.0 U/L；NT-proBNP 585 pg/mL。

（4）甲功三项、糖化血红蛋白、肝肾功能、电解质：均正常。

（5）心脏彩超：左心室内径 59 mm×49 mm，左心房内径 40 mm，室间隔厚 5～8 mm，左心室壁节段性搏动异常，射血分数（EF）35%。

（6）心电图：常规心电图示窦性心律，前壁导联 ST 段压低，QT/QTc 446/442 ms；24 h 动态心电图示基础心律为窦性心律；检出两阵室性心动过速（见图 1-5，动态心电图部分截取）；ST-T 段未见明显动态演变。

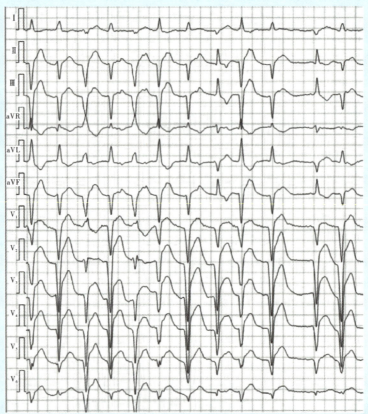

图 1-5　多形性室性心动过速心电图

2. 思维引导　根据该患者发作性胸闷、胸痛 1 个月,且伴随晕厥一次、电除颤后意识恢复病史,提示心源性晕厥可能。引起心源性晕厥的疾病主要有恶性心律失常、急性心肌梗死、肥厚型心肌病、急性心力衰竭等。心肌酶和 NT-proBNP 正常可以排除急性心肌梗死、急性心力衰竭,而心脏彩超可排除心肌病变、瓣膜病变。心电图尤其是动态心电图捕捉到患者症状发作时多形性室速心电图,支持发作性心律失常引起心源性晕厥诊断;血常规、PCT、CRP 均正常可排除感染及血液系统疾病;肝肾功能、电解质均正常,可排除肝肾疾病及内环境紊乱。

（四）初步诊断

分析上述病史、查体、辅助检查结果,支持以下诊断:①心律失常,多形性室性心动过速,心功能Ⅳ级;②冠状动脉粥样硬化性心脏病;③高血压 3 级(极高危组);④2 型糖尿病;⑤脑梗死个人史,脑梗死后遗症期。

二、治疗经过

（一）初步治疗

1. 治疗过程
(1)平卧位,心电监护。
(2)阿司匹林肠溶片(100 mg)每晚 1 片,口服;瑞舒伐他汀钙片(10 mg)每晚 1 片,口服。
(3)二甲双胍缓释片(850 mg)每晚 1 片,口服,监测三餐前后及睡前血糖。
(4)卡托普利(25 mg)每早 1 片,口服,监测血压。
治疗期间再次发作晕厥,心电监护提示多形性室性心动过速,如下图 1-6 所示。

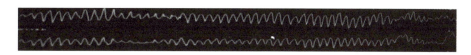

图 1-6　多形性室性心动过速心电图

经科室多专家会诊后确诊为多形性室性心动过速伴晕厥,给予心脏电生理检查+多形性室性心动过速射频消融术。

2. 思维引导　患者外院冠状动脉造影显示冠状动脉轻-中度病变,给予阿司匹林抗血小板预防急性心肌梗死,他汀类药物稳定粥样硬化斑块;患者既往高血压,且心脏超声示心脏左心室扩大、左心房扩大、射血分数降低,予以 ACEI 类药物降压同时改善心肌重构;二甲双胍缓释制剂平稳降糖,减缓糖尿病并发症发生。目前治疗多形性室性心动过速可选择介入射频消融术,具有创伤小、技术成熟、复发率低的特点。

（二）治疗效果

1. 症状　射频消融术后患者未再诉胸闷、胸痛,未再发作晕厥。
2. 查体　心率 67 次/min,律齐,各瓣膜听诊区未闻及异常杂音,双肺听诊未闻及湿啰音。
3. 辅助检查　术后心电图提示窦性心律(图 1-7)。

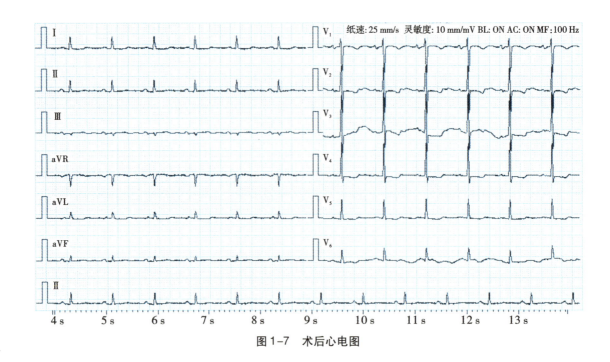

图 1-7　术后心电图

三、思考与讨论

患者 1 个月内反复发作性胸闷、胸痛,伴晕厥 1 次,外院予以电除颤后意识恢复,结合患者查体:肺部体征不明显,神经查体无新发体征,且入院后查血常规、炎症指标暂不考虑呼吸道感染、血液系统疾病如贫血引起晕厥等,因此,患者心源性晕厥可能性大。心源性晕厥需要鉴别急性心肌梗死、恶性心律失常、肥厚型心肌病、急性心力衰竭等。急性心肌梗死通常有劳累、情绪激动等诱因,胸痛可放射至左肩背部、颈部,部分患者有濒死感,或者在原来劳力相关胸痛基础上加重、出现静息胸痛,持续数十分钟至数小时。入院后患者心肌酶谱、肌钙蛋白、常规心电图暂不支持急性心肌梗死诊断。急性心力衰竭患者往往端坐位,肺内渗出增多而咳粉红色泡沫样痰,听诊双肺可闻及湿啰音,部分患者心音听诊可闻及奔马律,查 NT-proBNP 往往升高明显。此例患者 NT-proBNP 阴性暂时排除心力衰竭。肥厚型心肌病尤其是伴有左室流出道梗阻的非对称性肥厚型心肌病患者,心脏泵血功能异常,常表现为劳累诱因下胸闷及晕厥,心脏超声可明确诊断,此例患者心脏超声排除肥厚型心肌病。患者老年男性,合并多种疾病,入院查肝肾功能、电解质大致了解患者重要脏器功能及内环境情况。考虑患者心律失常所致心源性晕厥可能性大,常规心电图若不发作难以找到证据,因此行 24 h 动态心电图检查,发现室性心动过速。治疗期间再次发作晕厥,心电监护提示多形性室性心动过速。明确多形性室速诊断。明确诊断后,行心脏电生理检查+射频消融术,术后观察 3 d,患者未再诉胸闷、胸痛再发,未再发作晕厥。

四、练习题

1. 多形性室性心动过速的心电图表现以及其治疗策略是什么?
2. 多形性室性心动过速引起晕厥的特点是什么?如何与急性心肌梗死、急性脑血管病鉴别?

五、推荐阅读

[1]王吉耀,葛均波,邹和建.实用内科学[M].北京:人民卫生出版社,2016.

［2］SAMI V，EHUD C，DANA V，et al. Polymorphic ventricular tachycardia：terminology，mechanism，diagnosis，and emergency therapy［J］. Circulation，2021，144（10）：823-839.

案例 7　三度房室传导阻滞

一、病历资料

（一）门诊接诊

1. 主诉　气喘 1 年，伴间断头晕半个月。

2. 问诊重点　气喘为呼吸和心血管系统常见症状，头晕为神经和心血管系统常见症状，问诊时应注意主要症状及伴随症状特点、疾病演变过程、诊治经过、治疗效果等。

3. 问诊内容

（1）诱发因素：有无劳累、受凉、体位改变等诱发因素。

（2）主要症状：慢性气喘常见于慢性支气管炎、支气管哮喘、心源性疾病；有无季节性，慢性支气管炎多于冬春季发作，支气管哮喘多于春秋季发作；夜间发作多见于心力衰竭。同时该患者气喘是否与体位有关，若在卧位时加重，坐位时减轻也多见于心力衰竭。活动或劳累后加重可见于心功能不全。头晕的性质如感到自身或周围环境物体旋转或摇动，伴平衡障碍多见于耳性眩晕或脑性眩晕；如无旋转感，多见于心血管疾病、血液病等。

（3）伴随症状：气喘伴发热多见于肺炎、肺脓肿等；伴咳嗽、咳痰见于慢性支气管炎、肺气肿；伴粉红色泡沫样痰见于急性左心衰竭；伴一侧胸痛见于大叶性肺炎、渗出性胸膜炎、自发性气胸、急性心肌梗死；意识障碍，脑血管病、心血管病、肺性脑病等均可引起意识障碍；头晕伴耳鸣、听力下降可见于前庭器官疾病、前庭蜗神经病及肿瘤；伴恶心、呕吐见于梅尼埃病、晕动病；伴眼球震颤可见于脑干病变、梅尼埃病；伴共济失调可见于小脑、颅后窝或脑干病变；头晕无眩晕感且不伴听力减退、眼球震颤、耳鸣等多见于心血管疾病、血液病、中毒、头部或颈椎损伤。

（4）诊治经过：用药与否，用何种药、具体剂量、效果如何，以利于迅速选择药物。

（5）既往史：主诉为慢性气喘病史后出现间断头晕症状考虑是否由心血管系统疾病引起，询问患者既往是否患有心肌缺血、快速型或缓慢型心律失常等。

（6）个人史：患者是否有吸烟史和饮酒史，某些疾病如冠心病、酒精性心肌病等与之有很大关系。

（7）家族史：如高血压、糖尿病、冠心病、心律失常等有家族遗传倾向。

问诊结果

患者为中年男性，职员，无肝病、结核、高血压、糖尿病、脑血管疾病、冠心病等，不吸烟，有饮酒史约 7 年，5 次/周，每次 100~300 mL。患者于 1 年前劳累后气喘伴活动耐力下降，无咳嗽咳痰，无胸闷胸痛，未在意，未予治疗。半个月前劳累、饮酒后出现头晕，不伴旋转，无黑蒙、胸闷，无胸痛、恶心、呕吐、意识丧失等，连续测 3 d 血压稍高，心率慢，最慢约 40 次/min，于当地医院行心电图检查示：三度房室传导阻滞，当地医院建议行起搏器治疗。今为求进一步治疗来诊。

---

4. 思维引导　患者劳累后气喘 1 年，间断头晕半月，心电图提示三度房室传导阻滞，应在查体时

重点行心脏查体,查明心脏大小、心脏杂音等;同时查明胸廓是否正常、呼吸音强弱,是否闻及干湿啰音、管样呼吸音等排除肺部疾病的可能;查明是否有神经系统症状,如有无听力下降、眼球震颤、脑膜刺激征等。

(二)体格检查

1. 重点检查内容及目的　患者心脏查体首先观察心尖搏动位置有无异常,其提示心脏是否扩大;各听诊区是否有心脏杂音,收缩期或舒张期杂音提示有瓣膜病存在;心脏节律是否规整,是否合并心房扑动、心房颤动等;心率如何等。

体格检查结果

T 36.5 ℃,R 18 次/min,P 36 次/min,BP 142/68 mmHg

神志清,精神正常,自主体位,正常面容,表情自如,查体合作。头颅无畸形、压痛、包块,眼球无凸出、下陷、震颤、斜视,听力正常,颈软、无抵抗,颈动脉搏动正常,颈静脉无怒张。气管居中,浅表淋巴结不大,胸廓对称,无局部隆起、塌陷、压痛,呼吸运动正常,肋间隙正常,语颤正常,无胸膜摩擦感。叩诊清音,双肺呼吸音清,无干、湿啰音,无胸膜摩擦音,语音共振正常。心前区无隆起,心尖搏动正常,心浊音界正常,心前区无异常搏动,心率36 次/min,律齐,心脉率一致,各瓣膜听诊区未闻及杂音,无心包摩擦音。四肢活动自如,无畸形、下肢静脉曲张、杵状指(趾)、水肿,关节无红肿、疼痛、压痛、积液、活动度受限,肌肉无萎缩。腹壁反射正常、肌张力正常,肌力 5 级,肢体无瘫痪,双侧肱二、三头肌腱反射均正常。双侧膝、跟腱反射均正常。双侧巴宾斯基征阴性,双侧霍夫曼征阴性,克尼格征阴性。

---

2. 思维引导　经上述检查有心率慢体征,提示缓慢型心律失常存在,胸廓及肺部检查无肺炎、慢性支气管炎、肺脓肿、肺气肿肺体征,颈部、听力、眼部、神经系统查体无耳性或脑性眩晕体征,进一步行实验室检查(心电图、血常规、肝功能及肾功能检查等)及影像学检查,明确诊断。

(三)辅助检查

1. 主要内容及目的

(1)血常规:进一步排除血液系统疾病。

(2)肝功能、电解质:明确是否有肝肾功能损害、内环境紊乱。

(3)血糖、糖化血红蛋白:明确是否有糖尿病。

(4)甲状腺功能:明确是否有甲状腺功能异常。

(5)胸部影像学:明确心影大小,是否有肺及纵隔病变。

(6)心肌酶、肌钙蛋白、BNP:明确是否有心脏损伤、心功能不全。

(7)心电图和24 h 动态心电图:明确是否有心肌缺血、窦性停搏、长间歇等。

(8)心脏彩超:心脏大小及心脏内部结构,间接测量评估肺动脉压,排除其他心脏疾病。

(9)冠状动脉造影:明确是否有冠状动脉粥样硬化性心脏病等。

辅助检查结果

(1)血常规、肝肾功能、电解质、空腹血糖、糖化血红蛋白、甲状腺功能、心肌酶、肌钙蛋白、BNP 均未见明显异常;肺部 CT 右上肺钙化灶。

(2)心电图:三度房室传导阻滞(图1-8)。

（3）24 h 动态心电图：偶发二度房室传导阻滞（2∶1 传导），频发三度房室传导阻滞，频发交界性逸搏及逸搏心律，偶见窦性夺获（图1-9）。

（4）心脏彩超：左室内径高限值，二、三尖瓣轻度关闭不全，心动过缓。

（5）冠状动脉造影：左前降支（LAD）近中段粥样硬化伴狭窄，最重处约60%；右回旋支（LCX）和右冠状动脉（RCA）近段狭窄约40%。

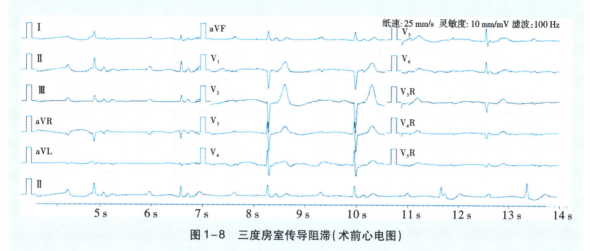

图1-8 三度房室传导阻滞（术前心电图）

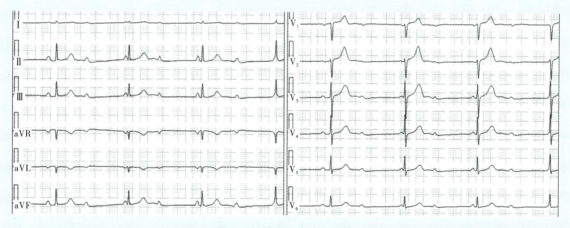

图1-9 动态心电图（部分）

2.思维引导 根据该患者劳累后气喘1年，伴间断头晕半月，常规心电图提示三度房室传导阻滞，24 h 动态心电图提示合并多种缓慢型心律失常，冠状动脉造影提示合并冠状动脉粥样硬化性心脏病，胸部影像学检查排除肺源性疾病，心脏彩超排除先天性心脏病和瓣膜性心脏病的诊断。血常规、肝肾功能、电解质、甲状腺功能、糖化血红蛋白等化验指标均正常，可排除贫血、血液病、肝肾功能损伤、甲状腺功能亢进、糖尿病等全身性疾病。

（四）初步诊断

分析上述病史、查体、辅助检查结果，支持以下诊断：①心律失常，三度房室传导阻滞，二度Ⅱ型房室传导阻滞；②冠状动脉粥样硬化性心脏病，稳定型心绞痛。

二、治疗经过

（一）初步治疗

1. 治疗过程

（1）平卧位，心电监护。

（2）瑞舒伐他汀钙片（10 mg）每晚 1 片，口服。

（3）双腔起搏器植入术。

2. 思维引导　冠脉造影示前降支有粥样硬化伴 60% 狭窄，应予他汀类药物调脂、稳定斑块治疗；患者 24 h 动态心电图提示合并多种缓慢型心律失常存在，应予以双腔起搏器植入术。

（二）治疗效果

1. 症状　他汀类药物治疗后症状未见明显改善，起搏器植入术后诉劳累后气喘症状明显减轻。

2. 查体　心率 66 次/min，律齐，各瓣膜听诊区未闻及异常杂音。

3. 辅助检查　心电图提示心房感知心室起搏，起搏器功能良好（图 1-10）。

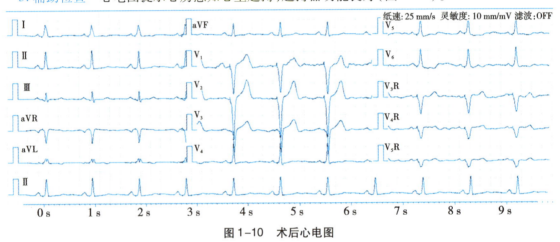

图 1-10　术后心电图

三、思考与讨论

患者有劳累后气喘伴间断头晕病史，心电图示三度房室传导阻滞，24 h 动态心电图提示二度 II 型房室传导阻滞，三度房室传导阻滞，以上均支持缓慢型心律失常、高度房室传导阻滞的诊断；应与冠心病相鉴别，冠心病通常表现为劳累后心绞痛、心肌梗死，左心功能不全为主，阵发性呼吸困难，心电图示心肌缺血，冠状动脉造影提示冠状动脉重度狭窄；与风湿性心脏病鉴别，后者有风湿性关节炎或心肌炎病史，心脏彩超有特殊改变；心肌病表现为全心增大。

四、练习题

1. 三度房室传导阻滞和二度 II 型房室传导阻滞的心电图表现是什么？

2. 起搏器植入术的指征有哪些？

五、推荐阅读

[1] 王吉耀，葛均波，邹和建. 实用内科学[M]. 16 版. 北京：人民卫生出版社，2016.

案例8 **心肌炎**

一、病历资料

(一)门诊接诊

1. 主诉 咳嗽、咳痰1月余,胸闷、气喘半个月,加重1d。

2. 问诊重点 咳嗽和胸闷是急诊常见症状,患者慢性病程、进行性发病,问诊时应注意既往是否存在肺部疾病病史,且咳嗽、咳痰的病因很多,除呼吸系统外,心血管疾病、神经因素及某些药物及心理因素等也可引起咳嗽。急性发病时的诱因、主要症状及伴随症状特点、疾病演变过程、诊治经过、治疗效果等,加重时症状演变及治疗经过都是问诊重点。

3. 问诊内容

(1)诱发因素:有无感染、发热、中毒、受凉、劳累、特殊药物、蚊虫叮咬、中暑、手术等诱发因素。

(2)主要症状:咳嗽、咳痰除呼吸系统外,心血管疾病、神经因素及某些药物及心理因素等也可引起咳嗽。同时应询问咳嗽的性状,是刺激性干咳还是湿性咳嗽;咳嗽的时间和规律,是突发性咳嗽还是长期慢性咳嗽;咳嗽的音色,是声音嘶哑、鸡鸣样咳嗽还是咳嗽无力;痰的性状、量、颜色与气味等。胸闷、气喘是心肺疾病常见症状。①心脏疾病:冠心病、心绞痛、心力衰竭、心律失常等。②肺部疾病:肺水肿、肺纤维化、肺部感染、气胸、胸腔积液、肺栓塞等。③全身疾病:如代谢性酸中毒、营养不良、疾病终末阶段等。④精神原因:如焦虑、紧张、恐惧等均可出现胸闷。

(3)伴随症状:与部位相关伴随症状对确定病变位置具有重要意义。伴发热者应考虑上、下呼吸道感染、胸膜炎等;伴呼吸困难者应考虑支气管哮喘、慢性阻塞性肺疾病、重症肺炎、冠心病、心力衰竭等;伴哮鸣音者应考虑支气管哮喘、心源性哮喘等;伴随活动耐量降低、心电图示心律失常等,考虑冠心病、心肌炎、心包积液、心力衰竭等心脏疾病。

(4)诊治经过:患者慢性病程,外院做何检查、化验结果、考虑诊断及治疗,用何种药、具体剂量、效果如何,治疗后是否缓解,以利于迅速做出诊断及药物选择。

(5)既往史:青壮年男性患者急性起病,了解患者有无食物、药物及其他接触物的过敏史。

(6)个人史:患者的社会经历、职业与工作环境及烟酒嗜好,毒麻药物使用及冶游史。

(7)家族史:如呼吸系统及心血管系统等有家族遗传倾向。

问诊结果

患者,男性,30岁,农民,于1月余前受凉后出现间断咳嗽、咳痰,咳少量白痰,晨起时明显,伴有恶心、呕吐,呕吐物为胃内容物,伴食欲减退,至当地诊所就诊,给予口服药物治疗(具体用药及量不详),咳嗽较前减轻。半个月前出现胸闷、气喘,伴有咳嗽、咳痰、食欲差,活动后加重,无胸痛、发热,无腹痛、腹泻等症状,再次至当地诊所就诊,行心电图检查提示窦性心动过速,诊断"支气管炎",给予口服药物(具体不详)治疗6d,效果差。1d前无诱因出现胸闷、气喘加重,伴有呼吸困难、端坐位,无发热、胸痛,无头痛、意识障碍等不适,就诊于某区人民医院,抽血结果回示:NT-proBNP 7992.9 pg/mL,cTnI 0.07 ng/mL,肾功能:肌酐 136 μmol/L、尿酸 678 μmol/L,肝功能:AST 72 U/L,心肌酶:CK-MB 26 U/L,给予"氨茶碱、甲强龙"输液治疗,效果差。为进一步治疗,遂至医院急诊门诊。

　　"心房颤动"病史 10 余年,未规律就诊及服药;1 年前因外伤行"左眼外伤修补术";否认支气管哮喘、慢性阻塞性肺疾病,无高血压、糖尿病,无麻疹、百日咳、鼻窦炎病史,吸烟 10 年,平均 20 支/d,未戒烟。有饮酒史,偶少量饮酒。

　　4. 思维引导　患者受凉后出现咳嗽、咳痰等症状,对症治疗后效果欠佳,后胸闷、气喘 10 d。受凉后出现咳嗽、咳痰,与呼吸道感染症状相符,注意肺部听诊,有无干、湿啰音等,行胸部 CT 可明确;患者青年男性,既往心房颤动病史 10 余年,且未规律治疗,心脏基础情况可能较差,易诱发心力衰竭,行心电图、心肌酶谱及心脏超声,评估心脏功能。该患者咳嗽、咳痰症状始终无缓解,10 d 前出现胸闷、气喘,且活动后加重,提示心脏病变,如心肌炎、心力衰竭、心包积液等,查体时注意心脏大小、杂音、下肢是否水肿等。若心脏超声证实心功能减低,考虑感染诱发心功能恶化,提示心肌炎可能性大。

(二)体格检查

　　1. 重点检查内容及目的　患者呼吸系统感染诱发心脏疾病可能性大,应注意心肺查体。肺部是否有啰音,哮鸣音提示有气道痉挛或阻塞,湿啰音提示肺部感染、肺水肿等,心力衰竭多为肺底湿啰音,若达到 Forrester 分级Ⅲ～Ⅳ,也可闻及广泛细湿啰音(超过下肺野 1/2);若闻及局限性湿啰音,则考虑肺炎、肺结核、支气管扩张症;若双肺闻及大量湿啰音,急性肺水肿的可能性大;心脏查体首先观察是否有心律失常及心脏杂音(如心力衰竭多闻及奔马律),以及患者是何种体位、下肢水肿是凹陷性还是非凹陷性等。

体格检查结果

　　T 36 ℃,R 42 次/min,P 87 次/min,BP 100/71 mmHg
　　[去甲肾上腺素 0.6 μg/(kg·min)]

　　神志清,精神差,急性面容,表情痛苦,端坐位张口呼吸,呼吸运动增强,肋间隙增宽,语颤增强,无胸膜摩擦感,无皮下捻发感,叩诊浊音,双肺呼吸音粗、双下肺可闻及大量湿啰音,无干啰音,无胸膜摩擦音。心率 123 次/min,律不齐,心率大于脉率,无心包摩擦音。腹软,无压痛,无反跳痛,肝脾肋下未触及,移动性浊音阴性。四肢肌力 4 级,无杵状指(趾),双下肢凹陷性水肿,余查体正常。

---

　　2. 思维引导　经上述检查有急性肺水肿体征,端坐体位,双下肺湿啰音,心房颤动心律,双下肢水肿,提示急性左心衰竭;下肢水肿不排除低蛋白血症,进一步行实验室检查(肝功能及肾功能检查等)及心脏超声、肺部 CT 等影像学检查,明确诊断。

(三)辅助检查

　　1. 主要内容及目的

　　(1)血常规、红细胞沉降率(ESR)、CRP:进一步明确有无感染性疾病。

　　(2)动脉血气分析:明确是否有呼吸衰竭,判断通气和换气功能障碍,判断病情的严重程度。

　　(3)胸部影像学:明确肺部病变具体性质,心脏形状及心胸比例。

　　(4)心电图:明确是否有心肌缺血、心律失常等。

　　(5)心脏彩超:心脏大小及心脏内部结构,间接测量评估肺动脉压,排除其他心脏疾病。

　　(6)心肌酶谱:是否存在心肌损伤。

　　(7)肝肾功能、电解质:是否有肝肾功能的损害、内环境紊乱。

（8）风湿病、血清病毒抗体：是否存在心脏病变诱因。

（9）心血管造影及心肌磁共振：明确是否存在冠心病或心肌损伤、坏死。

辅助检查结果

（1）血常规：WBC $22.66×10^9$/L，N% 74.3%，Hb 137 g/L，PLT $208×10^9$/L。

（2）炎症指标：降钙素原 0.204 ng/mL，C 反应蛋白 6.80 mg/L。

（3）心电图：快心室率心房颤动；频发室性期前收缩；非特异性 T 波改变。

（4）动脉血气分析：pH 7.364，$PaCO_2$ 12.5 mmHg，PaO_2 62.5 mmHg，Lac 10.0 mmol/L。

（5）胸及全腹部 CT：双肺感染，双肺下叶部分肺实变。纵隔内肿大淋巴结，请结合临床。双侧胸腔积液及胸膜肥厚。心影增大、心包少量积液。脂肪肝；双肾体积较小。

（6）心脏彩超示：EF 39%，左室壁弥漫性搏动异常、全心增大、二尖瓣中度关闭不全、三尖瓣轻中度关闭不全、肺动脉高压（轻度，估测肺动脉压 34 mmHg）、全心功能低下（收缩+舒张）。

（7）心肌酶谱：NT-proBNP 8691.0 pg/mL，cTnI 0.055 ng/mL，肌红蛋白（MYO）134.60 ng/mL，CK-MB 7.47 ng/mL。

（8）血生化：血氨 103.10 μmol/L；肌酐 192 μmol/L，尿酸 816 μmol/L；谷丙转氨酶 723 U/L，谷草转氨酶 1040 U/L，谷氨酰转移酶（GGT）174 U/L，白蛋白 30.2 g/L。

（9）血清病毒抗体及风湿结缔组织病：均阴性。

（10）心血管造影及心肌磁共振：呼吸循环衰竭、生命体征不稳定，未能行相关检查。

2. 思维引导　暴发性心肌炎定义为急骤发作且伴有严重血流动力学障碍的心肌炎症性疾病，多为临床诊断，实验室检查显示心肌严重受损，超声心动图可见弥漫性室壁运动减弱，即可临床诊断暴发性心肌炎。该患者青年男性，无基础病史，冠心病可能性小，本次出现呼吸道感染后心力衰竭，迅速出现血流动力学障碍，经心肌酶谱、心电图、心脏彩超及肺部 CT 均支持心肌炎诊断。

（四）初步诊断

分析上述病史、查体、辅助检查结果，支持以下诊断：①暴发性心肌炎；②心源性休克；③急性心力衰竭，心脏扩大，二尖瓣关闭不全，三尖瓣关闭不全；④心律失常，心房颤动，频发室性期前收缩；⑤重症肺炎；⑥胸腔积液；⑦肺实变；⑧肝功能不全；⑨肾功能不全；⑩低蛋白血症；⑪电解质紊乱；⑫血小板减少；⑬脂肪肝；⑭双肾萎缩。

二、治疗经过

（一）初步治疗

1. 治疗经过

（1）一般治疗：严密监护、严密监测出入水量；绝对卧床、营养支持镇痛镇静等。

（2）抗感染治疗：比阿培南 0.3 g，每 6 h 1 次，静脉滴注；莫西沙星 0.4 g，每日 1 次，静脉滴注；更昔洛韦 0.5 g，每日 1 次，静脉滴注；奥司他韦 75 mg，每日 2 次，口服。

（3）循环系统：VA-ECMO 持续辅助循环、"左西孟旦"强心，"磷酸肌酸、辅酶 Q10、曲美他嗪"营养心肌；快心室率心房颤动给予"艾司洛尔"控制心率、"胺碘酮"转复窦性心律，伴有血流动力学不稳定时给予同步直流电复律。

（4）呼吸系统：给予祛痰止咳、解痉平喘药物对症治疗，间断给予纤维支气管镜辅助治疗。

（5）免疫调节治疗：甲泼尼龙针 200 mg，每日 1 次，静脉滴注，3 d。

（6）支持治疗：血液净化治疗控制出量，给予申请输注血浆，补充凝血因子，保肝护胃、保护肾功能等对症治疗。

2. 思维引导 患者呼吸困难、循环衰竭，VA-ECMO 维持循环，暴发性心肌炎是以生命支持为依托的综合救治方案。

（1）对症治疗：呼吸循环支持，积极氧疗，给予改善心肌重构药物，绝对卧床，降低患者劳力负荷；改善肺功能和防止肺泡塌陷；维持液体平衡，量出为入，匀速补充，维持 ECMO 运转，积极治疗心力衰竭。

（2）抗菌药物：病毒血清学不能作为诊断依据，尽早给予联合抗病毒治疗（更昔洛韦+奥司他韦），同时患者肺部 CT 提示重症肺炎、肺实变，发病时间长，提示可能合并细菌感染，完善细菌培养，给予经验性广覆盖药物治疗，待循环稳定，培养结果回示后调整。

（3）免疫调节治疗：糖皮质激素具有抑制免疫反应、抗炎、抗休克等作用，消除变态反应，抑制炎性水肿，减轻毒素和炎症因子对心肌的不良影响。

（4）呼吸循环支持：VA-ECMO 对心肌炎的救治作用明确，连续性肾脏替代治疗（CRRT）维持出入量平衡，患者神志清，呼吸困难，暂给予面罩吸氧维持氧合，密切关注氧合，必要时有创通气支持。

（二）治疗效果

1. 症状 3 d 后患者呼吸无明显改善。

2. 查体 神志清，稍烦躁，呼吸 26 次/min，脉搏 92 次/min、血压 96/72 mmHg［去甲肾上腺素 0.8 μg/（kg·min）］，可平卧，双肺呼吸音粗，左上肺可闻及干啰音，双下肺呼吸音低，无明显啰音，心率 142 次/min，心律绝对不齐，双下肢无水肿。

3. 辅助检查

（1）血气分析（吸氧 10 L/min）：pH 7.368，PaO_2 91.2 mmHg，$PaCO_2$ 51.7 mmHg，SaO_2 93%。

（2）感染指标：WBC 18.13×10^9/L，Hb 121 g/L，PLT 89×10^9/L；PCT 8.6 ng/mL，CRP 338.12 mg/L。

（3）痰培养：阴性；心脏超声：EF 30%，左心稍大（左心室内径 57 mm，左心房内径 38 mm），左心室壁弥漫性运动异常，二尖瓣轻度关闭不全，三尖瓣轻度关闭不全、左心功能低下（收缩+舒张）。

（三）病情变化

入院第 5 天，患者突发意识丧失，心率降至 50 次/min，氧合下降至 56%，急查血气示 pH 7.348，PaO_2 133.2 mmHg，$PaCO_2$ 32.4 mmHg，K^+ 5.2 mmol/L，Lac 2.8 mmol/L，给予经口气管插管接呼吸机后氧合逐渐上升至 94%，血压 120/72 mmHg。查体：右眼瞳孔 3.5 mm，对光反射灵敏，左眼外伤后瞳孔不可查，四肢可自主活动，双侧巴宾斯基征阴性。

1. 患者病情变化的可能原因及应对 目前仍持续 ECMO 维持循环，减低肝素用量，密切观察神经系统表现，必要时行头胸部 CT 检查；急查胸部 X 射线检查（DR）、血常规、降钙素原、凝血功能、血气分析、心电图、心肌酶谱、心脏超声。

检查结果

（1）感染指标：WBC 12.59×10^9/L，N% 85.3%，Hb 123 g/L，PLT 71×10^9/L，PCT 6.8 ng/mL，C 反应蛋白 299.98 mg/L。

（2）心肌酶谱：NT-proBNP 1373 pg/mL，cTnI 0.185 ng/mL，MYO 1731 ng/mL，CK-MB 23.14 ng/mL。

（3）心电图：快速心室率心房颤动，频发室性期前收缩，不完全性右束支阻滞。

（4）心脏超声：EF 33%，左心室内径48 mm，肺动脉压32 mmHg，左室壁弥漫性搏动异常，二尖瓣轻度关闭不全、三尖瓣轻度关闭不全、全心功能低下（收缩+舒张）。

2. 思维引导 患者感染指标较前降低，肺部DR示炎症较前稍好转，不符合肺部感染加重的诊断。复查心肌酶谱明显升高、心电图示频发室性期前收缩，心脏彩超可见左室搏动差，考虑病毒性心肌炎病情进展，突发恶性心律失常，给予呼吸机改善通气支持，继续VA-ECMO维持循环，深度镇静镇痛，减低心脏负荷及全身氧耗，继续强心、营养心肌、改善心肌重构药物治疗，加强营养支持。

（四）调整治疗方案

1. 维持原方案基础上 加强呼吸支持，纤维支气管镜治疗，给予深度镇静镇痛。

2. 增加强心药物应用 地高辛注射液0.5 mg+5%葡萄糖注射液20 mL，每日1次，静脉注射。

（五）病情改善

1. 治疗效果（14 d）

（1）查体：药物镇静，气管插管呼吸机辅助呼吸，T 36.2 ℃，R 18 次/min，P 92 次/min，BP 110/72 mmHg。右眼瞳孔直径约3 mm，对光反射迟钝，左眼瞳孔可见手术瘢痕，双侧巩膜黄染，双肺呼吸音粗，左上肺可闻及干啰音，双下肺呼吸音弱，无胸膜摩擦音。心率110 次/min，律不齐，心脉率不一致，各瓣膜听诊区未闻及明显杂音，无心包摩擦音。

（2）辅助检查：心肌酶示CK 107 U/L，CK-MB 22 U/L，NT-proBNP 2595 pg/mL，cTnI 0.036 ng/mL，MYO 129 ng/mL。心脏超声：EF 41%，房室内径正常，二尖瓣轻度关闭不全，左心功能下降（收缩+舒张），少量心包积液。心电图：心房扑动，房室传导比例（2∶1）～（3∶1），QT间期轻度延长。

2. 思维引导 病毒性心肌炎以维持生命为主对症支持治疗，治疗过程中需反复评估心脏变化，及时调整支持方案，患者此时病程14 d，循环稳定，复查心脏超声及肺部DR均较前好转，提示肺部感染改善、病毒性心肌炎无进展，给予尝试撤离VA-ECMO，继续有创呼吸支持，维持液体平衡，减轻心脏负荷。

3. 预后（25 d后）

（1）查体：神志清，拔除气管插管后声音无嘶哑，对答切题，定向力正常、理解力正常。体温36.3 ℃，呼吸16 次/min，脉搏96 次/min，血压127/70 mmHg。右眼瞳孔直径约3 mm，对光反射迟钝，左眼瞳孔可见手术瘢痕，双肺呼吸音清，无干、湿啰音。心率96 次/min，律齐，各瓣膜听诊区未闻及明显杂音，无心包摩擦音。

（2）辅助检查：心肌酶示CK 43 U/L，CK-MB 20 U/L，NT-proBNP 75.6 pg/mL，cTnI 0.01 ng/mL。心脏超声：EF 55%，左心舒张功能减低。心电图：不完全右束支传导阻滞。心脏磁共振：左心功能稍低（收缩+舒张），心脏不大，流出道通畅。康复出院。

三、思考与讨论

心肌炎是由各种原因引起的心肌炎性损伤所导致的心脏功能受损，包括收缩、舒张功能降低和心律失常。病因包括感染、自身免疫病和毒素/药物毒性，其中感染是最主要致病原因，又以病毒感染为主。暴发性心肌炎是心肌炎最为严重和特殊的类型，主要见于年轻人，冬春季、长期疲劳易发病，主要特点是起病急骤、进展迅速、出现血流动力学异常（泵衰竭和循环衰竭），多伴多脏器功能损伤，早期致死率极高。但心肌炎临床表现差异较大，从轻微胸痛、心悸，到心源性休克、恶性心律失常等,早期识别及诊断极为重要,一经确诊,救治原则以生命支持为依托的综合救治方案,主要包括:严密监护、抗病毒治疗、免疫调节治疗、呼吸机/ECMO 等生命支持治疗、CRRT 治疗、心源性休克/急性左心衰竭药物治疗及抗心律失常药物治疗,综合救治以提高存活率,挽救生命。

四、练习题

1. 暴发性心肌炎的治疗原则有哪些?
2. 病毒性心肌炎的诊断标准是什么?

五、推荐阅读

[1]中华医学会心血管病学分会精准医学学组.成人暴发性心肌炎诊断与治疗中国专家共识[J].中华心血管病杂志,2017,45(9):742-752.

[2]AHA. Recognition and initial management of fulminant myocarditis[J]. Cirulation,2020,141(6):e69-e92.

案例9 心源性休克

一、病历资料

(一)门诊接诊

1. 主诉 喘憋、呼吸困难 9 h,心搏骤停 3 h。

2. 问诊重点

(1)症状询问:询问患者是否有胸痛、心悸、头晕、乏力等症状。了解这些症状的发生时间、程度和持续时间。

(2)病史询问:询问患者是否有病病史,如冠心病、心肌梗死、心肌炎等。了解患者是否有高血压、糖尿病、肺部疾病等慢性疾病史。

(3)伴随症状询问:询问患者是否有恶心、呕吐、出汗、四肢发凉等伴随症状。

(4)药物使用询问:询问患者是否正在使用药物,特别是与心脏有关的药物,如β受体阻滞剂、洋地黄类药物等。

(5)既往手术史:询问患者是否有心脏手术史,如冠状动脉搭桥术、心脏起搏器植入术等。

(6)外伤史:询问患者是否有外伤史,如车祸、跌倒等。

3. 问诊内容

(1)诱发因素:主要询问呼吸困难、喘憋等症状出现的诱发因素,包括之前存在的慢性疾病的治疗过程是否存在变动,或找到与此次发病的相关因素。

(2)主要症状:包括患者出现的心血管疾病的特征症状,出现的先后顺序与主要症状之间有没有关联性。

(3)伴随症状:询问有无心血管症状之外其他脏器受累的表现,如意识状态的改变、尿量变化、咳嗽咳痰等呼吸系统的临床表现。

(4)诊治经过:诊断治疗的详细过程,包括病情的演变过程。

(5)既往史:主要询问患者有无高血压、糖尿病等基础疾病,包括既往的手术外伤病史等。

（6）个人史：患者的工作类型，有无吸烟饮酒史等。

（7）家族史：父母兄弟姐妹的身体健康状态，有无类似疾病。

问诊结果

（1）诱发因素：22 d 前患者因持续上腹部疼痛，频繁恶心、呕吐在本院肝胆外科确诊为胆管结石，并于 18 d 前行"胆总管探查术"，手术顺利，术后患者腹痛缓解，术后恶心，给予对症处理后渐缓解，于 3 d 前好转出院。

（2）主要症状：9 h 前患者突然出现喘憋、呼吸困难伴大汗、心前区不适，胸痛、胸闷，咳嗽、咳黄色黏痰，无发热及咯血，无意识障碍，家人急给予"速效救心丸"1 粒口服，约 20 min 后患者胸痛、喘憋，呼吸困难稍缓解，于 7 h 前家属自觉患者病情暂时稳定，扶起患者半卧位于床上时，发现患者反应迟钝，全身乏力，当时未处理，3 h 前，家属搀扶患者排小便时，患者歪倒于便池旁边，当时患者呼吸急促、喘憋、大汗、意识模糊。家人急送往医院急诊门诊，到达时患者意识丧失，呼吸、心搏骤停，急诊给予经口气管插管及心肺复苏术，数分钟后复苏成功。

（3）伴随症状：大汗、心前区不适，胸痛、胸闷，咳嗽、咳黄色黏痰，意识障碍。

（4）诊治经过：家人急给予"速效救心丸"1 粒口服，约 20 min 后患者胸痛、喘憋稍减轻，呼吸困难稍缓解。

（5）既往史：20 年前患"肺结核"，经治疗后痊愈；1 年半前，因"胆囊结石"行"胆囊切除术"；1 年前因"急性胰腺炎"，住院治疗。无高血压、心脏疾病病史，无糖尿病、脑血管疾病病史，无肝炎、疟疾病史。

（6）个人史：生于原籍，久居当地，无传染病接触史，无吸烟、饮酒、药物等嗜好，无从事有毒有害工种史，无放射性物质接触史，否认冶游史。

（7）家族史：父母、3 兄、2 姐去世，死因不详，1 姐身体健康，3 子 1 女均体健，无与患者类似疾病，无家族性遗传病史。

4. **思维引导** 根据该患者咳嗽、咳痰症状，考虑存在肺部感染情况。因患者 22 d 前做过"胆总管探查术"，患者术后卧床、活动较少，可能会形成下肢静脉血栓，导致肺栓塞或心肌梗死。结合既往病史，患者心跳、呼吸骤停的诱因不能除外心源性因素。

（二）体格检查

1. **重点检查内容及目的** 心源性休克是指由于心脏泵功能严重受损而导致全身组织灌注不足的一种病理状态。在对心源性休克患者进行查体时，需要关注以下几个重点内容。

（1）体征检查：进行体格检查，包括测量血压、心率、呼吸频率等。观察患者的面色、呼吸状况、皮肤湿润程度等。

（2）意识状态：观察患者的意识状态，心源性休克可能会导致意识模糊、昏迷等症状。

（3）颈静脉充盈度：观察颈静脉充盈度，增加的颈静脉充盈度可能提示心脏泵功能不全。

（4）心肺听诊：仔细听诊心脏杂音、心律、心音强度等。肺部听诊需要关注肺部呼吸音，观察是否有干、湿啰音等。

（5）四肢及低垂部位有无水肿。

体格检查结果

T 36.4 ℃,P 107 次/min,R 31 次/min,BP 75/30 mmHg

昏迷,全身湿冷,双侧瞳孔等大等圆,直径2.5 mm,对光反射迟钝,口唇发绀。颈项无强直,颈静脉充盈,肝颈静脉回流征阴性,胸廓无畸形,桶状胸,双肺呼吸音粗,可闻及明显痰鸣音,无胸膜摩擦音,心率107 次/min,律齐,心音低钝,各瓣膜听诊区未闻及杂音。腹平坦,右上腹可见一"T"形腹腔引流管,引流出少量暗红色液体,腹部柔软,肝脾肋下未触及,肠鸣音5 次/min。四肢无畸形、杵状指(趾),双下肢凹陷性水肿,四肢肌张力减弱。

2. 思维引导　心源性休克患者的体征主要包括以下几个方面。

(1)血压下降:心源性休克患者的血压通常会明显下降,收缩压一般低于90 mmHg。

(2)心率增快:心源性休克患者的心率通常会加快,以弥补心功能不足。

(3)皮肤湿冷:由于全身组织器官灌注不足,心源性休克患者的皮肤通常会变得湿冷。

(4)心音减弱:心源性休克患者的心音通常会减弱,甚至听不到心音。

(5)呼吸急促:心源性休克患者的呼吸通常会变得急促,以增加氧气供应。

(6)意识障碍:由于脑组织器官灌注不足,心源性休克患者可能会出现意识障碍,如昏迷等。

(7)尿量减少:由于肾灌注不足,心源性休克患者的尿量通常会减少。

(8)肺部湿啰音:心源性休克患者可能会出现肺部湿啰音,反映出肺部充血和水肿。

(三)辅助检查

1. 主要内容及目的　在对心源性休克患者进行辅助检查时,需要关注以下几个重点内容。

(1)心电图:进行心电图检查,评估心脏的电活动情况,寻找心肌缺血、心律失常等异常。

(2)血液检查:进行血常规、心肌酶谱、肾功能、电解质等检查,评估脏器功能和可能的病因。

(3)心脏超声:通过心脏超声可以评估。

1)心脏结构评估:医生可以通过超声检查评估心脏的大小、形态和结构,包括心腔的大小和厚度、心瓣膜的功能和形态等。

2)心脏功能评估:医生可以通过超声检查评估心脏的收缩和舒张功能,包括心室收缩功能、心室舒张功能、心室壁运动等。

3)血流动力学评估:超声检查可以评估心脏的血流动力学情况,包括心脏的血流速度、血流方向、心脏瓣膜的功能等。

辅助检查结果

(1)血常规:WBC 9.3×10^9/L,RBC 3.21×10^{12}/L,Hb 107 g/L,PLT 126×10^9/L,N% 91.6%。

(2)电解质:K$^+$ 3.23 mmol/L,Na$^+$ 136 mmol/L,Ca^{2+} 2.28 mmol/L。

(3)肾功能:尿素32.87 mmol/L;肌酐327 μmol/L。

(4)肝功能:ALT 11 U/L,AST 37 U/L,白蛋白33.2 g/L,总胆红素45.4 μmol/L,直接胆红素38.8 μmol/L。

(5)血凝试验:D-二聚体2.87 mg/L;纤维蛋白降解产物(FDP)10.30 μg/mL。

(6)C反应蛋白:343.8 mg/L。

(7)降钙素原:16.560 ng/mL。

（8）BNP：4460 ng/mL。

（9）血气分析：pH 7.28，PaCO$_2$ 33 mmHg，PaO$_2$ 51 mmHg，HCO$_3^-$ 15.5 mmol/L，BE −10.2 mmol/L，Lac 14.6 mmol/L。

2. 思维引导　根据血气分析等化验结果，应考虑患者存在呼吸衰竭。当怀疑患者可能患有心源性休克时，辅助检查可以提供更多的信息来支持诊断和评估病情的严重程度。

（1）心电图可以评估心脏的电活动情况，寻找心律失常、心肌缺血等异常。特别是对于急性冠脉综合征引起的心源性休克，心电图可以提供重要的诊断线索。

（2）血液检查可以评估患者的生化指标，包括心肌酶谱（肌酸激酶等）和肌钙蛋白（cTnT、cTnI）等，以评估心肌损伤的程度。进行动脉血气分析，以评估氧合和酸碱平衡情况。

（3）心源性休克患者常常伴有组织缺氧和代谢紊乱，血气分析可以提供重要的生理参数。胸部X线可以评估心脏和肺部的形态和结构，寻找心脏扩大、肺水肿等征象。

（4）心脏超声检查可以评估心脏结构和功能，寻找心脏瓣膜异常、心室收缩功能减弱等。心脏超声是一种非侵入性的检查方法，可以提供详细的心脏形态和功能信息。

（5）冠状动脉造影是一种侵入性检查方法，可以评估冠状动脉的狭窄和阻塞情况。对于心源性休克的患者，冠状动脉造影可以帮助确定冠状动脉病变的程度和位置。

（四）初步诊断

分析上述病史、查体、辅助检查结果，支持以下诊断：①心肺复苏术后；②心源性休克：肺栓塞？急性心肌梗死？③重症肺炎并Ⅰ型呼吸衰竭；④胆总管探查术后；⑤胆囊切除术后。

二、治疗经过

（一）初步治疗

1. 治疗过程　入院后给予持续呼吸机辅助呼吸，立即给予患者行右侧颈内静脉置管术（详见中心静脉置管术），然后持续中心静脉压监测，同时给予血管活性药物应用，广谱抗生素抗感染（比阿培南0.3 g 每12 h 1次静脉滴注+万古霉素1.0 g 每12 h 1次静脉滴注），低分子量肝素抗凝、降低肺动脉压、抗炎症介质、醒脑、抑酸、保肝等脏器保护治疗，维持酸碱、水电解质平衡等综合治疗。

2. 思维引导　患者咳嗽、咳黄痰，白细胞总数增高，胸片提示右下肺斑片渗出影，肺部感染诊断明确，应给予抗生素应用。因存在呼吸衰竭，给予呼吸机辅助呼吸，根据血气分析结果调节呼吸机参数。因患者心肺复苏术后血压持续偏低，既往有冠心病病史，给予持续中心静脉压监测，在升压强心药的作用下，应用脉搏指示连续心排血量监测（PiCCO）进行血流动力学检测，预防及治疗多脏器功能衰竭。

（二）治疗效果

1. 症状　患者心率、血压均恢复正常。

2. 查体　昏迷，经口气管插管、呼吸机辅助呼吸。口唇轻度发绀，双肺散在哮鸣音，右肺底闻及湿啰音，下肢水肿，指压痕阳性。

3. 治疗方案调整　复苏成功后患者持续处于休克状态，给予PiCCO监测，强心及升压药物应用，效果不佳。于3月28日出现快速性室性心律失常，去甲肾上腺素、多巴酚丁胺、米力农和胺碘酮联合使用亦不能改善，遂联合应用主动脉内球囊反搏（IABP）辅助，心功能较前明显改善（表1–1）。后期痰培养示鲍曼不动杆菌生长，调整抗生素（头孢哌酮钠舒巴坦钠3.0 g，每8 h 1次，静脉滴注+米诺环素胶囊0.1 g，每12 h 1次，首剂0.2 g，鼻饲）。

简要治疗经过(表1-2)如下。

表1-1　PiCCO 监测与血管活性药物应用统计表

时间	心指数（CI）	舒张末期容积指数（GEDI）	血管外肺水指数（ELWI）	血压[D/S(M)BP]	心率（HR）	血管活性药物泵速
03月27日 10：30	2.12	623	15	75/60（65）	76	去甲肾上腺素 3.15 mg/h 多巴酚丁胺 30 mg/h
03月27日 15：00	2.55	505	15	109/45（66）	105	去甲肾上腺素 2.82 mg/h 多巴酚丁胺 30 mg/h
03月28日 01：00	2.94	718	12	86/38（56）	102	去甲肾上腺素 2.88 mg/h 多巴酚丁胺 40 mg/h
03月28日 10：35	2.79	639	12	95/52（68）	190	去甲肾上腺素 2.16 mg/h 多巴酚丁胺 50 mg/h 胺碘酮 150 mg 静脉注射 米力农 1.2 mg/h
03月29日 13：00	3.46	746	10	97/55（69）	84	去甲肾上腺素 1.5 mg/h 米力农 1.2 mg/h
03月29日 17：40	2.96	772	8	110/62（94）	101	去甲肾上腺素 1.8 mg/h 多巴酚丁胺 20 mg/h
03月30日 01：00	3.19	782	9	136/66（95）	103	去甲肾上腺素 1.8 mg/h 多巴酚丁胺 20 mg/h
03月30日 16：00	2.64	735	7	139/77（97）	104	去甲肾上腺素 1.58 mg/h 多巴酚丁胺 20 mg/h

表1-2　简要治疗过程

时间	操作
03月28日 19：40	给予患者 IABP 应用
03月31日 09：00	停止患者 PiCCO 监测
04月02日 19：04	停止患者 IABP 应用
04月04日 08：00	停止患者升压药物应用
04月11日 09：00	间断呼吸机脱机
04月16日 13：25	拔除气管插管,转呼吸科普通病房
06月11日 09：52	康复出院

三、思考与讨论

心源性休克是一种严重的心血管疾病,治疗原则包括以下几个方面。

1.快速复苏　心源性休克是一种紧急情况,需要立即采取措施进行复苏。首先,确保患者的气道通畅,维持呼吸道通畅。然后,立即建立静脉通道,给予液体复苏,以维持血压和组织灌注。

2.血流动力学支持　心源性休克患者血流动力学不稳定,需要进行积极的血流动力学支持。

这包括使用血管活性药物(如多巴胺、去甲肾上腺素等)来增加心脏收缩力和心输出量,以及使用血管扩张剂(如硝酸甘油、硝普钠等)来降低心脏前负荷和后负荷。

3.寻找和处理病因 心源性休克的病因多种多样,包括急性心肌梗死、心律失常、心脏瓣膜疾病等。在治疗过程中,需要尽快找到并处理患者的病因,以便针对性地进行治疗。

4.心脏支持设备 对于严重的心源性休克患者,可能需要使用心脏支持设备来维持心脏功能。常见的心脏支持设备包括体外膜肺氧合(ECMO)和左心辅助装置(LVAD)等。

5.监测和评估 治疗过程中需要密切监测患者的生命体征和血流动力学参数,包括心率、血压、中心静脉压、尿量等。定期进行评估,以调整治疗方案。

四、练习题 >>>

1.哪些症状体征提示心源性休克病情危重?

2.心源性休克的治疗措施有哪些?

3.心源性休克应用 IABP 治疗的指征有哪些?

五、推荐阅读 >>>

[1]陈灏珠,林果为,王吉耀.实用内科学[M].14 版.北京:人民卫生出版社,2013.

[2]中国心脏重症主动脉内球囊反搏治疗专家委员会.主动脉内球囊反搏心脏外科围手术期应用共识[J].中华医学杂志,2017,97(28):2168-2175.

[3]PiCCO 监测技术操作管理共识专家组.PiCCO 监测技术操作管理专家共识[J].中华急诊医学杂志,2023,32(6):724-735.

知识拓展

中心静脉置管术

中心静脉置管是一种常见的医疗操作,用于给予药物、输液、监测中心静脉压力等。以下是中心静脉置管的具体步骤及操作细节。

1.术前准备

(1)知情同意:在进行任何医疗操作之前,必须获得患者或家属知情同意。

(2)选择合适的置管部位:常见的中心静脉置管部位有颈内静脉、锁骨下静脉和股静脉。选择置管部位时要考虑患者的病情、解剖结构和操作者的经验。

(3)无菌操作:术前要进行手部消毒,穿戴无菌手套,准备好无菌巾、消毒液等。

2.置管操作

(1)定位:使用超声引导、解剖标志物或 X 线等方法定位置管部位,确保准确插入静脉。

(2)局部麻醉:在置管部位进行局部麻醉,常用 2% 利多卡因。

(3)穿刺:使用穿刺针或导丝穿刺静脉,通常与超声引导结合使用,以增加安全性和准确性。

(4)扩张:使用导丝扩张静脉通道,通常使用 Seldinger 技术,即在导丝上套上导管,再通过导丝将导管插入静脉。

(5)固定:将导管固定在患者身体上,常用的方法有缝合、皮肤粘贴剂或透明敷料等。

(6)确认:通过观察导管的自由流动、胸片、血气分析等方式来确认导管的位置和功能。

3.术后护理

(1)定期检查:定期检查置管部位是否有感染、渗漏、血栓等并发症。

(2)密切观察:观察患者的血压、心率、体温等生命体征的变化,及时发现并处理可能的并发症。

（3）维护导管通畅：定期冲洗导管，避免堵塞。

案例 10　主动脉夹层

一、病历资料

（一）门诊接诊

1. 主诉　突发胸部剧烈疼痛 1 h。

2. 问诊重点　胸痛是临床上很常见的症状，患者急性发病时，问诊要注意详细询问有无高血压、动脉粥样硬化、心脏病史、主要症状及伴随症状特点、疾病演变过程、急诊诊治经过、治疗效果等。

3. 问诊内容

（1）诱发因素：有无受凉、感冒、劳累等诱发因素。

（2）主要症状：胸痛可由多种疾病引起，如胸壁疾病、冠心病、肺栓塞、胸腔积液、气胸等。该患者突发剧烈胸痛，呈持续性"撕裂样"，应首先考虑心肌梗死、主动脉夹层等危及生命的急症。患者自诉疼痛为"撕裂样"，此为主动脉夹层的特征性症状，应首先考虑主动脉夹层诊断并紧急进行相关检查。

（3）伴随症状：有无高血压，若患者伴有高血压，则应注意询问患者及家属有无高血压病史及平时血压控制情况。有无四肢血压差异较大现象，主动脉夹层患者受累侧肢体血压可能较低，故应常规测量四肢血压。有无发热，若胸痛患者伴有发热则应考虑有无并发感染，如胸壁感染、脓胸等。有无呼吸困难，如胸痛患者伴呼吸困难，则应考虑肺栓塞、心肌梗死等。

（4）诊治经过：来本院之前有无至外院就诊，进行了哪些检查，采取了哪些治疗措施。用了何种药物及剂量，效果如何。有无输血，输血成分及输血量，有无输血不良反应。自发病来病情变化如何。是否曾使用硝酸甘油等治疗，有无急救处理。

（5）既往史：既往有无基础疾病，如高血压、糖尿病、冠心病、动脉粥样硬化、高脂血症等。有无遗传性血管病变，如马方综合征、先天性主动脉缩窄等。有无主动脉炎性病史、介入治疗史、心脏及大动脉手术史。

（6）过敏史：患者既往有无食物、药物过敏，有无过敏性疾病如荨麻疹、过敏性哮喘等，或者是不是高敏体质。

（7）家族史：有无与患者类似疾病史，有无家族性遗传病史，有无猝死家族史。

> **问诊结果**
>
> 　　患者，男性，48 岁，1 h 前无明显诱因突发剧烈胸痛，呈持续性"撕裂样"，伴全身大汗淋漓、焦虑不安、面色苍白，恶心呕吐 1 次，呕吐物为胃内容物。无发热、寒战、头晕、头痛、呼吸困难、晕厥、咯血等。120 送入医院，急诊以"胸痛查因：主动脉夹层？"为诊断收入我科。发病前精神可，饮食正常，睡眠差，大小便正常。3 年前体检发现血压升高，最高为 166/98 mmHg，未治疗。有高血压家族史，无猝死家族史。否认饮酒史，父母患有高血压病，兄弟姐妹均体健。

4. 思维引导　胸痛是临床上常见的症状。各种化学因素及物理因素刺激肋间神经感觉纤维、脊髓后根传入纤维、支配心脏及主动脉的感觉纤维、支配气管与支气管及食管的迷走神经感觉纤维,或膈神经的感觉纤维,均可引起胸痛。此外,有时某一内脏与体表某一部位同受某些脊神经后根的传入神经支配时,则来自内脏的感觉冲动到达大脑皮质后,除可产生局部疼痛外,还可出现相应体表的疼痛感觉,称之为放射性疼痛。如心绞痛时除出现胸骨后或心前区疼痛外,还放射到左肩及左臂内侧。患者剧烈胸痛,焦虑状态,伴恶心、呕吐;患者中年男性,有高血压病史,长期以来高血压未诊治,且患者长期吸烟,心脏及血管疾病危险因素较多,冠心病、主动脉夹层可能性大。患者特征性的"撕裂样"胸痛提示主动脉夹层(AD)可能性大,应首先行全主动脉 CT 血管造影(CTA)快速诊断。

(二)体格检查

1. 重点检查内容及目的　该患者病情危重,注意生命体征、四肢血压的差别,应注意排查可引起胸痛的相关疾病的相应特征性体征,注意心、肺听诊音变化,排除心肌梗死、呼吸系统疾病。

体格检查结果

T 36.5 ℃,P 103 次/min,R 17 次/min,BP 170/100 mmHg(右上肢),BP 130/80 mmHg(左上肢)

神志清,精神差,急性痛苦面容,呼吸急促,口唇无发绀,颈静脉无怒张。双肺呼吸音清晰。心界无明显扩大,心率 103 次/min,律齐,各瓣膜区未闻及病理性杂音。腹平软,无压痛,肝脾肋下未触及,移动性浊音阴性。

---

2. 思维引导　经上述检查未发现心肺明显异常,但患者剧烈撕裂样胸痛,高度怀疑急性血管病变,如主动脉夹层、主动脉瘤破裂等,患者双上肢血压显著差异,应考虑到主动脉夹层可能,应急诊进一步行实验室检查及影像学检查,明确诊断并指导进一步治疗方案。

(三)辅助检查

1. 主要内容及目的

(1)血常规、降钙素原测定:用于监测是否存在细菌感染并发症。

(2)肌钙蛋白、BNP 测定:用于判断是否存在心肌损伤或坏死、心功能受损、心力衰竭或血流动力学障碍。

(3)凝血功能测定:用于监测和发现凝血功能障碍,并作出及时处理。

(4)肝肾功能、电解质相关指标测定:用于监测是否有肝肾功能损伤、内环境紊乱失衡。

(5)ECG 检查:用于辅助判断是否存在心肌损伤、心肌缺血、心律失常及电解质紊乱。

(6)心脏彩超:用于查看心脏大小及心脏内部结构,间接测量评估肺动脉压,排除其他心脏疾病。

(7)动脉血气分析:用于明确是否有呼吸衰竭,评估病情的严重程度。

(8)全主动脉 CTA:用于明确主动脉病变及分型,指导治疗方案。

2. 思维引导　该患者剧烈胸痛史、高血压病史、双上肢血压差异大、胸部增强 CT 均提示主动脉夹层。白细胞、CRP、ESR 正常,不考虑感染。心电图正常,不考虑心肌梗死。动脉血气分析正常,不考虑急性肺栓塞。

主动脉夹层的解剖分型是依据内膜撕裂的位置和夹层沿主动脉延伸的范围,最初由 DeBakey 提出的分型如下。

Ⅰ型：夹层起于升主动脉，并累及主动脉弓，延伸至胸降主动脉或腹主动脉（或两者均被累及）。

Ⅱ型：夹层起于并局限于升主动脉。

Ⅲa型：夹层起于并局限于胸降主动脉。

Ⅲb型：夹层累及胸降主动脉和不同程度的腹主动脉。

Stanford 分型简化了解剖分型，只依据第一破口的起始部位来分类，Stanford A 型夹层起于升主动脉，因此，包括 DeBakey Ⅰ型和Ⅱ型夹层；Stanford B 型夹层起于左锁骨下以远的降主动脉，包括 DeBakey Ⅲa 型和Ⅲb 型。

辅助检查结果

（1）血常规：WBC 6.5×10^9/L，N% 80%，L% 18%，RBC 4.88×10^{12}/L，Hb 120 g/L，PLT 278×10^9/L。

（2）PCT：0.060 ng/mL。

（3）肌钙蛋白 0.16 ng/mL，BNP 860 pg/mL。

（4）凝血功能正常。

（5）肝肾功能、电解质：K^+ 3.24 mmol/L，Na^+ 138.0 mmol/L，肌酐 67 μmol/L，尿素氮 4.3 mmol/L，ALT 43 U/L，AST 39 U/L，白蛋白（ALB）20 g/L，总胆红素（TBiL）10 μmol/L，结合胆红素（DBiL）5.2 μmol/L。

（6）心电图检查：频发室性期前收缩，左心室肥大并 ST-T 改变。

（7）心脏彩超提示主动脉瓣重度关闭不全，左心增大，升主动脉增宽，左室舒张功能下降。

（8）全主动脉 CTA 提示主动脉夹层 Stanford A 型（图 1-11）。

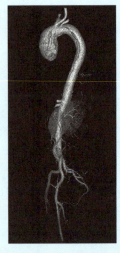

图 1-11 主动脉夹层 Stanford A 型

（四）初步诊断

分析上述病史、查体、辅助检查结果，支持以下诊断：①主动脉夹层（Stanford A 型）；②高血压病 3 级（极高危组）。

二、治疗经过

（一）初步治疗

1. 支持治疗 一旦明确诊断后，不论何种类型的主动脉夹层均应立即给予药物治疗，其目的是降低心率和血压，防止夹层进一步扩展或破裂。同时，应注意全面评估患者一般情况，嘱患者卧床休息，并进行持续心电监护，吸氧。如合并其他复杂情况，必要时应将患者送入重症监护室。

（1）镇静镇痛：根据疼痛程度及体重，可选用阿片类药物（哌替啶或吗啡），一般哌替啶 100 mg 或吗啡 5~10 mg 静脉注射，必要时每 6~8 h 可给予 1 次或请麻醉科会诊。镇痛镇静可以降低交感神经兴奋导致的心率和血压上升。

（2）控制血压：静脉用 β 受体阻滞剂（如美托洛尔、艾司洛尔等）或 α 受体阻滞剂（如乌拉地尔等）是最基础的药物治疗。对于降压效果不佳者，可联用一种或多种降压药，如钙通道阻滞剂（尼卡地平、地尔硫草等）。血压控制的目标是将收缩压降至 100~130 mmHg、平均动脉压维持在 60~

70 mmHg 为宜。

（3）降低左心收缩力与收缩速率：使用美托洛尔将心率控制在 60~80 次/min。在心率未得以控制前，单纯使用血管扩张剂可引起反射性儿茶酚胺释放，增加左室收缩力，导致主动脉壁剪切应力升高，引起主动脉夹层恶化。

（4）请介入科及心脏外科会诊后转心脏外科急诊手术治疗。

2. 手术治疗　该患者为 A 型主动脉夹层，根据术中探查行主动脉瓣成形术加升主动脉替换术加主动脉弓置换术加"象鼻子"技术。术后送往 ICU 行支持治疗。

3. 思维引导　该病例是 A 型主动脉夹层，累及升主动脉、主动脉弓及降主动脉，病情非常凶险，2 d 死亡率在 50% 左右，一旦出现 A 型主动脉夹层的情况，需要进行动脉血管的置换。

（二）治疗效果

术后转入 ICU 继续支持治疗，术后第 3 天拔除气管插管，术后第 5 天转回心脏外科，术后第 7 天消化道功能恢复，逐渐恢复饮食，患者恢复顺利，疼痛明显减轻，心率及血压逐步控制在正常范围，术后第 15 天出院。

三、思考与讨论

本病最常见的症状是突发胸部剧痛，呈刀割或撕裂样，并向胸前及背部放射，可延至颈部、腹部或下肢。可伴有心率增快、呼吸困难、恶心呕吐、腹胀、腹泻、黑便、晕厥。主动脉瓣区出现舒张期吹风样杂音，脉压增宽等体征。若为高血压患者，起病后剧痛使血压更高，血压突发降低者提示外膜破裂，肢体血压与脉搏可不对称；亦可引起霍纳（Horner）综合征、声嘶、上腔静脉综合征、血尿、尿少及肾缺血后血压增高。严重者可发生休克、充血性心力衰竭、猝死或脑血管意外和截瘫。

Stanford A 型主动脉夹层，一旦确诊，原则上应按急诊手术治疗，行病损段血管的置换，急性 Stanford B 型主动脉夹层行血管腔内修复术。

四、练习题

1. 简述主动脉夹层的定义和分型。
2. 简述主动脉夹层的治疗原则。

五、推荐阅读

[1] 中华医学会外科学分会血管外科学组. Stanford B 型主动脉夹层诊断和治疗中国专家共识（2022 版）[J]. 中国实用外科杂志，2022，42（4）：370-379，387.

[2] 国家心血管病专家委员会血管外科专业委员会. 杂交技术治疗累及弓部主动脉病变的中国专家共识[J]. 中国循环杂志，2020，35（2）：124-129.

[3] DAKE M D，KATO N，MITCHELL R S，et al. Endovascular stent-graft placement for the treatment of acute aortic dissection[J]. N Engl J Med，2019，340（20）：1546-1552.

第二章 神经系统疾病

案例 11 急性脑卒中

一、病历资料

（一）门诊接诊

1. 主诉 短暂意识丧失伴双侧肢体无力 2 d,言语不利 10 h。

2. 问诊重点 意识丧失为急诊科常见症状,问诊时要注意症状出现有无诱因,症状的特点、发展和演变,伴随症状及相互关联,既往诊治情况,与疾病有关的其他情况。

3. 问诊内容

(1)诱发因素:有无劳累、受凉、情绪激动等诱发因素。

(2)主要症状:关于意识丧失应重点询问患者有无发生的诱因,有无药物或酒精滥用,有无外伤史。症状发生的频率和持续时间。关于肢体无力应注意询问下述情况。发病形式:急性还是慢性起病,起病的诱因,以及症状的波动和进展情况。肢体无力的部位:四肢、单侧肢体还是仅累及部分肌群,还应注意累及肢体的远端还是近端。肢体无力的性质和程度:痉挛性还是弛缓性,是否影响坐、立、行走、进食、言语、呼吸或上下楼等动作,或是否影响精细动作。

(3)伴随症状:意识丧失同时有无心血管和呼吸系统的症状,有无四肢抽搐、牙关紧闭、尿便失禁等伴随症状等,转醒后有无后遗症。肢体无力的伴随症状:有无肢体感觉麻木、疼痛、抽搐和肌肉萎缩等。

(4)诊治经过:患病后是否就诊,考虑诊断是什么,用何种药、具体剂量、给药的时间和频次,效果如何,在外院做何种辅助检查,是否溶栓或者介入治疗,效果如何等。

(5)既往史:应特别注意与神经系统疾病有关的病史,着重询问以下内容。①头部外伤、脑肿瘤、内脏肿瘤,以及手术史等;②感染病史,如脑炎、结核病、寄生虫病、上呼吸道感染等;③内科疾病史,如心脑血管病、高血压、糖尿病、高脂血症、自身免疫病、甲状腺功能亢进和血液病等;④颈椎病和腰椎管狭窄病史等;⑤过敏史及中毒史等。除了问诊曾经明确诊断的疾病,还应注意询问曾经发生但未接受诊治的疾病。

(6)个人史:询问的基本内容包括出生地、居住地、文化程度、职业、是否到过疫区、生活习惯、性格特点、左利手/右利手等,要常规询问患者的职业史。另外还要注意记录患者有无外地长期居住史。

(7)家族史:包括询问双亲、兄弟姐妹及子女的健康与疾病状况,特别应询问是否有与患者相同的疾病,有无与遗传有关的疾病;已故的直系亲属要问明死因与年龄。

问诊结果

患者,男性,67岁,2 d前持续熬夜及情绪波动后突然出现意识丧失,数分钟后意识恢复,双侧肢体无力,右侧为著,即就诊于当地县中医院,头颅磁共振平扫(MRI)检查结果示:①左侧丘脑陈旧性脑梗死;②脑白质脱髓鞘改变。未治疗。10 h前出现言语不利,无大小便失禁,无抽搐,急来郑州大学第一附属医院急救中心,查头颅CT示:左侧颞叶梗死,左侧丘脑及双侧基底节区腔梗灶,右侧额窦占位,脑萎缩。急诊以"①言语不利待查;②高血压;③结直肠癌化疗后;④肺继发恶性肿瘤"收入急诊内科。患者既往7年前患"额窦良性占位",给予"鼻窦微创手术",术后恢复好;3年前患"高血压",最高达160/100 mmHg,目前口服降压药"氨氯地平片5 mg,1 次/d",血压控制在130/90 mmHg左右;4个月前发现"结肠癌并肺部转移""规律化疗及靶向治疗"7次,治疗方案为"奥沙利铂、卡培他滨和贝伐珠单抗",化疗后出现恶心、呕吐。

4.思维引导　脑梗死患者一般意识清醒;中期出现意识障碍、延髓性麻痹、四肢瘫、昏迷、中枢性高热、应激性溃疡等;晚期并发脑疝时,常危及生命,最终导致死亡。脑梗死发作前,可先出现阵发性的感觉、运动功能障碍,头晕、黑矇等。大脑动脉粥样硬化型脑梗死可分为颈内动脉系统脑梗死和椎基底动脉系统脑梗死两类,脑梗死的典型症状,表现为局灶性神经功能缺损,偏瘫、感觉障碍、失语、共济失调,也可有头痛、呕吐、昏迷等,病情严重时可进展为脑疝及死亡。

(二)体格检查

1.重点检查内容及目的　除将对患者全身健康状况的概括性观察作为一般检查外,还应对患者进行:意识状态的检查,包括大脑觉醒状态和意识内容;精神状态和高级皮质功能检查,判断患者是神经性还是精神性疾病,明确症状背后的神经疾病基础,并协助确定是局灶性脑损害还是弥漫性脑损害;脑神经检查对疾病进行定位诊断;运动系统应检查患者主动运动或者对抗阻力的能力,观察肌肉的运动幅度和运动持续时间;感觉系统应检查患者浅感觉、深感觉和复合(皮质)感觉;并通过反射检查来进一步确定病因和症状;脑膜刺激征检查判断有无脑膜炎症或蛛网膜下腔出血、软脑膜和蛛网膜的炎症。除上述检查外,还应进行自主神经检查。

体格检查结果

T 36.4 ℃,R 20 次/min,P 98 次/min,BP 153/83 mmHg

自主体位,嗜睡,急性面容,表情痛苦,言语不清。双侧瞳孔等大等圆,直径3 mm,对光反射灵敏,调节反射正常。口角稍左偏,鼓腮动作能完成,伸舌不能,颈软,双肺呼吸音清,未闻及干、湿啰音,心率98 次/min,心脏各瓣膜听诊区未闻及病理性杂音,腹平软,肝脾肋下未触及,肠鸣音4 次/min,双下肢无水肿。神经系统:腹壁反射未引出,肌张力轻度增强,左侧肢体肌力5级,右侧肢体肌力3级,双侧肱二、三头肌腱反射均正常,双侧膝、跟腱反射均正强,巴宾斯基征右侧阳性、左侧阴性,双侧霍夫曼征阴性,克尼格征阴性。NIHSS 评分7分。

2.思维引导　①颈内动脉系统脑梗死,颈内动脉闭塞,如果血管侧支循环良好,可无任何症状;若循环不良,患者可能发生同侧 Horner 征、对侧偏瘫、感觉障碍、双眼偏盲、失语、体象障碍,眼受累时可有失明,颈内动脉受累则搏动减弱,可闻及血管杂音。②大脑中动脉闭塞,患者会发生不同程度的意识障碍,脑水肿,严重时可能发生脑疝,甚至危及生命。③大脑前动脉闭塞,如果仅仅是前交通动脉开放,一侧前动脉近端闭塞可完全无症状;如果不是近端闭塞,可能有偏瘫、感觉障碍、优势半球 Broca 失语,伴尿失禁及强握反射等症状。④如果是深穿支闭塞,则对侧面、舌及上肢瘫痪;双侧前动脉闭塞,可有淡漠、欣快、双下肢瘫痪、尿潴留及原始反射。⑤椎基底动脉系统脑梗死,大脑后动脉闭塞,主干闭塞可有对侧偏盲、偏瘫及感觉障碍、丘脑综合征、失读;皮质支闭塞则偏盲、可伴视幻觉、视物变形和视觉失认、命名性失语、体象障碍。⑥基底动脉上端闭塞可表现全盲,但光反射存在,严重时可有记忆力损害;深穿支闭塞可有对侧感觉障碍、自发性疼痛、舞蹈手足徐动、意向性震颤、小脑共济失调、眼运动障碍及 Benedikt 综合征。椎动脉闭塞,两侧椎动脉只有一侧闭塞时,可无明显表现;两侧都闭塞,则危及生命。⑦延髓背外侧综合征为一种特殊的类型,可表现为眩晕、恶心、呕吐、眼震颤、饮水呛咳、共济失调、同侧面部痛觉和温觉消失、Horner 征。⑧基底动脉闭塞,主干闭塞表现为眩晕、眼震颤、复视、构音障碍,病情恶化可进展为四肢瘫痪、昏迷、应激性溃疡等,甚至脑死亡。该类型中常见的有脑桥前下部综合征、闭锁综合征、基底动脉尖综合征。

(三)辅助检查

1. 主要内容及目的

(1)头颅 CT:CT 可以快速获取脑部影像,排除其他引起类似症状的疾病,如脑梗死、脑肿瘤等,可以显示梗死灶的位置、大小和程度,以及观察有无并发症。

(2)头颅 MRI+MRA(磁共振平扫和磁共振血管成像):MRI 提供更详细的脑部解剖图像,区分急、慢性梗死灶,MRA 可以评估颅内动脉血管病变,如斑块形成、血管狭窄、血管闭塞等,从而了解血液供应情况,以及可能的血流障碍。

(3)下肢动静脉血管超声:诊断深静脉血栓(DVT)、评估血栓的范围和严重程度、判断血栓的稳定性。

辅助检查结果

(1)头颅 CT:左侧颞叶梗死;左侧丘脑及双侧基底节区腔梗灶;右侧额窦占位,建议进一步检查;脑萎缩。

(2)头颅 MRI+MRA:①左侧额顶颞岛叶、侧脑室旁急性或亚急性脑梗死;②双侧额顶叶、侧脑室旁白质脱髓鞘;③左侧丘脑脑梗死灶;④老年性脑萎缩;⑤右侧上颌窦、双侧筛窦炎;⑥额窦囊肿;⑦脑 MRA:左侧颈内动脉颅内段重度狭窄或闭塞,左侧大脑中动脉显示浅淡,分支明显稀疏,右侧大脑后动脉远端分支稀疏;脑动脉硬化改变。

(3)下肢动静脉血管超声:双侧股总动脉粥样斑块形成,右侧股总静脉部分血栓形成,右侧小腿肌间静脉血栓形成。

---

2. 思维引导　患者入院前已经在外院行头颅 MRI 检查,显示左侧丘脑陈旧型脑梗死,显然不是此次患病的责任病灶。究其原因,可能为疾病早期,责任病灶尚未形成,急诊急查头颅 CT 未见出血,故拟诊急性脑梗死时,需密切动态观察病情、必要时复查头颅磁共振,复查结果显示:左侧额顶颞岛叶、侧脑室旁急性或亚急性脑梗死,大片急性、亚急性脑梗死的影像学表现,表明一部分脑组织已经受损。结合病史、查体、检查结果,对于本例患者,不难做出最终诊断。临床医师除了收集病史、评估当前病情、完善详细的尤其是神经系统的体格检查外,也应注意急性脑梗死的影像学(尤其头颅磁共振)的特征,并与其他疾病进行鉴别诊断。

(四)初步诊断

分析上述病史、查体、辅助检查结果,支持以下诊断:①急性脑梗死;②右下肢静脉血栓形成;③结肠癌并肺部转移。

二、治疗经过

(一)初步治疗

1. 治疗过程

(1)平卧位,心电血压监护。

(2)持续鼻导管吸氧(4 L/min)。

(3)阿司匹林肠溶片100 mg,口服,每日1次。

(4)硫酸氢氯吡格雷片75 mg,口服,每日1次。

(5)阿托伐他汀钙片40 mg,口服,每晚1次。

(6)那屈肝素钙注射液4100 IU,皮下注射,每日1次。

(7)20%甘露醇针25 g,静脉滴注(快速),每12 h 1次。

(8)依达拉奉右莰醇注射液15 mL(依达拉奉30 mg,右莰醇7.5 mg)加入0.9%氯化钠注射液100 mL,静脉滴注,每日2次。

(9)丁苯酞氯化钠注射液25 mg,静脉滴注,每日2次。

2. 思维引导

"时间就是大脑",挽救缺血半暗带,避免或减轻原发性脑损伤,是急性脑梗死治疗的最根本目标。对有适应证的患者,应力争尽早实施再灌注治疗,即静脉溶栓和神经介入治疗。患者主诉为"短暂意识丧失伴双侧肢体无力2 d,言语不利10 h",患者发病时间在1 d前,入院时已经错过了静脉溶栓治疗时间窗(发病后6 h内)和神经介入治疗时间窗(发病后24 h内);患者4个月前患结肠癌并肺部转移,规律化疗及靶向治疗,不能排除肿瘤相关因素引起的脑梗死。本次脑梗死面积大,患者脑细胞代谢和功能受到了严重影响,出现一过性意识障碍,嗜睡,入院后采取了内科药物治疗,包括给予双抗血小板(拜阿司匹林和氯吡格雷)治疗、稳定斑块、活血化瘀、应用甘露醇脱水降颅内压等治疗,患者仍然嗜睡,给予复查头颅磁敏感加权成像(SWI)、头颅CT排除梗死及脑出血后,请神经内科和神经介入科会诊;针对右下肢股静脉及肌间静脉血栓形成,给予那屈肝素钙注射液抗凝治疗;请外周血管介入科会诊,给予下腔静脉滤网置入术,防止血栓脱落导致肺栓塞。

(二)治疗效果

1. 症状

一般情况好,病情无明显进展,下肢静脉血栓未进展,肿瘤等基础病稳定。

2. 查体

生命体征平稳,患者经治疗2周,神志转清,言语较前流利,左侧肢体肌力5级,右侧肢体肌力4级。

三、思考与讨论

作为急诊科医师应重视卒中指南的指导作用,根据患者发病时间、病因、发病机制、卒中类型、病情严重程度、基础疾病、脑血流储备功能和侧支循环状态等具体情况,制定适合患者的最佳个体化治疗方案。

患者突发意识不清伴一侧肢体无力为典型的卒中表现,诊断时主要要与以下疾病进行鉴别。①脑出血:脑梗死有时与脑出血的临床表现相似,但活动中起病、病情进展快、发病当时血压明显升高常提示脑出血,CT检查发现出血灶可明确诊断。②脑栓塞:起病急骤,局灶性体征在数秒至数分钟达到高峰,常有栓子来源的基础疾病如心源性(心房颤动、风湿性心脏病、冠心病、心肌梗死、亚急性细菌性心内膜炎等)、非心源性(颅内外动脉粥样硬化斑块脱落、空气、脂肪滴等)。大脑中动脉栓塞最常见。③颅内占位性病变:颅内肿瘤、硬膜下血肿和脑脓肿可呈卒中样发病,出现偏瘫等局灶性体征,颅内压增高征象不明显时易与脑梗死混淆,须提高警惕,CT或MRI检查有助确诊。

一旦确诊急性脑梗死,治疗应尽早展开。治疗包括溶栓、介入治疗,以及内科药物治疗,以挽救和恢复脑部责任病灶之供血和功能。康复治疗帮助患者尽早恢复功能和提高生活质量;针对特定病因和风险因素,可能需要个体化治疗,如心脏病患者可能需要手术或介入治疗;治疗方案根据患者情况制定,临床医生需定期评估疗效并调整治疗方案。此外,也要重视预防复发和控制危险因素,包括控制高血压、糖尿病和高脂血症,改善生活方式如戒烟、合理饮食、适度运动等,做好宣教工作,以降低再次发生脑梗死的风险。

四、练习题

1. 头颅 CT、头颅磁共振平扫和磁共振血管成像(MRI+MRA)、头颈联合血管成像(CTA)和数字减影血管造影(DSA)的适应证和优缺点有哪些?

2. 急性脑梗死的治疗原则是什么?

3. 脑血管介入治疗术前评估包括哪些方面?为何要对病变部位进行详细评估?

五、推荐阅读

[1]王吉耀,葛均波,邹和建.实用内科学[M].16 版.北京:人民卫生出版社,2022.

案例 12 癫痫持续状态

一、病历资料

(一)门诊接诊

1. **主诉(代)** 间断意识丧失伴四肢抽搐 8 年,再发 10 h。

2. **问诊重点** 意识障碍为急诊科常见症状,问诊时应注意发病前有无诱因,主要症状及伴随症状特点、疾病演变过程、诊治经过、治疗效果等。

3. **问诊内容**

(1)诱发因素:有无不规范抗癫痫药物(AEDs)治疗、感染、中毒、精神因素,过度疲劳、孕产和饮酒等诱发因素。

(2)主要症状:询问患者意识丧失发生的诱因,有无药物或乙醇滥用,有无外伤,发生的频率和持续时间,由于患者发作时大多数有意识障碍,难以描述发作情形,故应详尽询问患者的亲属或目击者,病史需包括起病年龄、发作的详细过程、病情发展过程、发作诱因、是否有先兆、发作频率和治疗经过。

(3)伴随症状:发作时有无抽搐、有无牙关紧闭、有无口吐白沫、有无双眼凝视、有无瞳孔扩大、运动功能障碍、有无脑水肿和颅内压增高表现等伴随症状。

(4)诊治经过:去过哪个医院、诊断是什么病、是否用药物治疗、用过何种药、具体剂量、效果如何,以利于迅速选择药物。

(5)既往史:过去是否患过什么重要疾病,如颅脑外伤、脑血管病、脑炎、脑膜炎、心脏疾病或肝肾疾病,包括母亲妊娠是否异常及妊娠用药史,围生期是否有异常,出生时有无难产史。

(6)个人史:个人史询问的基本内容包括出生地、居住地、文化程度、职业、是否到过疫区、生活习惯、性格特点、左利手/右利手等,可根据需要进一步询问可能接触到的化学物质,有无烟酒嗜好和具体情况,是否存在吸毒和药物滥用史,还要注意有无冶游史,是否有过应激事件。

(7)家族史:应包括各级亲属中是否有癫痫发作或与之相关的疾病(如偏头痛)。

问诊结果

患者,男性,37岁,8年前无明显诱因出现意识丧失伴四肢抽搐,牙关紧闭,无口吐白沫,持续约10 min后自行缓解,未正规诊治;5年前再次出现上述症状,至郑州大学第一附属医院诊断"癫痫",治疗后未再发作,近段时间用药不规律;10 h前发作,出现意识丧失伴四肢抽搐,双眼凝视,抽搐持续约20 min,自行停止,抽搐反复发作,且抽搐频繁,间隔1~2 min,急至当地医院,考虑"抽搐持续状态",给予抗癫痫治疗(具体不详);4 h前意识改善,可应答,仍有间断抽搐,频率较前明显减少,为进一步诊治急来郑州大学第一附属医院急诊。既往10年前因"外伤脑出血昏迷",手术治疗1周后清醒;5年前患"脑梗死、高同型半胱氨酸血症"。无高血压、心脏疾病病史,无糖尿病,无肝炎、结核、疟疾病史,预防接种随社会计划免疫接种,无输血史,无食物、药物过敏史。

4.思维引导 以抽搐为首发症状的患者,常见于癫痫发作。癫痫持续状态根据症状分为惊厥性和非惊厥性,惊厥性有明显的全身抽搐症状,伴有意识障碍;非惊厥性症状不明显,部分可出现行为或认知改变。惊厥性癫痫持续状态具有以下特点:四肢全面强直阵挛发作;伴意识障碍(昏迷、嗜睡或意识模糊);发作过后可能伴有局灶性神经功能缺损,发作持续数小时或数天;传统定义认为,癫痫持续状态指癫痫连续发作期间、意识尚未完全恢复、又频繁再发,或癫痫发作持续30 min以上、未自行停止;目前观点认为,如果患者出现全面强直阵挛性发作持续5 min以上即有可能发生神经元损伤,对于全面强直阵挛性发作(GTCS)的患者若发作持续时间超过5 min就该考虑癫痫持续状态的诊断。

(二)体格检查

1.重点检查内容及目的 患者在癫痫大发作时主要表现为意识丧失、突然倒地、身体发硬、四肢抽搐,还可伴有尖叫、两眼上翻、瞳孔散大、口唇发紫、口吐白沫、呼吸不规律,注意检查有无舌咬伤、大小便失禁等情况。体格检查的重点生命体征的检查和神经系统专科检查,包括意识状态、精神状态、各种反射及病理等,快速评估病情。

体格检查结果

T 36.9 ℃,R 20次/min,P 75次/min,BP 159/104 mmHg

发育正常,营养良好,体型匀称,大汗淋漓,神志模糊,被动体位,表情痛苦,查体不合作。双侧瞳孔等大等圆,直径5 mm,对光反射迟钝,两肺呼吸音清晰,未闻及干、湿啰音,心率75次/min,心脏各瓣膜听诊区未闻及病理性杂音,腹平软,肝脾肋下未触及,肠鸣音2次/min,双下肢无水肿,腹壁反射正常,肌张力正常,肌力检查无法配合,双侧膝、跟腱反射均存在,双侧巴宾斯基阴性,双侧霍夫曼征阴性,克尼格征阴性。

2.思维引导 癫痫发作的类型包括以下几种。①强直阵挛发作:发作时意识丧失,突然跌倒或尖叫,肌肉呈强直性收缩,眼球上翻,呼吸暂停,发绀,瞳孔散大,对光反应消失,常有口吐白沫,可有大小便失禁,持续数分钟至数十分钟,发作后意识模糊、嗜睡。②强直发作:某些肌肉突然强直收缩,维持数秒或更长,随后发作停止,肌张力正常、恢复到原来姿势,发作时有短暂的意识丧失。③肌阵挛发作:某个肌肉或肌群突然、迅速、有力地收缩,引起一侧或双侧肢体抽动,抽动时手中物品落地或摔出。④失神发作:突发短暂的意识障碍,无先兆,发作后继续原来的活动,对发作过程无记忆,每天发作数次或数十次不等。⑤失张力发作:表现为突然发生一过性肌张力丧失,伴意识丧失,可连续发作。⑥局限性运动性发作:表现为身体某一部分呈节律性抽动,发作时意识不丧失。⑦局限性感觉性发作:发作时躯体感觉或特殊感觉异常、不伴肢体抽动。⑧复杂性部分发作:发作时伴有自动症,表现为意识障碍,不能理解当时的环境,不能完成简单的命令或正常的动作,可发展到全身性发作。

(三)辅助检查

1. 主要内容及目的

(1)心电图:确定患者是否存在心律失常及心律失常的类型。

(2)头颅 CT:确定脑结构异常或者病变。

(3)头颅磁共振:可确定脑结构异常或者病变,帮助癫痫和癫痫综合征的诊断及分类。

辅助检查结果

(1)心电图:典型心室预激综合征,建议做食道调搏检查。

(2)头颅 CT:颅脑术后改变,请结合临床;左侧额颞叶、侧脑室旁脑软化灶。

(3)头颅磁共振:①右侧顶叶、双侧颞叶、右侧岛叶多发急性脑梗死;②双侧基底节区脑梗死;③左侧基底节区、左侧额颞叶、胼胝体软化灶并周围胶质增生;④脑室系统增宽,脑沟、脑池及脑裂增宽加深,请结合临床。

---

2. 思维引导

脑电图检查:是最重要的辅助检查。癫痫是由脑细胞异常放电引起的脑功能异常疾病,脑电图提示的痫样放电是诊断癫痫的重要依据。长程脑电图有助于发现癫痫的异常放电,视频脑电图有助于捕捉癫痫的症状。神经影像学检查:头颅 CT、磁共振成像、脑血管造影、脑功能成像等,对继发性癫痫的诊断起着决定性的作用。实验室检查:腰穿脑脊液可检查中枢神经系统感染和寄生虫。对于原发性的癫痫,基因检测是判断癫痫遗传性最精准的指标。

(四)初步诊断

分析上述病史、查体、辅助检查结果,支持以下诊断:①癫痫持续状态;②急性脑梗死;③预激综合征;④创伤性脑出血术后。

二、治疗经过 »»»

(一)初步治疗

1. 治疗过程

(1)侧卧位,心电血压监护。

(2)持续鼻导管吸氧(5 L/min)。

(3)丙戊酸钠注射液 0.8 g,微量泵泵入,每 12 h 1 次,后续注意检测丙戊酸钠血药浓度。

(4)苯巴比妥注射液 100 mg,肌内注射,每 12 h 1 次。

(5)阿司匹林肠溶片 100 mg,鼻饲,每日 1 次。

(6)阿托伐他汀钙片 20 mg,鼻饲,每晚 1 次。

(7)依达拉奉右莰醇注射液 15 mL(依达拉奉 30 mg,右莰醇 7.5 mg)加入 0.9% 氯化钠注射液 100 mL,静脉滴注,每日 2 次。

(8)丁苯酞氯化钠注射液 25 mg,静脉滴注,每日 2 次。

（9）肠内营养混悬液 TPF 500 mL 肠内营养用,每日 2 次。

2. 思维引导　针对患者的主要诊断,我们采取以下 3 个方面的治疗。

（1）癫痫持续状态的治疗目的:癫痫持续状态治疗的目的在于维持生命体征稳定,终止癫痫发作,以减少对脑部神经的损伤,尽可能根除病因,防止复发和治疗并发症,减少致残率和死亡率。癫痫持续状态急性期需吸氧、心电监测,有牙关紧闭的用毛巾包裹压舌板或者开口器从一侧口角放入口中,防止咬伤舌头;保持呼吸道通畅,若出现呼吸暂停给予呼吸兴奋剂,必要时行气管插管或气管切开,快速静脉使用抗癫痫药物苯二氮䓬类终止发作,当静脉通道尚未建立时,迅速肌内注射咪达唑仑;预防并发症,给予脱水药物降低颅内压,减轻脑水肿,改善预后;应用预防癫痫复发药物,若癫痫发作仍未停止或脑电图提示持续癫痫样放电,立即静脉给予麻醉剂量的抗癫痫药物,常用药物有咪达唑仑、丙泊酚或戊巴比妥。

（2）急性脑梗死治疗:给予抗血小板、调脂、稳定斑块、抗氧自由基等治疗。

（3）预激综合征的治疗:发作时可选择抗心律失常药物,如胺碘酮;若药物治疗不理想时,可首选射频导管消融术,方可根治预激综合征;预激综合征患者伴有室上性心动过速且血流动力学不稳定,优先选择电复律。

（二）治疗效果

1. 症状　未再出现癫痫症状。

2. 查体　神志清,精神可,高级智能活动不能配合,脑神经检查配合欠佳,四肢肌张力正常,四肢肌力 5 级。

三、思考与讨论

癫痫持续状态是急诊常见急危重症,若不及时治疗可因高热、循环衰竭、电解质紊乱或神经元兴奋毒性损伤导致永久性脑损害,致残率和死亡率均很高,任何类型的癫痫均可出现癫痫持续状态,其中全面强直阵挛发作最常见,危害性也最大。

癫痫分为原发性癫痫和继发性癫痫,继发性癫痫最主要的原因有一部分是已经有明确的病因引起癫痫,如中枢神经系统感染、肿瘤疾病、脑卒中、中毒和高热惊厥。原发性癫痫是排除继发性癫痫外,没有明确的病因的癫痫,可能与遗传因素有关。本病例中头颅 CT 可见颅脑术后改变、磁共振有多发急性脑梗死,考虑可能由脑梗死和颅脑外伤后遗症导致的继发性癫痫。急诊接诊时应注意与中毒、缺氧、短暂脑缺血发作、急性脑血管病和脑部肿瘤等疾病相鉴别。

脑电图出现棘慢波等,有助于癫痫诊断。但患者突然发病,经应用抗癫痫药物后,脑电图棘慢波往往被抑制,很难有阳性结果,可在病情稳定后再行脑电图检查;头颅 CT 或 MRI 有助于发现脑部病变,如果这些病变出现在顶叶、额叶或者颞叶等部位,疾病发展过程中容易导致癫痫。另外,影像学检查还用于难治性癫痫手术治疗的病灶定位。难治性癫痫的病因较为复杂,目前治疗措施包括药物治疗、迷走神经刺激术、外科治疗等,目的在于减少发作频率和减轻发作。

四、练习题

1. 什么是癫痫持续状态?

2. 简述癫痫持续状态的处理原则。

五、推荐阅读

[1]王吉耀,葛均波,邹和建.实用内科学[M].16 版.北京:人民卫生出版社,2022.

案例 13　中枢神经系统感染

一、病历资料

(一)门诊接诊

1. 主诉(代)　外伤后意识不清 19 d,高热、间断四肢抽搐 3 d。

2. 问诊重点　意识不清的原因较多,主要有颅脑损伤、脑血管意外、中枢神经系统感染、中毒等。发热的原因有多种,可为感染因素及非感染因素,感染因素包含病毒感染、细菌感染及寄生虫感染等,非感染因素包含自身免疫性因素、中枢热等。此外如果是考虑感染因素需要关注患者症状以判断感染部位,例如,有无咳嗽、咳痰,痰液的性状等,有无留置中心静脉导管,有无留置尿管,管路留置的时间,有无管路周围的皮肤红肿,有无尿液混浊等。问诊时应注意发病诱因、主要症状及伴随症状特点、疾病演变过程、诊治经过、治疗效果等。

3. 问诊内容

(1)诱发因素:有无外伤史,有无脑室引流管,有无深静脉置管。

(2)主要症状:意识不清多见于中枢神经系统疾病,问诊时需着重进行中枢神经系统疾病的询问。此外,也可见于其他疾病累及中枢神经系统,如高热惊厥、中毒、休克等。所以要同时询问有无中毒史,意识不清持续时间,与发热之间有无关系等。四肢抽搐可能为癫痫发作引起,需要与其他引起抽搐的疾病鉴别,如低钙血症等,需询问抽搐发作时具体的症状。

(3)伴随症状:意识不清伴有高热抽搐需要考虑中枢神经系统感染可能,需要询问有无呕吐症状,可能为颅内压增高引起。内环境紊乱也可引起抽搐及意识不清等症状,如低血钙、低血镁、呼吸性碱中毒等可导致无热惊厥。有无导致电解质失衡、酸碱平衡紊乱的原发疾病或食欲减退、呕吐、腹泻等病史。

(4)诊治经过:已做哪些检查检验项目,结果有无异常;是否行头颅影像学检查,是否已行手术治疗,手术类型,术中情况如何,是否用药,药物种类、具体剂量,以及治疗效果,以利于迅速做出诊断并给出初步治疗方案。

(5)既往史:患者既往是否有高血压、糖尿病等基础疾病,是否存在自身免疫病等,是否有心功能不全的症状和体征。同时还要注意是否应用过抗凝或者抗血小板药物治疗,患者服用药物剂量是否会造成脏器功能损伤。

(6)个人史:患者有无化学物质、有毒物质接触史。

(7)家族史:如烟雾病、高血压、糖尿病等疾病,有家族遗传倾向。

问诊结果

患者为中年女性,长期务农,无高血压、心脏疾病病史,无糖尿病,无肝炎、结核、疟疾病史,无化学性物质、放射性物质、有毒物质接触史,无吸毒史,无吸烟、饮酒史。19 d 前患者于行走过程中被机动车撞击后倒地,遂出现意识不清,伴有恶心、呕吐,头皮出血,全身多处皮肤擦伤及出血。紧急由 120 救护车送至当地医院,行 CT 检查,诊断为"额颞叶脑出血、蛛网膜下腔出血、颅骨骨折、肋骨骨折",颅内血肿体积约 38 mL,紧急给予"颅内血肿清除术"治疗,术中留置脑室引流管,16 d前给予"气管切开术",于当地医院给予脱水降颅内压、抗感染、营养神经等药物治疗。术后患者持续昏迷。3 d前开始出现高热,最高约40 ℃,伴有四肢抽搐,无口吐白沫,无牙关紧闭。考虑患者病情危重,为求进一步诊治来医院。

4.思维引导　患者既往体健,无高血压、糖尿病等脑血管疾病危险因素,无家族性脑血管病病史。患者发病有明确外伤史,当地医院行头颅CT检查后明确诊断为额颞叶出血、蛛网膜下腔出血、肋骨骨折,手术指征明确,已行"颅内血肿清除术+去骨瓣减压术"治疗。术后留置脑室引流管。患者3 d前突然出现高热及抽搐,考虑颅内感染可能。需完善腰椎穿刺术,行脑脊液常规生化细胞学及细菌培养检查,患者脑出血术后,不排除存在肺部感染可能,需行胸部CT检查,明确肺部感染情况。

(二)体格检查

1.重点检查内容及目的　患者颅内感染可能性大,体格检查时需要注意查看患者是否存在脑膜刺激征,是否存在颈项强直,是否有视乳头水肿,脑室引流管处是否有脓液,脑室引流液性状,是否存在混浊等。需要查看是否存在肺部感染体征,如肺部是否有干、湿啰音。

体格检查结果

T 39.60 ℃,P 123 次/min,R 22 次/min,BP 108/60 mmHg

发育正常,营养良好,昏迷。全身皮肤黏膜无黄染,头部有一长约7 cm"U"形手术切口,缝合处愈合良好,无渗液、无出血、无化脓。眼睑水肿,结膜水肿,无充血、苍白,巩膜无黄染,双侧瞳孔等大等圆,直径3 mm,对光反射迟钝。气管切开状态,接人工鼻吸氧,吸氧3 L/min。颈动脉搏动正常,颈静脉无怒张。胸廓对称,双肺呼吸音粗,可闻及干、湿啰音。无胸膜摩擦音,心前区无隆起,心尖搏动正常,心浊音界正常,心前区无异常搏动,心率123 次/min,律齐,心脉率一致,各瓣膜听诊区未闻及杂音,腹平坦。腹部柔软、无包块。肝脾肋缘下未触及,移动性浊音阴性,肠鸣音减弱,2 次/min,无气过水声,四肢无畸形、下肢静脉曲张、杵状指(趾)、水肿。颈项强直,颏胸4 横指,右侧病理征阳性,左侧病理征阴性。

2.思维引导　经上述体格检查,患者体温高,心率增快,瞳孔对光反射迟钝,双肺可闻及湿啰音,颈项强直,右侧病理征阳性。需要完善头颅及胸部CT检查,明确目前颅内及肺部病变情况。需要完善腰椎穿刺术并留取脑脊液行脑脊液常规生化细胞学检查及脑脊液细菌培养,必要时行脑脊液高通量测序(NGS)检查以明确病原体。

(三)辅助检查

1.主要内容及目的

(1)血常规、ESR、CRP、降钙素原:排除感染性疾病,明确有无贫血。

(2)动脉血气分析:明确是否有酸碱平衡紊乱,判断病情的严重程度。

(3)胸部及头颅影像学:明确颅内病变情况及有无肺部病变。

(4)肝肾功能、电解质、BNP:是否有肝肾功能的损伤、电解质紊乱。

(5)脑脊液常规生化细胞学及培养:明确颅内病变情况。

(6)尿常规、24 h尿蛋白检查:有助于鉴别肾前性和肾性肾功能不全。

(7)病毒全套:查找致病源。

(8)心电图:明确是否有心肌缺血、心律失常等。

（9）心脏及四肢血管超声检查：明确心功能情况,明确有无深静脉血栓形成。

辅助检查结果

（1）血常规：WBC 22.13×10^9/L,Hb 102.1 g/L,PLT 132×10^9/L。

（2）血生化：K$^+$ 3.4 mmol/L,Ca^{2+} 2.05 mmol/L,P 1.19 mmol/L,尿素氮21.5 mmol/L,肌酐135 μmol/L,尿酸287 mmol/L,总蛋白49.0 g/L,白蛋白24.9 g/L,NT-proBNP 893.95 pg/mL。

（3）尿常规：蛋白(++),红细胞1个/μL,白细胞4个/μL。

（4）PCT 23.00 ng/mL,CRP 24.68 mg/L,红细胞沉降率26.00 mm/h。

（5）真菌D葡聚糖<10.00 pg/mL,病毒全套未见明显异常。

（6）ECG：①窦性心动过速;②不完全性右束支传导阻滞。

（7）CT：①脑出血术后改变;②蛛网膜下腔出血;③顶枕叶脑挫伤;④双肺炎症;⑤支气管炎;⑥肺挫伤改变;⑦右侧第3~6肋骨骨折。

（8）US：左心室舒张功能减低,双下肢静脉未见血栓形成。

---

2. 思维引导　患者脑外伤病史明确,已经行手术治疗,术后留置脑室引流管,深静脉置管及尿管。查体可见颈项强直,病理征阳性。根据该患者体温高,白细胞升高,PCT升高。肺部CT显示肺部炎症,高热原因需考虑颅内感染、肺部感染和导管相关感染可能。

（四）初步诊断

分析上述病史、查体、辅助检查结果,支持以下诊断：①发热原因待查：颅内感染? 导管相关感染? ②肺炎;③颅内血肿清除术后;④蛛网膜下腔出血;⑤肋骨骨折。

二、治疗经过

（一）初步治疗

1. 治疗过程

（1）心电监护,特级护理,气管切开处吸氧。

（2）饮食：留置胃管,鼻饲流食。应用肠内营养液治疗,避免营养不良。

（3）给予物理降温,维持体温稳定,必要时给予退热药物应用。

（4）控制抽搐,避免抽搐对颅脑的进一步损害,及时应用抗癫痫药物治疗。

（5）检测患者电解质及动脉血气分析,维持内环境稳定。

（6）降低颅内压：应选脱水降颅内压药物治疗,甘露醇及甘油果糖应用,预防脑疝形成。

（7）预防脑血管痉挛：患者有蛛网膜下腔出血,应用尼莫地平,预防脑血管痉挛。

（8）抗感染治疗：患者不排除颅内感染,需经验性应用可透过血脑屏障类抗生素治疗。且需覆盖肺部感染常见的病原体。应用美罗培南及利奈唑胺治疗。

（9）营养神经类药物应用：患者持续昏迷,需应用营养神经及促醒类药物,以促进神经功能恢复。应用神经节苷脂及醒脑静治疗。

（10）更换引流管,且留取引流管尖端进行培养,留取血培养、尿培养,明确可能的病原体感染,为后续更改抗生素治疗提供依据。

（11）行腰椎穿刺术,明确颅内压,脑脊液常规生化细胞学及培养结果。

（12）维持血压稳定,避免血压波动。

2. 思维引导　患者有颅内压增高症状,需应用脱水降颅内压药物以预防脑疝形成。患者高热、抽搐,需应用物理降温,应用抗癫痫药物,以避免高热抽搐对颅脑的进一步损害。应用抗生素以覆盖可能的病原体,且需应用可透过血脑屏障药物,以治疗可能的颅内感染。需更换全身导管并留取培养,以避免导管相关感染并为后续抗生素治疗方案调整提供依据。注意维持患者营养水平,维持电解质及内环境稳态。维持患者血压在合理水平,维持脑灌注。应用预防脑血管痉挛药物。

（二）治疗效果

1. 症状　患者在冰毯及抗生素应用下体温维持平稳,在抗癫痫药物应用下未再抽搐。

2. 查体　T 36.7 ℃,HR 108 次/min,BP 140/93 mmHg,昏迷,双侧瞳孔等大等圆,直径约 3 mm,对光反射迟钝。双肺呼吸音粗,可闻及散在湿啰音,肝、脾肋下未触及,双下肢无水肿。

3. 辅助检查　行腰椎穿刺术测量颅内压 260 mmH$_2$O;脑脊液:浅黄色微混,糖 1.2 mmol/L,氯化物 106 mmol/L,蛋白质 905 mg/dL,白细胞 $54×10^6$/L。

4. 脑脊液培养结果　金黄色葡萄球菌。

5. 痰培养　未见致病菌生长。

6. 血培养　未见致病菌生长。

7. 导管尖端培养　未见致病菌生长。

8. 尿培养　未见致病菌生长。

（三）进一步治疗

患者考虑颅内金黄色葡萄球菌感染,继续应用针对该细菌的抗生素治疗。

1. 应对　调整抗感染治疗方案,监测患者体温,如果体温再次升高需再行血培养检查,明确可能的病原体诊断。

2. 治疗方案　给予调整抗生素为利奈唑胺治疗,其余治疗继续给予上述方案。

（四）治疗效果

1. 症状　未再抽搐,体温维持正常水平。

2. 查体　HR 80 次/min,BP 122/77 mmHg,昏迷,双肺呼吸音粗,未闻及干、湿啰音。

3. 辅助检查　血常规:WBC $8.57×10^9$/L,Hb 101.4 g/L,PCT 0.04 ng/mL。

三、思考与讨论

脑出血术后的患者多合并有其他部位的感染,如肺部感染,导管相关感染,颅内感染等情况,患者出现高热,需要明确感染与非感染因素,非感染因素需要考虑中枢热等情况。及时行腰椎穿刺术化验脑脊液可以有效诊断颅内感染。必要时可给予 NGS 检查以明确病原学诊断。脑出血术后抽搐可能为脑出血后遗症,亦可能为颅内感染的表现,需进行鉴别。对于脑出血术后的患者在病情允许情况下尽早拔除脑室引流管、中心静脉置管及尿管,以避免导管相关感染。怀疑颅内感染时尽早行腰椎穿刺术以明确诊断,尽早应用可透过血脑屏障的抗生素。

四、练习题

1. 腰椎穿刺术的适应证和禁忌证有哪些?
2. 用于颅内感染治疗的抗生素主要有哪些?

五、推荐阅读

[1]贾建平,陈生弟.神经病学[M].8 版.北京:人民卫生出版社,2020.

[2]王宁.神经外科中枢神经系统感染诊治专家共识[J].北京:中华神经外科杂志,2021,37(1):1-11.

第三章 呼吸系统疾病

案例 14 急性呼吸衰竭

一、病历资料

（一）门诊接诊

1. 主诉 呼吸困难 2 h 余。

2. 问诊重点 引起呼吸困难的原因繁多,主要为呼吸系统和循环系统疾病,问诊时应注意呼吸困难与活动、体位的关系,主要症状及疾病演变过程、诊治经过、治疗效果等。

3. 问诊内容

（1）诱发因素:包括有无引起呼吸困难的基础病因和直接诱因,如心肺疾病、肾病、代谢性疾病、肿瘤病史和有无异物、药物、毒物摄入史及外伤史,有无劳累、情绪激动、感染史。

（2）主要症状:急性呼吸困难常见于呼吸系统疾病,如气道阻塞、肺炎、胸膜腔疾病、神经肌肉疾病、膈肌运动障碍等;循环系统疾病,如各种原因所致的左心衰竭和/或右心衰竭、心脏压塞、肺栓塞和原发性肺动脉高压等;以及中毒、神经精神性疾病及血液病等。患者呼吸困难发作的时间,是否有夜间发作,若在夜间发作,多见于心力衰竭等。是否与体位及活动有关等,若患者活动后及卧位时呼吸困难出现,多见于急性左心衰竭等。呼吸困难的表现类型,若表现为吸气性呼吸困难,严重者吸气时可见"三凹征",常见于喉部、气管、大支气管的狭窄与阻塞;若表现为呼气性呼吸困难,常见于慢性支气管炎(喘息型)、慢性阻塞性肺疾病、支气管哮喘、弥漫性泛细支气管炎等;若表现为混合性呼吸困难,即吸气相及呼气相均感呼吸费力,常见于重症肺炎、重症肺结核、大面积肺栓塞(梗死)、弥漫性肺间质疾病、大量胸腔积液、气胸、广泛性胸膜增厚等。呼吸困难阵发性还是持续性,阵发性呼吸困难多见于支气管哮喘、心源性哮喘等。呼吸困难的耐受程度,突发性重度呼吸困难见于急性喉水肿、气管异物、大面积肺栓塞、自发性气胸等。呼吸困难的加重或缓解因素。

（3）伴随症状:①伴一侧胸痛,见于大叶性肺炎、急性渗出性胸膜炎、肺栓塞、自发性气胸、急性心肌梗死、支气管肺癌等;②伴发热,多见于肺炎、肺脓肿、肺结核、胸膜炎、急性心包炎等;③伴咳嗽、咳痰,见于慢性阻塞性肺疾病、肺炎、支气管扩张症、肺脓肿等,伴粉红色泡沫样痰见于急性左心衰;④伴意识障碍,见于脑出血、脑膜炎、糖尿病酮症酸中毒、尿毒症、肺性脑病、急性中毒等;⑤伴咯血,见于肺结核、肺栓塞、支气管扩张症等。

（4）诊治经过:是否曾到医院就诊,做过哪些检查,如血常规、心电图、胸部 X 线或 CT、心脏超声、血气分析、肺功能等,治疗情况如何,是否吸氧、机械通气,是否用药、用何种药、具体剂量、疗效如何,以利于迅速选择药物。

（5）既往史:青壮年呼吸困难多考虑自发性气胸、支气管哮喘、肺炎等。但同样不能忽视患者既往存在冠心病、心功能不全等病史。

（6）个人史：患者暴露于某种粉尘环境易患某些职业病如硅沉着病；一些肺部疾病与吸烟有很大关系，如COPD、肺癌等；个体过敏体质及外界环境对支气管哮喘有一定影响。

（7）家族史：如支气管哮喘、肺纤维化等有家族遗传倾向。

问诊结果

患者为青年男性，自由职业者。患者2 h前无明显诱因出现呼吸困难，为持续性，吸气相及呼气相均感不适，活动后明显，休息后无缓解，无胸痛、放射性疼痛，无发热、恶心呕吐，无意识障碍，来院前未治疗。症状持续未见缓解来医院。3年前曾有颅内静脉窦血栓形成及肺栓塞病史，均给予溶栓治疗（2017年8月5日因"颅内静脉窦血栓"全身麻醉下行"全脑血管造影并静脉窦球囊扩张+置管溶栓术"，2017年11月26日因"肺栓塞"局麻下行"下腔静脉造影并滤器置入、超选肺动脉造影、超选左髂静脉及左股浅静脉造影抽栓及球囊扩张成形术"），院外未规律口服抗凝药物。无高血压、心脏病病史，无糖尿病、肝炎病史。吸烟10余年，每天20支，未戒烟，偶有饮酒（具体不详）。患者父亲及1叔叔均因"肺栓塞"离世（具体不详），母亲及1姐均体健。

4.思维引导 患者青壮年，急性起病，无明显诱因出现持续性呼吸困难，表现为混合性呼吸困难，未见明显缓解因素，既往存在颅内静脉窦血栓形成及肺栓塞病史，存在静脉血栓的危险因素，且未规律口服抗凝药物，另患者父亲及叔叔均有肺栓塞病史，考虑患者为肺栓塞所致呼吸困难可能性大，应在查体时重点行胸部及心脏查体，查明呼吸运动是否正常，呼吸音强弱，是否有干、湿啰音、管样呼吸音，听诊心音强弱，各心脏瓣膜听诊区是否有额外心音及杂音，另需观察患者是否存在口唇发绀。

（二）体格检查

1.重点检查内容及目的 患者肺血栓栓塞症（PTE）所致呼吸困难可能性大，应注意呼吸系统及循环系统体征。肺栓塞患者呼吸系统体征以呼吸急促最常见，另有发绀、肺部哮鸣音和/或细湿啰音，以及胸膜炎和胸腔积液的相应体征。循环系统体征包括心动过速、循环不稳定及颈静脉充盈，因此应注意听诊患者是否存在肺动脉瓣第二心音亢进（$P_2>A_2$）或分裂、三尖瓣区收缩期反流性杂音、右心扩大，以及下肢水肿等体征。

体格检查结果

T 37 ℃，R 28 次/min，P 128 次/min，BP 123/72 mmHg

神志清，精神差，自主体位，急性面容。全身未触及肿大的浅表淋巴结。皮肤、黏膜、巩膜无黄染。口唇黏膜发绀，胸廓正常、无畸形，呼吸运动增强、无叩痛。双肺听诊呼吸音粗，未闻及明显干、湿啰音。心脏听诊肺动脉瓣区第二心音稍亢进，余瓣膜区未闻及杂音。腹部平软，无压痛及反跳痛，肝脾肋缘下未触及。右下肢稍水肿，非凹陷性，四肢活动自如，无畸形、下肢静脉曲张、杵状指（趾）。余查体正常。

2.思维引导 经上述检查有肺动脉压力升高体征，听诊肺动脉瓣区第二心音稍亢进，提示肺动脉高压，需进一步行心脏超声、心电图等相关检查；单侧下肢非凹陷性水肿，常见于下肢深静脉血栓的形成，不能除外皮肤淋巴管的急性感染，以及下肢局部淋巴管堵塞，需进一步行下肢血管超声等相关检查,明确诊断。

(三)辅助检查

1. 主要内容及目的

(1)血浆 D-二聚体:可作为 PTE 的排除诊断。

(2)动脉血气分析:明确是否存在低氧血症、低碳酸血症,判断疾病的严重程度。

(3)心电图:明确是否存在心肌缺血、心律失常等。

(4)X 线胸片:明确是否存在肺动脉阻塞征、肺动脉高压征及右心扩大征等。

(5)心脏彩超:心脏大小及心脏内部结构,间接测量评估肺动脉压,排除其他心血管疾病,若在右心房或右心室发现血栓,同时患者临床表现符合 PTE,即可做出诊断。

(6)下肢深静脉检查:明确是否存在下肢深静脉血栓形成。

(7)CT 肺动脉造影(CTPA):能够发现段以上肺动脉内的血栓,是 PTE 的确诊手段。

(8)放射性核素肺通气/血流灌注显像:是 PTE 的重要诊断方法。

(9)磁共振成像和磁共振肺动脉造影(MRPA):可确诊段以上肺动脉内栓子所致的肺血栓栓塞症,多适用于肾功能严重受损、对碘造影剂过敏或妊娠患者。

(10)肺动脉造影:是 PTE 的金标准。

辅助检查结果

(1)血常规:WBC $10.85×10^9/L$,N% 85.3%,L% 9.4%,RBC $4.87×10^{12}/L$,Hb 150 g/L,PLT $221×10^9/L$。

(2)PCT:0.045 ng/mL。

(3)心电图:窦性心动过速;ST-T 改变,性质待定,建议:做动态心电图或运动负荷试验。

(4)动脉血气分析(FiO$_2$ 40%):pH 7.464,PaCO$_2$ 28.5 mmHg,PaO$_2$ 54.8 mmHg,HCO$_3^-$20.4 mmol/L。

(5)肺部影像学:多发肺动脉栓塞;左肺底结节,肺梗死可能,建议复查;双肺下叶炎症,左侧胸膜局限性增厚。

(6)心脏彩超:右心增大,右房 50 mm×58 mm,右室 26 mm,三尖瓣重度关闭不全,峰值流速 3.3 m/s,估测肺动脉收缩压约 60 mmHg,EF 63%。(肺栓塞?)建议进一步检查。

(7)下肢静脉超声:右侧腘静脉血栓形成。

(8)凝血功能:D-二聚体 1.2 mg/L,纤维蛋白降解产物 21.89 mg/L,余凝血酶原时间(PT)、凝血酶原活动度、国际标准化比值、活化部分凝血活酶时间(APTT)、纤维蛋白原测定(Fib)及凝血酶时间(TT)未见明显异常。

(9)电解质:Cl$^-$112 mmol/L,余电解质未见明显异常。

(10)心肌标志物:肌钙蛋白 0.104 ng/mL,CK-MB 22 U/L,肌红蛋白、肌酸激酶及乳酸脱氢酶均未见明显异常。

(11)血氨:83.8 μmol/L。

(12)N-端脑钠肽前体:64.1 pg/mL。

(13)肝功能、肾功能、传染病筛查:均未见明显异常。

---

2. 思维引导　根据患者突发呼吸困难 2 h 余,曾有颅内静脉窦血栓形成及肺栓塞病史,且近期未规律口服抗凝药物,患者父亲及叔叔均有肺栓塞病史,D-二聚体明显升高,不能除外肺栓塞。血

气分析提示低碳酸血症、Ⅰ型呼吸衰竭,CTPA 提示多发肺动脉栓塞及左肺底肺梗死可能,心脏彩超提示右心增大及肺动脉高压,且肌钙蛋白升高,心电图出现 ST-T 改变提示并发右心功能不全可能,下肢血管超声提示右侧腘静脉血栓形成,以上检查检验结果均支持 PTE 的诊断。血常规及感染指标升高,胸部 CT 可见双肺下叶炎症,左侧胸膜局限性增厚,考虑肺栓塞合并肺炎可能性大,可完善痰培养加药敏试验、病原学抗体检测等相关检查,查找致病源以针对致病菌调整药物;心电图提示 ST-T 改变,且肌钙蛋白升高,虽肺栓塞患者因血流动力学变化可出现冠状动脉供血不足的表现,但目前尚不能除外患者合并冠心病可能,可进一步完善冠状动脉造影等相关检查明确诊断;患者无剧烈胸痛、血压未见明显升高、双上肢或双下肢血压相差不大、心脏超声未见明显主动脉夹层征象,不考虑主动脉夹层可能;胸部 CT 未见极低密度的气体影及肺组织萎缩,不考虑气胸;查体未见明显三凹征或胸腹矛盾呼吸,听诊双肺未闻及干、湿啰音,胸部 CT 未见双肺透亮度增加,且患者既往无哮喘病史,此次呼吸困难发作前未接触变应原、冷空气及理化刺激等,暂不考虑支气管哮喘,可完善外周血变应原特异性 IgE 检验、肺功能检测进一步明确诊断。

(四)初步诊断

分析上述病史、查体、辅助检查结果,支持以下诊断:①PTE;②急性呼吸衰竭;③右侧下肢静脉血栓形成;④肺炎。

二、治疗经过

(一)初步治疗

1. 治疗过程

(1)持续高流量吸氧(FiO_2 40%)。

(2)低分子量肝素 6000 IU,每 12 h 1 次,皮下注射。

(3)头孢哌酮/舒巴坦钠注射液 3.0 g,每 8 h 1 次,静脉滴注。

2. 思维引导 根据 PTE 危险分层,该患者为中高危,对诊断急性 PTE 的患者,应严密监测生命体征、心电图及血气的变化,因患者右侧腘静脉血栓形成,为防止栓子再次脱落,要求绝对卧床及下肢制动。患者血气分析示Ⅰ型呼吸衰竭伴呼吸性碱中毒,可采用持续高流量吸氧纠正呼吸衰竭及调节酸碱失衡。患者血流动力学尚且稳定,暂无须给予血管活性药物应用,应密切监测血流动力学及评估右心室负荷;对于合并休克或低血压的 PTE 患者必须进行循环支持治疗。临床上一旦明确诊断急性 PTE,如无禁忌证,即立即开始抗凝治疗,患者体重 60 kg,推荐使用低分子量肝素 6000 IU(每 12 h 1 次),患者肾功能正常,无须调整剂量。患者白细胞总数、中性粒细胞百分比升高、感染指标高,胸部 CT 可见双肺下叶炎症,左侧胸膜局限性增厚,可给予"头孢哌酮/舒巴坦钠注射液"抗感染。患者为急性中高危 PTE,先给予抗凝治疗,并密切观察病情变化,一旦出现临床病情恶化,且无溶栓禁忌,建议给予溶栓治疗。

(二)治疗效果

1. 症状 呼吸困难较前稍缓解。

2. 查体 神志清,心率 125 次/min,呼吸 23 次/min,血压 102/68 mmHg,体温 37.1 ℃,双肺听诊呼吸音粗,未闻及明显干、湿啰音。心脏听诊肺动脉瓣区第二心音稍亢进,余瓣膜区未闻及杂音;右下肢非凹陷性水肿同前。

3. 辅助检查 动脉血气分析(高流量吸氧,FiO_2 40%):pH 7.39,PaCO_2 36.6 mmHg,PaO_2 122 mmHg,HCO_3^- 22.1 mmol/L。血常规:WBC 11.06×10^9/L,N% 72%,L% 21.1%,RBC 4.88×10^{12}/L,Hb 149 g/L,PLT 237×10^9/L。感染指标:CRP 24.61 mg/L,PCT 0.114 ng/mL。NT-proBNP 3190 pg/mL。心肌标志物:肌钙蛋白 0.165 ng/mL。凝血功能:D-二聚体 2.04 mg/L,纤维蛋白降解

产物 31.32 mg/L。

(三)进一步治疗

1.治疗过程

(1)行"下腔静脉造影并滤器置入术+肺动脉造影+置管溶栓术"。

(2)术后给予尿激酶 30 万 IU,每 12 h 1 次,微量泵泵入,治疗 2 d 后改为尿激酶 30 万 IU,每天 1 次,微量泵泵入,继续治疗 2 d 后停药。

2.思维引导

患者临床症状稍改善,Ⅰ型呼吸衰竭伴呼吸性碱中毒已纠正,但血压较前下降,呼吸频率较前增快,N-端脑钠肽前体、肌钙蛋白、D-二聚体较前明显升高,虽尚未进展至低血压、休克,但已经出现心肺功能恶化,且患者左右肺动脉主干及双侧多个肺动脉分支内可见血栓,排除溶栓禁忌证后,建议给予急诊介入溶栓治疗。患者腘静脉血栓较宽处约 6.8 mm,且患者既往存在肺栓塞病史,为防止下肢深静脉大块血栓再次脱落阻塞肺动脉,可考虑临时放置下腔静脉滤器。对于确诊的 PTE 患者应进行求因相关检查,主要包括抗凝蛋白、抗磷脂综合征相关检测、易栓症相关基因检测。静脉血栓栓塞症(VTE)的危险因素包括遗传性和获得性两类。该患者为年轻男性,反复发病,存在易栓倾向,其父亲及叔叔均有肺栓塞病史,因此,考虑患者 PTE 为遗传性所致可能性大。遗传性危险因素主要包括:抗凝血酶缺乏、蛋白 S 缺乏、蛋白 C 缺乏、XⅡ因子缺乏、纤溶酶原缺乏、纤溶酶原不良血症、血栓调节蛋白异常、纤溶酶原激活物抑制因子过量及非"O"血型。目前患者蛋白 S 遗传相关性基因缺陷不排除,为进一步明确病因,完善抗磷脂抗体、易栓全套、抗凝蛋白等相关检查,同时给予送检 PROS1 基因检测。

治疗 4 d 效果

(1)症状:未诉呼吸困难及其他特殊不适

(2)查体:神志清,P 77 次/min,R 17 次/min,BP 106/67 mmHg,T 36.6 ℃,双肺听诊呼吸音粗,未闻及明显干、湿啰音。心脏听诊肺动脉瓣区第二心音稍亢进,余瓣膜区未闻及杂音。右下肢非凹陷性水肿明显缓解。

(3)辅助检查:动脉血气分析(面罩吸氧,5 L/min):pH 7.469,$PaCO_2$ 35.9 mmHg,PaO_2 86.8 mmHg,HCO_3^- 26.1 mmol/L。血常规:WBC $6.57×10^9$/L,N% 58.2%,RBC $4.06×10^{12}$/L,Hb 121 g/L,PLT $168×10^9$/L。感染指标:CRP 16.32 mg/L,PCT 0.127 ng/mL。NT-proBNP 1 839.06 pg/mL。心肌标志物:肌钙蛋白 0.059 ng/mL。凝血功能:D-二聚体 6.56 mg/L,纤维蛋白降解产物 17.29 mg/L。CT 肺动脉造影:左右肺动脉主干及双侧肺动脉各级分支肺动脉栓塞,范围较前减小。

(四)后续治疗

1.治疗过程

(1)继续给予低分子量肝素 6000 IU,每 12 h 1 次,皮下注射,治疗 4 d 至出院。2 周后可行"下腔静脉造影并滤器取出术"。院外口服利伐沙班片 15 mg,每天 1 次。

(2)调整抗感染方案为:莫西沙星 0.4 g,每天 1 次,静脉滴注。

2.思维引导

通常 PTE 的标准抗凝治疗疗程为至少 3 个月,因患者有明确持续存在的危险因素,建议在 3 个月抗凝治疗后,继续抗凝治疗。另患者血常规及感染指标较前明显下降,可降级或停用抗感染药物。对于临时放置的下腔静脉滤器,通常在 2 周内取出。

三、思考与讨论

患者青壮年,急性起病,无明显诱因出现持续性混合性呼吸困难,既往有 VTE 病史,近期未规律口服抗凝药物,存在肺栓塞家族史,CTPA 提示肺栓塞,下肢血管彩超提示深静脉血栓形成,患者 PTE 诊断明确。应与冠心病鉴别,冠心病主要表现为心绞痛、心肌梗死,心电图常有典型的动态演变过程;与肺炎鉴别,肺炎主要表现为咳嗽、咳痰、胸痛、发热、呼吸急促等,胸部影像学常有急性炎症实变;与支气管哮喘鉴别,支气管哮喘常表现反复发作的喘息、气促、胸闷和/或咳嗽等症状,肺功能检查常有可逆性气流受限的表现,血气分析表现为 Ⅱ 型呼吸衰竭。一旦确诊 PTE 后,建议对其进行危险分层综合评估,以便于对患者病情严重程度进行准确评价,从而采取更加个性化的治疗方案。PTE 的治疗通常包括一般支持治疗、抗凝治疗、溶栓治疗、介入治疗,以及手术治疗,治疗方案需根据患者病情制定。另外,对于确诊的 PTE 患者应进行病因相关检查。

四、练习题

1. 呼吸困难常见于哪些疾病?
2. Ⅰ 型呼吸衰竭的病因分类有哪些?
3. 静脉血栓栓塞常见危险因素有哪些?
4. 简述肺栓塞的诊断与治疗。
5. Ⅰ 型呼吸衰竭与 Ⅱ 型呼吸衰竭如何鉴别?

五、推荐阅读

[1]《中国血栓性疾病防治指南》专家委员会. 中国血栓性疾病防治指南[J]. 中华医学杂志,2018,98(36):2861-2888.

[2] 中华医学会呼吸病学分会肺栓塞与肺血管病学组,中国医师协会呼吸医师分会肺栓塞与肺血管病工作委员会,全国肺栓塞与肺血管防治协作组. 肺血栓栓塞症诊治与预防指南[J]. 中华医学杂志,2018,98(14):1060-1087.

[3] 中华医学会呼吸病学分会慢性阻塞性肺疾病学组,中国医师协会呼吸医师分会慢性阻塞性肺疾病工作委员会. 慢性阻塞性肺疾病诊治指南(2021 年修订版)[J]. 中华结核和呼吸杂志,2021,44(3):170-205.

案例 15　急性呼吸窘迫综合征

一、病历资料

(一)门诊接诊

1. 主诉　发热、咳嗽、咳痰 4 d,呼吸困难 1 d。

2. 问诊重点　咳嗽、咳痰为呼吸系统常见症状,患者急性发病,且很快出现呼吸困难,问诊时应注意近期患者是否有受凉、感染等前驱症状及伴随症状特点、疾病演变过程、诊治经过、治疗效果等。

3. 问诊内容

（1）诱发因素：有无着凉、感冒、劳累等诱发因素。有无胃内容物或其他有毒气体吸入，有无外伤。

（2）主要症状：急性呼吸窘迫综合征（ARDS）具有以下临床特征：①急性起病，在直接或间接肺损伤后 12～72 h 内出现呼吸窘迫；②难以纠正的低氧血症；③肺部体征无特异性，急性期双肺可闻及湿啰音，呼吸音减低；④早期病变以间质性为主，胸部 X 线常无明显改变。病情进展后，胸部 X 线的表现由双肺纹理加重，磨玻璃样改变，散在斑片状阴影至大片状高密度影；⑤无心功能不全证据。

（3）伴随症状：有无咳红色泡沫样痰，有无不能平卧，有无双肺蝶翼样阴影，如有上述症状，提示心源性肺水肿；有无咯血、发绀、剧烈胸痛等，如有上述症状，考虑肺栓塞、气胸等。

（4）诊治经过：用药否，用何种药、具体剂量、效果如何，以利于迅速选择药物。

（5）既往史：多种危险因素可诱发 ARDS，可发生于严重感染、休克、创伤及烧伤等疾病过程中，临床上以脓毒症、创伤及休克最常见，病因不同，ARDS 的患病率、治疗原则及预后也不同。大多数老年人基础疾病较多，如患者既往有高血压、冠心病、心功能不全时可出现气短、呼吸困难；如有肝功能不全、肾功能不全、糖尿病等，可出现肝肾功能衰竭、糖尿病酮症酸中毒等代谢紊乱，进而导致 ARDS。

（6）个人史：患者暴露于某种粉尘环境易患某些职业病，如硅沉着病；一些肺部疾病与吸烟有很大关系，如 COPD、肺癌、冠心病等。

（7）家族史：如支气管哮喘、肺纤维化等。

问诊结果

患者，男性，60 岁，农民。因"发热、咳嗽、咳痰 4 d，呼吸困难 1 d"为主诉入院。患者入院 4 d 前受凉后出现发热，自测体温最高 38 ℃，伴咳嗽、咳痰，为黄脓痰，无寒战，无胸闷、胸痛，无心悸，无恶心、呕吐，无腹痛、腹泻等，自服"感冒药"后症状无明显改善（具体药物不详）。1 d 前患者出现胸闷、气急、呼吸困难，休息后不能缓解，来院就诊。近来患者饮食差、睡眠差，大小便无明显异常，体重无明显改变。急诊行胸部 X 线检查提示双下肺浸润影，考虑炎症。血常规提示白细胞计数 $19.6 \times 10^9/L$，中性粒细胞百分比 89.2%。既往患者有"2 型糖尿病"13 年，否认冠心病、高血压、慢性支气管炎等病史，否认药物过敏史。

---

4. 思维引导　ARDS 是发生于严重感染、休克、创伤及烧伤等疾病过程中，由于肺毛细血管内皮细胞和肺泡上皮细胞损伤引起弥漫性肺间质及肺泡水肿，并导致的以进行性低氧血症、呼吸窘迫为特征的临床综合征。ARDS 是急性呼吸衰竭的常见原因，也是重症患者的主要致死原因。须与心源性肺水肿、大面积肺不张、大量胸腔积液、弥漫性肺泡出血、肺栓塞、重症肺炎等鉴别，通常通过详细询问病史、体检和肺部影像学、心脏超声及血液化验等做出鉴别。患者老年男性，急性起病，因受凉后出现咳嗽、咳痰、呼吸困难，考虑在肺炎的基础上出现了 ARDS。因此下一步急诊行胸部 X 线检查和血液化验等，确定诊断。

（二）体格检查

1. 重点检查内容及目的　ARDS 患者的临床表现常为低氧性呼吸衰竭，表现为呼吸困难、呼吸频速及心动过速。胸部听诊可闻及双肺底湿啰音或干啰音。其他表现包括发绀、肺动脉高压及多器官功能障碍综合征（MODS）。ARDS 的三个诊断标准为：①急性发作（1 周内）；②胸部 X 线检查显示双侧阴影；③在使用呼气末正压或持续气道正压≥5 cmH_2O 时，PaO_2/FiO_2（动脉血氧分压与吸氧浓度比值）≤300。

体格检查结果

T 39.0 ℃,R 30 次/min,P 128 次/min,BP 90/50 mmHg

神志清、精神烦躁,全身皮肤、巩膜无黄染,呼吸急促,气道分泌物多。鼻导管吸氧5 L/min时,监测血氧饱和度92%。双肺听诊呼吸音粗,两下肺可闻及湿啰音,心率128 次/min,律齐,各瓣膜听诊区未闻及病理性杂音。腹平软,无明显压痛、反跳痛,四肢皮肤湿冷。辅助检查急诊行胸部X线检查示两下肺浸润影,考虑炎症。血常规提示白细胞计数$20×10^9$/L,中性粒细胞百分比90%。

2. 思维引导　在重症患者中,ARDS 发病率和病死率高,对存在可导致 ARDS 危险因素或病因的患者,需要考虑 ARDS 可能。同时早期诊断,及时防治,根据不同病因对 ARDS 进行治疗,对改善患者预后具有重要意义。患者老年男性,急性起病,因受凉后出现咳嗽、咳痰,进而出现呼吸困难,指脉氧饱和度下降,胸片提示双肺透亮度下降,考虑在急性肺炎的基础上出现了 ARDS。多种原因均可导致 ARDS,根据肺损伤机制可将病因分为直接肺损伤因素和间接肺损伤因素。明确 ARDS 的病因及病理生理特征,有助于明确患者病情,为制订后续治疗方案、纠正病理生理紊乱提供依据。进一步行实验室检查及影像学检查,明确诊断。

(三)辅助检查

1. 主要内容及目的

(1)血常规、降钙素原等:进一步判断感染程度。

(2)动脉血气分析:判断病情严重程度。

(3)心脏彩超:心脏大小及内部结构,排除心源性疾病。

(4)肝肾功能、电解质:是否有肝肾功能的损害、电解质紊乱。

辅助检查结果

(1)血常规:WBC $21×10^9$/L,N% 90%,Hb 108 g/L,PLT $115×10^9$/L。

(2)动脉血气:pH 7.3,PaO_2 56 mmHg,$PaCO_2$ 40 mmHg,血糖16.8 mmol/L,Lac 4.2 mmol/L。PCT 3.8 ng/mL。无创呼吸机辅助通气下[吸入氧气浓度(FiO_2)60%],监测SpO_2 88%。

(3)心脏超声:心脏未见明显异常。

(4)肝肾功能:谷丙转氨酶38 U/L,谷草转氨酶41 U/L,肌酐90 μmol/L,尿素氮9.8 mmol/L。

2. 思维引导　结合患者病史、临床表现及影像学检查,行血气分析明确氧合指数,并排除其他原因(包括心力衰竭、液体负荷等)导致的肺水肿及呼吸困难。根据 ARDS 诊断标准,明确 ARDS 诊断,并确定 ARDS 严重程度。患者急性起病,双肺透亮度下降,无明显心力衰竭、胸腔积液、肺部结节等证据,PaO_2/FiO_2 =93.3 mmHg,因此,诊断为重度 ARDS。

(四)初步诊断

分析病史、查体、辅助检查结果,支持以下诊断:①重度 ARDS;②重症肺炎;③2 型糖尿病。

二、治疗经过

(一)初步治疗

1.治疗过程

(1)机械通气:气管插管机械通气,SIMV + PS 模式,VT 420 mL/(6 mL/kg),FiO_2 70%,R 18 次/min,PEEP 14 cmH_2O,吸呼比 1:2。

(2)去甲肾上腺素 5 μg/min 持续静脉泵入。

(3)液体管理:补充晶体溶液,关注尿量,保证液体负平衡(每天-1000~-500 mL)。

(4)头孢哌酮/舒巴坦钠注射液 3.0 g,每 8 h 1 次,静脉滴注。

(5)营养支持:补充热量 20~30 kcal/kg,静脉滴注葡萄糖、氨基酸、白蛋白、脂肪乳等予以营养支持。

2.思维引导

ARDS 的治疗原则为纠正缺氧,提供氧输送,维持组织灌注,防止组织器官的进一步损伤。在治疗措施上包括病因治疗和支持治疗。去除或控制导致 ARDS 的原发病及其病因治疗最关键的环节,尽可能阻止或减轻进一步肺损伤。该患者为重症肺炎导致的 ARDS,因此,应进行有效的气道引流,选择敏感的抗感染药物等病因治疗。ARDS 的支持治疗主要局限于器官功能及全身支持治疗,尤其是呼吸支持治疗。呼吸支持治疗的目的是改善和维持气体交换,纠正低氧血症,保证机体基本氧输送,改善细胞缺氧。该患者无创通气情况下,病情仍进行性加重,烦躁,气道分泌物多,无法主动有效排痰,应开放气道进行有创机械通气支持。为避免或减轻机械通气导致的肺损伤,主张对 ARDS 患者进行机械通气时采用小潮气量通气(一般为 6 mL/kg 理想体重),即肺保护性通气。同时需要设置适当的呼气末正压水平(PEEP)。①最佳氧合法:初始 PEEP 3~5 cmH_2O,根据氧合情况每次增加 2~3 cmH_2O,在 FiO_2 小于 0.6 时能满足 $PaO_2 > 60$ mmHg 或 $PaO_2/FiO_2 \geq 300$ mmHg 的 PEEP 为最佳;②P-V 曲线法:以 P-V 曲线吸气的低位拐点上 2 cmH_2O 作为最佳 PEEP;③最佳顺应性法:手法肺复张后,从高值逐渐降低 PEEP,确定可获得最佳肺顺应性(CRS)的 PEEP。

(二)治疗效果

1.症状

患者氧合情况仍进行性恶化,出现 SpO_2 逐渐降至 85%,肺复张效果欠佳,平台压逐渐增高至 38 cmH_2O,增加 FiO_2 至 80%,SpO_2 维持于 89% 左右。

2.辅助检查

复查胸片提示两肺弥漫性斑片状浸润影,血气分析提示 pH 7.30,PaO_2 53 mmHg,$PaCO_2$ 46 mmHg,Lac 4.5 mmol/L。痰培养:大肠杆菌生长。

3.思维引导

该患者感染性休克加重,为维持组织灌注,以早期目标导向性治疗进行液体复苏,在保证灌注的前提下,进行限制性液体管理,脱水减轻肺水肿,俯卧位通气,改善氧合。同时考虑 ARDS 六步法进行下一步治疗,六步法内容包括:①小潮气量肺保护性通气(6 mL/kg,如果气道平台压力仍高于 30 cmH_2O,则潮气量可逐渐降至 4 mL/kg);②测量气道平台压力,如果 <30 cmH_2O,实施肺复张和/或单独使用高 PEEP,如果 >30 cmH_2O,实施俯卧位通气或高频振荡通气;③评价氧合改善效果、静态顺应性和无效腔通气,如果改善明显则继续治疗,如果改善不明显,则进入下一步;④给予吸入 NO 治疗,如果几小时内没有反应,则进入下一步;⑤给予糖皮质激素治疗(权衡利弊);⑥考虑实施 ECMO。

(三)病情变化

1.患者入 ICU 36 h 后情况

俯卧位通气,机械通气参数为 SIMV + PS,VT 350 mL,PEEP 14 cmH_2O,FiO_2 70%,R 20 次/min,监测 SpO_2 在 90%~95%,气道平台压 28 cmH_2O,气道内仍可引流出大量稀薄淡血性痰液。俯卧位过程中循环较前无明显波动,心率维持在 110~130 次/min,在去甲肾上腺素 5 μg/min 持续静脉泵入下,维持血压在 130/70 mmHg 左右。尿量每小时 50 ~ 100 mL。血气分析 pH 7.38,PaO_2 60 mmHg,$PaCO_2$ 43 mmHg,Lac 2.8 mmol/L。

　　2. 思维引导　该患者在行俯卧位通气过程中,未出现明显并发症,氧合改善,有利于气道引流,因此,考虑俯卧位通气有效,应尽可能延长俯卧位通气时间。调整治疗策略后患者改善不明显,呼吸支持条件极高,气道压力也明显增高,会进一步造成肺损伤,不利于病情恢复,因此,需要进一步治疗。根据肺保护性通气策略,ARDS 治疗六步法,该患者选择行 ECMO 支持治疗。

三、思考与讨论

　　ARDS 已被认为是在各种原因或危险因素的情况下发展的临床病症,发病率波动于每 10 万人每年 7 ~ 70 人。最常见的危险因素是肺炎和肺外脓毒症,其次是误吸。随着呼吸机、液体和输血管理的发展,创伤和输血是较少见的 ARDS 危险因素,而电子烟或电子烟产品使用相关的肺损伤(EVALI)等新原因已经出现。确定 ARDS 的特定原因仍然是改善 ARDS 相关结果的关键治疗目标。没有单一的诊断可以确诊或否定 ARDS 的诊断。ARDS 是一种临床综合征,发病机制非常复杂,鉴别诊断也比较困难,鉴别诊断包括重症肺炎、心功能不全、肺动脉栓塞、补液过量、特发性纤维化急性加重等,由于这些疾病都存在呼吸窘迫与低氧血症,鉴别比较困难,需要依据病史、体格检查、实验室检查及影像学检查等,进行综合判断。确诊 ARDS 后,机械通气是关键性治疗措施,研究结果表明在 ARDS 早期即实施合理有效的机械通气较易纠正低氧血症,对改善 ARDS 预后具有积极的意义。机械性通气策略包括:①肺保护性通气策略,临床上以气道平台压为指标,控制平台压<30 cmH_2O 可以减少气压伤的发生。②避免肺泡过度扩张,降低潮气量,采用允许性低碳酸血症策略,即为避免容量伤,限制潮气量,允许 $PaCO_2$ 逐渐增高>50 mmHg。③肺开放策略,调整 PEEP 水平,寻找最佳 PEEP,使之既可以防止呼气末肺泡萎陷,又同时避免过度增加肺泡压。④尽量减少机械通气的强制性,促进人机协调。⑤根据病程变化,及时调整呼吸参数。同时给予其他支持治疗,包括原发病治疗、合理的液体平衡、控制感染、处理创伤、纠正休克等。

四、练习题

　　1. 肺保护性通气策略有哪些?

　　2. ARDS 六步治疗法包括哪些?

　　3. 简述 ARDS 2012 柏林诊断标准。

五、推荐阅读

[1]张文武.急诊内科学[M].4 版.北京:人民卫生出版社,2017.

[2]MEYER N J, GATTINONI L, CALFEE C S. Acute respiratory distress syndrome[J]. Lancet, 2021, 398(10300):622-637.

[3]余凯江,杜斌.重症医学[M].北京:人民卫生出版社,2015.

[4]于学忠,黄子通.急诊医学[M].北京:人民卫生出版社,2014.

案例 16　重症哮喘

一、病历资料

（一）门诊接诊

1. 主诉　咳嗽、咳痰 25 d，气喘、呼吸困难 8 d。

2. 问诊重点　患者因咳嗽、咳痰、气喘和呼吸困难就诊，问诊时应注意询问咳嗽、咳痰的诱因，以及性质、频次、持续时间，气喘、呼吸困难的程度，夜间白天有无区别，是否有伴随症状，有无发热、寒战、盗汗、呕吐、咯血、误吸等情况，还应与慢性阻塞性肺疾病、支气管扩张、肺炎、肺部肿瘤、心力衰竭等疾病鉴别。

3. 问诊内容

（1）诱发因素：有无精神紧张、情绪激动、剧烈运动、外界温度发生变化或变应原等诱因。患者咳嗽、咳痰后出现气喘、呼吸困难，应重点考虑肺部感染、急性气管–支气管炎等呼吸道疾病，同时应注意有无心力衰竭、心包积液、心肌炎或缺血性心脏病等循环系统疾病。询问发病诱因可给出初步的首要鉴别诊断。该患者 25 d 前出现咳嗽、咳痰，后出现呼吸困难，初步考虑呼吸系统疾病，其次也应考虑到心功能不全的可能。

（2）主要症状：重点应该询问咳嗽、咳痰的性质、频次、持续时间，气喘、呼吸困难的程度，同时还应该询问症状加重及缓解的因素，与体位的改变有无关系。患者为咳嗽、咳痰，不同疾病导致的咳嗽咳痰性质也有所不同，也可从中找出诊断线索，如急性肺水肿、心功能不全、心力衰竭咳粉红色泡沫样痰；肺炎链球菌肺炎咳铁锈色痰；感冒或慢性咽炎及支气管炎咳白色泡沫样痰等。

（3）伴随症状：伴气喘、胸闷、咳嗽，提示呼吸系统疾病、心功能不全等。伴咯血提示肺炎、急性支气管炎、支气管扩张，以及肺结核等疾病，也不排除是肺部肿瘤。伴发热提示上呼吸道感染、肺炎等。伴高热、咳大量浓稠痰提示可能是肺脓肿。

（4）诊治经过：用药否，用何种药，具体剂量、效果如何。

（5）既往史：询问有无支气管哮喘、慢性阻塞性肺疾病等病史。有无心脏病病史，因心功能不全时，也可导致咳嗽、咳痰，气喘、呼吸困难。有无肺结核病史，活动期肺结核病变发生在胸膜者，可出现刺激性咳嗽、胸痛和呼吸困难等；病变发生在气管、支气管者多有刺激性咳嗽，持续时间较长，支气管淋巴瘘形成并破入支气管内或支气管狭窄者，可出现喘鸣或呼吸困难。有无食物、药物过敏史。

（6）个人史：有无疫区、疫情、疫水接触史，排除传染性疾病，以及牧区、矿山、高氟区、低碘区居住史，是否有某些化学物质、有毒物质接触史，还需询问是否有吸烟、饮酒史及工作经历，支气管哮喘常与外界环境中刺激因素、职业病相关。

（7）婚育史：询问婚姻及生育史。

（8）家族史：询问家族成员有无与患者类似疾病，以及有无家族性遗传病史。

> **问诊结果**
>
> 患者为中年女性，既往有食管反流病史，无高血压、心脏疾病病史，无糖尿病、脑血管疾病病史，无肝炎、结核、疟疾病史，无手术、外伤、输血史，无食物过敏史，无吸烟、饮酒史。患者于

25 d前感冒后出现咳嗽、咳痰、咳黄痰,无发热,不伴胸闷、呼吸困难,经当地医院诊治,给予"罗红霉素、莫西沙星"治疗,后咳痰症状好转,仍有间断咳嗽。8 d前夜间出现咳嗽后呼吸困难,症状常在夜间反复发作,伴气喘、胸闷,持续约20 s后自行缓解,缓解后伴大汗,无胸痛、心慌,不伴头痛、头晕、黑矇,无意识丧失,不伴肢体及语言障碍,无大小便失禁。后经"沙丁胺醇、布地奈德"雾化治疗,效果不佳,上述症状仍间断发作,发作时间较前逐渐延长,伴发作后大汗,小便失禁,后至医院就诊。

4.思维引导 患者为中年女性,感冒后出现咳嗽、咳痰、咳黄痰,为阵发性,天气转凉后加重,可自行缓解,可能为细菌感染所致,考虑急性咽炎、支气管炎、肺炎、支气管扩张症、肺脓肿等;8 d前夜间无明显诱因出现呼吸困难,持续约20 s,症状常在夜间反复发作,考虑支气管哮喘发作、心力衰竭、支气管炎等疾病。

(二)体格检查

1.重点检查内容及目的 重点进行呼吸系统体格检查,如呼吸运动、肋间隙、语音震颤是否正常,有无胸膜摩擦感、有无皮下捻发感,有无哮鸣音,有无胸膜摩擦音,语音共振是否正常等。

体格检查结果

T 36.60 ℃,P 88 次/min,R 22 次/min,BP 120/63 mmHg

神志清,精神可,全身皮肤巩膜无黄染,心前区无隆起,各瓣膜听诊区未闻及杂音。呼吸运动正常,肋间隙正常,语颤正常,无胸膜摩擦感,无皮下捻发感,叩诊清音,双肺均可闻及哮鸣音,考虑支气管哮喘,无胸膜摩擦音,语音共振正常。腹部平软,无压痛、反跳痛,肝脾肋缘下未触及。双下肢及腰骶部无水肿。余查体正常。

2.思维引导 经上述检查有支气管哮喘体征,双肺均可闻及哮鸣音,待进一步完善实验室检查及影像学检查,明确诊断。

(三)辅助检查

1.主要内容及目的
(1)血常规、ESR、CRP:进一步证实感染性疾病。
(2)心电图:明确是否有心肌缺血、心律失常等。
(3)动脉血气分析:明确是否有呼吸衰竭,判断病情的严重程度。
(4)胸部影像学:明确病变部位。
(5)血清支原体抗体、军团菌抗体、病毒抗体系列等:查找致病源。
(6)痰脱落法细胞学检查:查肿瘤细胞以排除肺部肿瘤。
(7)痰涂片、抗酸染色、痰细菌培养加药敏试验:以针对致病菌调整药物。
(8)心脏彩超:心脏大小及心脏内部结构,间接测量评估肺动脉压,排除其他心脏疾病。
(9)肝肾功能、电解质:是否有肝肾功能的损害、电解质紊乱。

辅助检查结果

(1)血常规:WBC 5.85×10^9/L,N% 60.6%,L% 29.2%,RBC 4.00×10^{12}/L,Hb 123.0 g/L,PLT 227×10^9/L。

（2）CRP 2.03 mg/L；ESR 9.00 mm/h。

（3）24 h动态心电图：基础心率为窦性心律；全程心搏总数、平均心率及最慢心率均高于正常范围。ST-T未见明显异常的动态变化。心率变异性低于正常范围。

（4）血压：全天、昼间及夜间血压均在正常范围。夜间血压下降显著减少。全天的血压动态变化呈反杓型曲线。

（5）动脉血气分析（未吸氧）：pH 7.371，$PaCO_2$ 45.10 mmHg，PaO_2 56 mmHg，HCO_3^- 26.10 mmol/L。

（6）肺部影像学：双肺下叶胸膜下炎症。

（7）血清支原体抗体（1:320）（-）、军团菌抗体（-）、病毒抗体系列（-）。

（8）痰涂片革兰氏阴性球菌、革兰氏阴性杆菌生长，痰查结核分枝杆菌阴性，痰培养待结果阴性。

（9）肺功能（床旁）：肺通气功能正常，小气道功能降低；肺弥散功能正常，弥散量正常，肺泡弥散量正常；肺总量正常，残气量正常，功能残气量正常，肺活量正常，残气/肺总量正常；支气管舒张试验阳性，吸入万托林气雾剂后 FEV_1 改善0.2%。

（10）心脏彩超：心内结构及功能未见明显异常。

（11）肝肾功能正常，K^+ 3.63 mmol/L，Na^+ 138.0 mmol/L，Cl^- 106.5 mmol/L。

2.思维引导　根据该患者感冒后出现咳嗽、咳痰，咳黄痰，后咳痰好转，仍有间断咳嗽、喘息，8 d前夜间无明显诱因出现呼吸困难，持续约20 s，肺功能提示重度阻塞性肺通气功能障碍，小气道功能减低，支气管舒张试验阳性，诊断为支气管哮喘。上述症状仍间断发作，发作时间较前逐渐延长，伴胸闷、气喘、大汗，伴小便失禁。完善心脏彩超、动态心电图等检查后，结果未见明显异常，排除心脏相关疾病。血常规、肝肾功能、电解质、传染病、过敏原检测均未见明显异常，结合患者症状、体征、辅助检查，目前考虑支气管哮喘急性发作，急性感染后气道高反应不能排除。

（四）初步诊断

分析上述病史、查体、辅助检查结果，支持以下诊断：①支气管哮喘急性发作；②Ⅰ型呼吸衰竭；③双肺炎症；④胃食管反流。

二、治疗经过

（一）初步治疗

1.治疗过程

（1）低流量持续吸氧（2 L/min）。

（2）沙丁胺醇吸入气雾剂0.1 mg+吸入用布地奈德混悬液1 mg+特布他林雾化液5 mg，每日3次，雾化吸入。

（3）氨溴索注射液60 mg，每日1次，静脉滴注。

（4）多索茶碱注射液0.30 g，每日1次，静脉滴注。

（5）注射用更昔洛韦0.25 g，每间隔12 h，静脉滴注。

（6）孟鲁司特钠片10 mg，每晚1次，口服。

（7）金嗓散结胶囊0.80 g，每日3次，口服。

（8）抑制食管反流，艾司奥美拉唑镁肠溶胶囊20 mg，每日1次，口服；莫沙必利片5 mg，每日3次，口服；聚普瑞锌颗粒75 mg，每日2次，口服。

2.思维引导　患者血气分析动脉氧分压低,提示Ⅰ型呼吸衰竭,应给予较高浓度持续吸氧。患者咳黄痰,CT提示双肺下叶胸膜下可见少许条索状高密度影,肺内感染明确。患者感冒后出现咳嗽、咳痰、咳黄痰,无发热,不伴胸闷、呼吸困难,经抗生素治疗后,咳痰症状好转,仍有间断咳嗽。后出现咳嗽后呼吸困难,伴气喘、胸闷。至当地医院行肺功能检查示中重度阻塞性肺通气功能障碍,小气道功能减低,支气管舒张试验阳性,诊断为支气管哮喘。给予沙丁胺醇、布地奈德雾化治疗,效果不佳,上述症状仍间断发作,发作时间较前逐渐延长,伴胸闷、气喘、大汗、小便失禁,诊断为支气管哮喘急性发作,可全身应用糖皮质激素,促进病情缓解和肺功能的恢复,雾化吸入糖皮质激素,可减轻气道炎症反应,多索茶碱可解除气道平滑肌痉挛,每日静脉滴注,以改善缺氧。

(二)治疗效果

1.症状　5 d后呼吸困难发作较前减轻。

2.查体　神志清,精神可,呼吸 16 次/min,全身皮肤巩膜无黄染,双肺呼吸音粗,未闻及干、湿啰音。心前区无隆起,各瓣膜听诊区未闻及杂音。腹部平软,无压痛、反跳痛,肝、脾肋下未触及。双下肢及腰骶部无水肿。

3.辅助检查　动脉血气分析(吸氧 2 L/min):pH 7.393,$PaCO_2$ 38.2 mmHg,PaO_2 109.0 mmHg。血常规:WBC 2.31×10^9/L,N% 30.3%,L% 51.8%,RBC 4.00×10^{12}/L,Hb 122.0 g/L,PLT 145×10^9/L。CT:双肺下叶胸膜下炎症;双侧筛窦轻微炎症;双侧下鼻甲肥大。

(三)病情变化

入院第 8 天,患者再次出现呼吸困难,持续约 20 s,口唇发绀,面色潮红,多汗,双肺闻及哮鸣音。

1.患者病情变化的可能原因及应对　患者接触冷空气后呼吸困难发作,发作时不能言语,吸入糖皮质激素及气管扩张剂后缓解,发作时听诊肺部哮鸣音,后上述症状反复发作。急查血常规:WBC 2.01×10^9/L,L% 53.2%,RBC 3.98×10^{12}/L,Hb 121.0 g/L,PLT 159×10^9/L。

2.思维引导　血常规提示白细胞降低、淋巴细胞增高,考虑上呼吸道病毒感染,给予抗病毒等对症治疗,后上述症状明显好转,余抗平滑肌痉挛治疗同前。

治疗 10 d 后

(1)症状:无发热,咳黄痰,胸闷、喘息缓解。

(2)查体:神志清,呼吸平稳,口唇无发绀,双肺偶尔闻及干鸣音,右肺少许湿啰音,下肢无水肿。

(3)血常规:WBC 3.39×10^9/L,N% 31.9%,L% 49.6%,RBC 3.70×10^{12}/L,Hb 113.2 g/L,PLT 148×10^9/L。

三、思考与讨论

患者有咳嗽、咳痰、重度阻塞性肺通气功能障碍,并出现呼吸困难、胸闷、喘息,小便失禁。哮喘主要的症状是反复的喘息、气急和胸闷,应该与左心衰引起的呼吸困难、慢性阻塞性肺疾病,以及上呼吸道堵塞相鉴别。左心衰引起的呼吸困难一般之前有高血压、冠心病病史,有阵发性的咳嗽且咳粉红色泡沫样痰。

慢性阻塞性肺疾病多数有常年的喘息病史,有吸烟和有害气体接触史,使用支气管舒张剂后呼吸困难的症状不能缓解,这是与哮喘鉴别的要点。

上气道堵塞包括肺癌、肺结核,以及由气道异物引起,但是可以通过病史特别是出现吸气性呼吸困难,与哮喘的呼气性呼吸困难相鉴别。

哮喘主要与慢性支气管炎、慢性阻塞性肺疾病相鉴别。哮喘的特点是发作性、季节性,多发生于春季和秋季,可因花粉导致哮喘发作,主要症状是呼吸困难、喘息、胸闷、胸部压迫感、喘鸣音或哮鸣音。

哮喘多有家族过敏史,如家族成员有过敏性鼻炎、皮肤过敏、荨麻疹、湿疹、药物或食物过敏;慢性支气管炎、慢性阻塞性肺疾病多发生于40岁以上人群、吸烟人群,主要症状是咳嗽、咳痰、活动后胸闷、呼吸困难,以呼气性呼吸困难为主,冬季好发。

四、练习题

1. 哮喘的诱发因素和临床特点有哪些?
2. 重症哮喘的诊断标准是什么?
3. 重症哮喘与心源性哮喘、急性肺栓塞、气胸的鉴别要点有哪些?

五、推荐阅读

[1] 蔡柏蔷,李龙芸. 协和呼吸病学[M]. 2 版. 北京:人民卫生出版社,2005.
[2] 王吉耀,葛均波,邹和建. 实用内科学[M]. 16 版. 北京:人民卫生出版社,2022.
[3] 中国哮喘联盟. 重症哮喘诊断与处理中国专家共识[J]. 中华结核和呼吸杂志,2017,40(11):813-829.
[4] 陈丹丹,陈荣昌,邱晨. 2020 年《ERS/ATS 重症哮喘管理指南》亮点解读[J]. 中华结核和呼吸杂志,2021,44(3):206-212.

案例 17　肺性脑病

一、病历资料

(一)门诊接诊

1. 主诉　胸闷、呼吸困难 6 h,加重伴意识不清 4 h。

2. 问诊重点　患者因胸闷、呼吸困难就诊,问诊时应注意询问呼吸困难的诱因、性质、持续时间、胸闷程度,有无伴随症状,有无头晕、恶心、呕吐、误吸,还应与脑卒中、心脏疾病鉴别。

3. 问诊内容

(1)诱发因素:有无受凉、油烟及饮食刺激、情绪激动、剧烈活动等诱因。一般心脏疾病也存在胸闷、呼吸困难的症状,急性脑卒中往往也有相应的诱因,询问发病诱因可给出初步的首要鉴别诊断。

(2)主要症状:重点询问胸闷的性质及程度、具体部位、持续时间,呼吸困难的缓解方法,与改变体位是否有关,意识障碍的程度,一些感染性脑病、中毒性脑病也有意识障碍,但是前因后果的顺序不同。

(3)伴随症状:伴有发热、寒战提示感染性疾病,伴有恶心、呕吐、头晕提示颅脑病变,伴有肩部放射痛、胸痛、心律失常提示心肌梗死或心绞痛,伴有咳嗽、咳痰提示肺部感染,伴有喘鸣音提示哮喘。

（4）诊治经过：用药与否，何种药以及具体剂量，经治医院，处理方案，效果如何。

（5）既往史：询问有无肺炎、脑卒中病史，有无心脏病病史，因心肌梗死发作时也可出现胸闷、呼吸困难症状。是否存在高血压、高血脂、高血糖等，这些均是脑卒中、心肌梗死的高危因素。若有肺炎病史，服用何种药物、剂量、疗程。有无肝病史，因肝硬化继发肝性脑病也会出现意识障碍。有无结核、寄生虫病史，需排除结核性脑膜炎、寄生虫性脑病等。有无药物、食物过敏史。

（6）个人史：有无疫区、疫情、疫水接触史，排除细菌性或病毒性脑炎，以及牧区、矿山、高氟区、低碘区居住史，是否有某些化学物质、有毒物质接触史，还需询问是否有吸烟史及工作经历，慢性肺部疾病往往与职业病、吸烟相关。

（7）婚姻史：询问婚姻及生育史。

（8）家族史：询问有无与患者类似疾病，以及有无家族性遗传病史。

问诊结果

患者为老年女性，患"心房颤动"40年，现口服利伐沙班。高血压30年，最高血压160/100 mmHg，口服"贝那普利、美托洛尔"治疗，血压控制在(130～140)/(70～80)mmHg。心力衰竭20年，现口服"呋塞米、螺内酯"。三叉神经痛20年，现口服"奥卡西平"。10余年前出现频发心绞痛，于当地某医院治疗，效果有限，2年前急性心内膜下心肌梗死，在阜外医院行PCI术，家属口述置入一枚支架，出院后维持药物治疗，无明显不适。无肝炎、结核、疟疾病史，预防接种史随当地免疫计划，无外伤、输血史，"磺胺、喹诺酮"过敏，无食物过敏史，无吸烟、饮酒史。6 h前患者无明显诱因出现胸闷伴呼吸困难，活动后加重，无咳嗽、咳痰，无恶心、呕吐、误吸，无发热、头晕、胸痛，未经治疗患者症状加重，4 h前出现意识不清，今为求进一步治疗来医院就诊。

---

4. 思维引导　患者患心房颤动40年，高血压30年，心力衰竭20年，三叉神经痛20年，10余年前出现频发心绞痛，2年前急性心内膜下心肌梗死，6 h前患者无明显诱因出现胸闷伴呼吸困难，活动后加重，无咳嗽、咳痰，无恶心、呕吐、误吸，无发热、头晕、胸痛，未经治疗患者症状加重，4 h前出现意识不清，排除环境因素，考虑肺炎、慢性阻塞性肺疾病、冠心病等，待完善相关检查后进一步诊断。

（二）体格检查

1. 重点检查内容及目的　呼吸运动是否正常，肋间隙是否正常，双肺听诊、叩诊有无异常，有无胸膜摩擦感，有无皮下捻发感。心脏体格检查：心浊音界是否扩大，心尖搏动是否正常，心率和心律是否正常，各瓣膜听诊区是否可闻及杂音，有无心包摩擦感，有无双下肢水肿。

体格检查结果

T 36 ℃，P 90 次/min，R 30 次/min，BP 134/68 mmHg

神志模糊、饮食可，睡眠差，大便2 d未解，小便正常，体重无明显改变。查体：呼吸浅快，心浊音界扩大，肋间隙正常，无胸膜摩擦感，无皮下捻发感，叩诊清音，双肺呼吸音粗。心脏：心前区无隆起，心尖搏动正常，心率90次/min，律绝对不齐，各瓣膜听诊区可闻及明显杂音，无心包摩擦感。双下肢水肿。

---

2. 思维引导　经上述检查不能排除肺源性心脏病、脑卒中、心功能不全；下肢水肿的患者不排除低蛋白血症、肾功能不全所致，进一步行实验室检查(肝功能及肾功能检查等)及影像学检查，明

确诊断。

(三)辅助检查

1. 主要内容及目的

(1)血常规、ESR、CRP:进一步证实感染性疾病。

(2)心电图:明确是否有心肌缺血、心律失常等。

(3)动脉血气分析:明确是否有呼吸衰竭,判断病情的严重程度。

(4)胸部影像学:明确肺部感染情况。

(5)血清支原体抗体、军团菌抗体、病毒抗体系列等:查找致病源。

(6)痰脱落法细胞学检查:查肿瘤细胞以排除肺部肿瘤。

(7)痰涂片、抗酸染色、痰细菌培养加药敏试验:以针对致病菌调整药物。

(8)心脏彩超:心脏功能、心脏大小及心脏结构,间接测量评估肺动脉压,排除其他心脏疾病。

(9)肝肾功能电解质:是否有肝肾功能的损害、电解质紊乱。

辅助检查结果

(1)血常规:WBC 4.14×10^9/L,N% 73.5%,L% 18.5%,RBC 2.92×10^{12}/L,Hb 95.0 g/L,PLT 120×10^9/L。

(2)CRP 17.11 mg/L;ESR 10.00 mm/h。

(3)心电图:心房颤动伴快心室率;不完全性右束支传导阻滞;提示陈旧性前间壁心肌梗死;T波多数导联平坦、倒置。

(4)动脉血气分析(未吸氧)pH 7.240,$PaCO_2$ 74.80 mmHg,PaO_2 53 mmHg,HCO_3^- 32.00 mmol/L。

(5)胸部影像学:两肺炎症;心影增大,主动脉结钙化。

(6)血清支原体抗体(1:320)(-)、军团菌抗体(-)、病毒抗体系列(-)。

(7)痰涂片革兰氏阴性球菌、革兰氏阴性杆菌生长,痰查结核分枝杆菌阴性,痰培养待结果。

(8)心脏彩超:左心房、右心增大,二尖瓣中度关闭不全,主动脉瓣退行性变并轻度关闭不全,三尖瓣重度关闭不全,肺动脉高压(重度),心律失常,心包积液,左心功能下降。

(9)血生化:ALT 121 U/L,CK 190 U/L,LDH 933 U/L,K^+ 4.67 mmol/L,Na^+ 139.0 mmol/L,Cl^- 99.00 mmol/L,CR 108.5 μmol/L。

---

2. 思维引导　患者老年女性,胸片示:两肺炎症。心影增大,主动脉结钙化。血气分析示:Ⅱ型呼吸衰竭,PaO_2 低,$PaCO_2$ 分压高,因患者意识障碍,应给予持续有创呼吸机辅助通气,患者冠心病、高血压、心房颤动病史,心率快、BNP高,心电图:①心房纤颤;②不完全性右束支传导阻滞;③前间壁心肌梗死,请结合临床分期;④下壁及侧壁心肌缺血改变。结合心脏彩超示:①左心房、右心增大;②二尖瓣中度关闭不全;③主动脉瓣退行性变并轻度关闭不全;④三尖瓣重度关闭不全;⑤肺动脉高压(重度);⑥心律失常;⑦心包积液;⑧左心功能下降。

(四)初步诊断

分析上述病史、查体、辅助检查结果,支持以下诊断:①昏迷查因:肺性脑病? 脑卒中? ②Ⅱ型呼吸衰竭;③陈旧性心肌梗死PCI术后;④心力衰竭;⑤心房颤动;⑥高血压病2级(极高危组);⑦三叉神经痛。

二、治疗经过

(一)初步治疗

1.治疗过程

(1)鼻气管插管接有创呼吸机通气,低流量持续吸氧(2 L/min)。

(2)注射用比阿培南0.30 g,每6 h 1次,静脉滴注。

(3)氨溴索注射液30 mg,每日3次,静脉滴注。

(4)吸入用乙酰半胱氨酸溶液0.3 g+吸入用布地奈德混悬液2 mg,每日2次,雾化吸入。

(5)哌拉西林/他唑巴坦针4.50 g,每8 h 1次,静脉滴注。

(6)注射用雷贝拉唑20 mg,每日1次,静脉滴注。

(7)琥珀酸美托洛尔缓释片23.75 mg,每日1次,鼻饲。

(8)曲美他嗪缓释片35 mg+利伐沙班片25 mg,每日2次,鼻饲。

(9)沙库巴曲缬沙坦钠片早50 mg 晚100 mg,每日2次,鼻饲。

(10)枯草杆菌二联活菌肠溶胶囊0.25 g,每日3次,鼻饲。

(11)呋塞米片20 mg,每日2次,鼻饲输注。

(12)单硝酸异山梨酯50 mg+门冬氨酸钾镁针30 mL,每日1次,微量泵泵入。

(13)桉柠蒎肠溶软胶囊0.3 g,每日1次,口服。

2.思维引导

患者血气分析示Ⅱ型呼吸衰竭,PaO_2低,$PaCO_2$高,应予低浓度持续吸氧。因患者意识障碍,持续有创呼吸机辅助通气,给予留置胃管、护胃、肠内营养支持治疗,预防应激性溃疡,调节肠道菌群、通便,避免肠道功能紊乱、肠梗阻等并发症。患者高龄,炎症指标高,肺部感染,且免疫力低下,结合胸部CT:左肺上叶舌段及双肺下叶轻微慢性炎症,继续给予比阿培南针抗感染,辅以化痰平喘药物治疗,动态监测炎症指标。患者冠心病、高血压、心房颤动病史,心率快、BNP高,继续鼻饲降压、营养心肌等药物,并予抗凝,注意密切监测出入水量、BNP、心肌酶、肌钙蛋白、心电图等指标,必要时心内科会诊指导治疗。患者入院时意识障碍,经治疗后患者嗜睡状,可见肢体活动,考虑肺性脑病可能性大,择期予头颅胸部CT检查,必要时请神经内科会诊。

(二)治疗效果

1.症状

治疗5 d后,急性生理与慢性健康评分(APACHEⅡ)评分25,镇痛镇静药物逐渐减量,最高体温36.6 ℃,经鼻气管插管接呼吸机辅助通气,间断脱机鼻导管吸氧。

2.查体

神志较前清晰,心电监护示心率98次/min,血压124/44 mmHg,呼吸14次/min,血氧饱和度98%,心浊音界扩大,心律绝对不齐,各瓣膜听诊区可闻及明显杂音,无心包摩擦感,双下肢水肿。

3.辅助检查

血气分析:pH 7.40,$PaCO_2$ 36.00 mmHg,PaO_2 86.6 mmHg,K^+ 3.80 mmol/L,Na^+ 146.0 mmol/L,Cl^- 118.00 mmol/L,Ca^{2+} 1.50 mmol/L,Glu 7.90 mmol/L,ABE −2.100 mmol/L,AG 5.30 mmol/L。动态心电图:①基础心律为异位心律。全程心搏总数及平均心率均高于正常范围。②持续性心房纤颤。③偶发室性期前收缩。④长RR间期大于2.0 s,共检出1次,最长持续2.025 s。⑤持续性ST-T改变:未见明显异常的动态变化。⑥前间壁局灶性心肌梗死。

(三)病情变化

入院第8天,患者APACHEⅡ评分18。神志转清,精神可,间断咳嗽,咳白色黏液痰,偶有胸闷,烧心。

1.患者病情变化的可能原因及应对

患者神志转清,但是肺部感染症状较前加重,应激反应和长期用药导致胃肠道反应加重。查体:体温36.8 ℃,鼻导管吸氧(4 L/min)。心电监护:心率

100 次/min,血压 140/60 mmHg,呼吸 18 次/min,血氧饱和度 100% 。双肺少许湿啰音,双下肢水肿。

2. 辅助检查　血气分析:pH 7.39,PaO$_2$ 151.0 mmHg,Hb 94.00 g/L,HCT 28.90% ,SpO$_2$ 99.20% ,Cl$^-$ 113.00 mmol/L,Ca^{2+} 1.35 mmol/L,BE 3.10 mmol/L,HCO$_3^-$ 27.90 mmol/L,PaCO$_2$ 58.90 mmol/L,AG 5.00 mmol/L。彩超示:双侧胸腔积液。

3. 思维引导　患者意识情况较前明显好转,头颅 CT 结果提示腔隙性脑梗死,排除急性脑血管病,经间断呼吸机脱机观察生命体征平稳,血气分析示Ⅱ型呼吸衰竭好转,相应指标亦有所改善,双肺湿啰音,遂床旁纤维支气管镜下支气管肺泡灌洗,并抽取灌洗液送检细菌培养,加强排痰与呼吸功能锻炼,预防应激性溃疡,给予保护胃黏膜药物应用,及时复查胸片、胸部彩超、血常规、CRP 等炎症指标情况,若痰培养、细菌培养阴性及炎症指标明显下调,可降低抗生素级别应用级别。

治疗 12 d 后

(1)无发热,胸闷好转,仍间断咳嗽,痰量减少。

(2)查体:神志清,呼吸 17 次/min,口唇无发绀,双肺闻及少量湿啰音,下肢水肿减轻。

(3)血气分析:pH 7.43,PaCO$_2$ 48.40 mmHg,PaO$_2$ 124.0 mmHg,BE 8.40 mmol/L。

(4)胸部 X 线:两肺炎症,较前减轻,心影增大。

(5)血常规:WBC 4.6×10^9/L,RBC 3.5×10^{12}/L,N% 70.8% ,L% 17.8% ,Hb 98.0 g/L,PLT 133×10^9/L。

(6)痰培养(−),CRP 2.64 mg/L。

(7)肝功能:ALT 42 U/L,AST 49 U/L,GGT 100 U/L,ALB 33.7 g/L,NT – proBNP 4 302.0 pg/mL。

三、思考与讨论

患者既往慢性喘息病史,且心房颤动、心力衰竭、高血压病史多年,突发胸闷、呼吸困难 6 h,加重伴意识不清 4 h 来院,急查血气分析提示 pH 7.240,PaCO$_2$ 74.80 mmHg,PaO$_2$ 53 mmHg,HCO$_3^-$ 32.00 mmol/L,应与脑卒中、脑出血等急性脑血管意外疾病相鉴别,脑血管意外也可出现意识不清,但多伴偏瘫、颅神经损害等局灶性神经缺损体征,行头颅 CT、磁共振可协助诊断。入院后为缓解呼吸衰竭,急行气管插管,呼吸机辅助通气,并应用镇静镇痛药物,避免加重颅脑水肿;患者后续出现咳嗽、咳痰伴有胸闷症状,肺部 CT 提示左肺上叶、双肺下叶慢性炎症,双侧胸腔积液、心包积液伴胸膜增厚。针对此情况给予纤维支气管镜下支气管肺泡灌洗,减轻肺部感染与继发症状。此类高龄患者往往合并较多基础疾病,在治疗肺性脑病的同时,兼顾护胃、保肝、利尿、降压、营养心肌等相关治疗,避免加重其他脏器负担,出现脓毒血症休克、DIC、ARDS、多脏器功能衰竭等情况,总体治疗难度较高。

四、练习题

1. 肺性脑病的常见临床表现有哪些?
2. 肺性脑病的发生机制与诱发因素有哪些?
3. 肺性脑病的临床救治方案有哪些?

五、推荐阅读

[1]蔡柏蔷,李龙芸.协和呼吸病学[M].2 版.北京:中国协和医科大学出版社,2011.

[2]陈荣昌,钟南山,刘又宁.呼吸病学[M].3版.北京:人民卫生出版社,2022.
[3]王吉耀,葛均波,邹和建.实用内科学[M].16版.北京:人民卫生出版社,2022.

案例 18　肺栓塞

一、病历资料

(一)门诊接诊

1. 主诉　右下肢活动受限 1 周,右下肢肿胀 2 d,胸闷伴咯血 1 h。

2. 问诊重点　肢体活动受限、肢体肿胀、胸闷和咯血是急诊医学的常见症状,问诊时应注意询问诱因、主要症状及伴随症状、疾病演变过程、诊治经过、治疗效果等。

3. 问诊内容

(1)诱发因素:肢体活动受限有无外伤、劳累、感染、占位等诱发因素。

(2)主要症状:肢体活动受限常见于骨折、关节脱位、炎症、骨肿瘤等疾病,应询问活动受限的部位,活动受限发生的特点,能否自行缓解等。

单一肢体的局限性水肿,多由局部循环不畅导致,常由静脉回流不畅和淋巴回流不畅两种原因引起。

胸闷是呼吸困难的一种形式,患者胸闷症状急性发病,应考虑肺源性(气道梗阻、气体交换障碍等),心源性(急性心力衰竭),中毒性(急性一氧化碳中毒、有机磷中毒),神经精神性(颅脑严重疾病、癔症、焦虑症)和血源性(重度贫血等)。

咯血常见于肺结核、肺癌、肺脓肿、肺炎等呼吸系统疾病,也可见于二尖瓣狭窄、肺栓塞等心血管系统疾病。因此,问诊时应询问患者咯血的量,咯血前症状,出血的颜色,血中有无痰等气道分泌物等。

(3)伴随症状:针对患者肢体活动受限,询问伴随症状时应注意有无皮肤破损;有无畸形;有无出血;有无红肿热痛。

针对患者水肿,注意排除心源性、肝源性,同时有颈静脉怒张往往提示右心衰竭;有无蛋白尿,伴蛋白尿提示肾源性;心动过缓、血压低,常提示甲状腺功能减退;有无消瘦、体重减轻,常见于营养不良性水肿;水肿与月经周期有明显关系,可见于经前期紧张综合征。

针对患者胸闷和咯血,应询问有无咳嗽、咳痰,咳嗽、咳痰常见于支气管扩张症、肺炎、肺脓肿等疾病;有无发热,发热常见于肺结核、肺炎、肺脓肿等感染性疾病;有无胸痛,胸痛多见于肺炎链球菌性肺炎、肺结核、肺梗死、支气管肺炎等;有无意识障碍,出现意识障碍多见于脑出血、脑膜炎、糖尿病酮症酸中毒、尿毒症、急性中毒、重症肺炎等。

(4)诊治经过:应询问本次就诊前是否在其他医疗单位进行了检查,接受过何种诊断,给予何种治疗措施及效果;进行的治疗应说明使用过的药物名称、使用剂量、治疗时间等,以便为本次诊疗提供参考。

(5)既往史:既往患者有无高血压、糖尿病、冠心病、高尿酸血症、慢性肾病、自身免疫病等慢性疾病。高血压急症可引起患者出现水肿、胸闷等症状;糖尿病肾病会导致患者出现肾源性水肿,糖尿病引起的糖尿病足也会导致患者出现肢体活动受限和水肿;冠心病引起的心功能不全可引起胸闷和心源性水肿;高尿酸血症引起的痛风会导致患者出现肢体活动受限;风湿性关节炎、类风湿关节炎等自身免疫病会导致肢体活动受限。慢性肝炎、结核等传染病会引起患者水肿和咯血等表现。有无外伤史和手术史,四肢和胸部的外伤和手术后遗症会导致患者出现活动受限、肢体水肿、胸闷、咯血等症状,应注意询问。有无过敏史,过敏物质的接触和摄入可能会引起胸闷等症状。

（6）个人史:高寒地区居住史易发关节炎导致肢体活动受限;暴露于某些化学物质和粉尘等和吸烟也会引起职业性肺病导致肺部疾病,进而引发胸闷和咯血。

（7）婚育史:患者肢体活动受限,可能是由于骨质疏松导致的脆性骨折所致,女性在绝经后,骨密度会出现断崖式下降,因此,询问月经史有助于判断患者骨质情况。

（8）家族史:有无原发性骨质疏松、心脑血管疾病家族史。这些家族史有助于评估上述疾病的遗传危险度。

问诊结果

　　患者为老年女性,1 周前洗浴时不慎跌倒,右髋部着地,遂感右髋部疼痛,活动受限,不能站立,右下肢呈外展 90° 畸形,遂至当地医院,急查 X 线示:右转子间骨折,行超声示:双下肢深静脉无血栓形成,右下肢皮牵引治疗,辅以低分子量肝素抗凝。2 d 前患者无明显诱因出现右下肢肿胀,给予芒硝外敷、迈之灵片消肿等治疗,经治疗,患者右下肢肿胀未见明显好转。1 h 前患者出现胸闷,测指脉氧 SpO_2 83%,给予鼻导管吸氧,氧流量 3 L/min,吸氧状态下指脉氧 SpO_2 可达 86%,伴咯血,2 h 咯血约 50 mL,给予卡络磺钠注射液治疗。今患者为进一步诊治,来医院急诊科。既往无高血压、糖尿病、心脏病及脑血管疾病等慢性病史,无肝炎、结核、疟疾等传染病史,无手术史,无食物药物过敏史,无吸烟饮酒史,患者已婚,夫妻关系和睦,育有 1 女,体健。患者家中无家族性疾病及遗传病史。

---

4. **思维引导**　跌倒是老年人髋部骨折的常见原因;患者老年女性,自跌倒后出现右下肢活动受限,下肢外展 90°,经 X 线证实为转子间骨折。患者骨折后行皮牵引保守治疗,治疗期间长期卧床,下肢静脉回流受限,易引发深静脉血栓,保守治疗期间虽给予抗凝治疗,但患者仍出现有下肢水肿,此时应考虑深静脉血栓形成影响静脉回流造成下肢水肿,通过下肢静脉彩超可明确深静脉通畅情况,通过血凝试验可明确患者是否存在高凝状态。1 h 前患者突发呼吸困难,伴咯血,考虑为下肢深静脉栓子脱落,造成肺栓塞,进而出现肺换气功能障碍,引发顽固性低氧血症;肺栓塞同样可导致肺动脉高压和肺梗死,进而诱发咯血。

（二）体格检查

1. **重点检查内容及目的**　患者骨折后卧床保守治疗,应注意身体骶尾部、足跟部有无压疮;同时应注意患者有无畸形、异常活动、骨擦音和/或骨擦感等骨折特有体征;此外,皮肤是否完整及有无骨外露有助于判断开放性或闭合性骨折。患者下肢水肿,应注意检查患者有无下肢疼痛、浅静脉曲张,小腿深压痛,体温升高和脉率加快等股白肿表现,严重者可出现肿胀肢体压迫动脉,足背动脉和胫后动脉搏动消失,小腿和足背出现水疱,皮肤温度明显下降并呈青紫色等股青肿表现。对于外伤后长期卧床引起的胸闷和咯血,应警惕肺栓塞的可能性,查体时应注意患者有无呼吸急促,口唇发绀,肺部哮鸣音、湿啰音、胸腔积液等体征。咯血也可能由循环系统疾病引起,因此,应监测患者血压、心率等血流动力学指标,同时应检查有无颈静脉充盈,听诊有无肺动脉瓣区第二心音亢进（$P_2 > A_2$）或分裂,三尖瓣区收缩期杂音。

体格检查结果

T 35.7 ℃,R 30 次/min,P 105 次/min,BP 102/74 mmHg

神志清,精神紧张,呼吸急促,端坐位,口唇发绀,颈静脉无怒张,肝颈静脉回流征阴性,气管居中,全身浅表淋巴结未触及,胸廓对称,听诊左肺和右肺上叶听诊清音,右下肺可闻及细小湿啰音,无胸膜摩擦音,剑突下间心脏搏动位于第 5 肋间左锁骨中线内侧 1 cm,心尖搏动增强,心界不大,心率 105 次/min,律齐,肺动脉瓣区第二心音亢进(P_2>A_2),未闻及奔马律。右下肢呈 90° 外展畸形,髋部活动受限,右下肢呈凹陷性水肿,皮肤苍白,无破损,皮温较对侧高,浅静脉曲张,小腿深压痛,足背动脉可触及。余查体正常。

---

2. 思维引导　经上述检查,患者右下肢呈 90° 外展畸形,髋部活动受限,结合外院 X 线,提示右转子间骨折可能;右下肢水肿,皮肤苍白,皮温较对侧高,浅静脉曲张,小腿深压痛,不排除下肢深静脉血栓形成;患者心尖搏动增强,心动过速,肺动脉瓣区第二心音亢进(P_2>A_2),右下肺可闻及细小湿啰音,提示肺动脉高压;尚需进一步完善血凝试验、右髋部 CT 及三维重建、双下肢深静脉彩超、CT肺动脉造影等检查,明确诊断。

(三)辅助检查

1. 主要内容及目的

(1)血常规:明确血红蛋白水平,鉴别患者呼吸困难是否与严重贫血有关。

(2)动脉血气分析:明确是否存在严重低氧血症。

(3)电解质:证实心动过速是否与电解质紊乱有关。

(4)心电图:与其他引起心动过速的心脏疾病相鉴别。

(5)X 线胸片:明确是否有肺动脉高压征、右心扩大征等肺栓塞表现。

(6)血凝试验:通过纤维蛋白原、凝血时间等测定,明确患者是否存在血液高凝状态;通过 D-二聚体测定进行肺栓塞的排他性诊断。

(7)心脏彩超:对提示肺栓塞和排除其他心血管疾病,以及进行急性肺栓塞危险度分层有重要价值。

(8)下肢深静脉彩超:明确下肢深静脉是否有血栓。

(9)髋部 CT 及 CT 肺动脉造影(CTPA):通过髋部 CT 明确有无髋部骨折;通过观察有无肺动脉充盈缺损、轨道征等直接征象、肺野楔形密度增高影明确有无肺动脉血栓。

辅助检查结果

(1)血常规:Hb 121 g/L,WBC 8.5×10^9/L,N% 65% ,PLT 162×10^9/L。

(2)动脉血气分析:pH 7.37,PaO_2 62 mmHg,PaCO_2 32.1 mmHg,HCO_3^- 21.5 mmol/L,乳酸2.7 mmol/L。

(3)电解质:K^+ 4.1 mmol/L,Na^+ 141 mmol/L,Ca^{2+} 2.32 mmol/L,Cl^- 99 mmol/L。

(4)心电图:窦性心动过速,V_1、V_2 导联 T 波倒置,Ⅲ导联可见肺型 P 波。

(5)X 线胸片:右下肺肺纹理变细、稀疏,肺野透亮度增加;右下肺动脉干增宽,肺动脉段膨隆;右下肺楔形膨胀不全。

（6）血凝试验：凝血酶原时间7.3 s，活化部分凝血活酶时间22.5 s，纤维蛋白原测定3.73 g/L，凝血酶时间19.4 s，D-二聚体8.7 mg/L，FDP 2.4 μg/mL。

（7）心脏彩超：右心房径44 mm×31 mm，右心室径19 mm，左心室径47 mm，三尖瓣反流1.2 m/s，肺动脉压32 mmHg，EF 57%。

（8）下肢深静脉彩超：右下肢自髂静脉至小腿深静脉管腔内可见数个实性回声，大小分别为52 mm×21 mm、34 mm×18 mm、21 mm×13 mm、不能压闭。CDFI显示管腔内偏心性狭窄，可见"溪流状"血流信号。

（9）髋部CT及CT肺动脉造影（CTPA）：髋部CT示右股骨近端骨皮质不连续，骨折断端错位，骨折线自大转子至小转子走行，小转子游离。CT肺动脉造影（CTPA）示自右肺动脉主干至右肺下叶背段肺动脉内可见充盈缺损，右下肺野可见楔形密度增高影。

2. 思维引导　根据该患者跌倒后下肢畸形病史，结合外院右髋部X线检查及医院髋部CT，支持右转子间骨折诊断；患者高龄、长期卧床、存在下肢深静脉血栓形成的危险因素，结合右下肢查体及双下肢深静脉彩超等检查，支持右下肢深静脉血栓形成的诊断；患者存在低氧血症、鼻导管吸氧未明显改善，血凝试验提示患者存在高凝状态，血常规除外因贫血导致低氧血症，肺CTPA检查可见肺动脉血栓形成，支持肺栓塞诊断。

（四）初步诊断

结合患者病史、体格检查、辅助检查等结果，支持以下诊断：①肺栓塞；②右转子间骨折；③右下肢深静脉血栓形成。

二、治疗经过

（一）初步治疗

1. 治疗过程

（1）持续面罩吸氧（5 L/min）。

（2）那屈肝素钙注射液4000 U，每12 h 1次，皮下注射。

（3）注射用阿替普酶10 mg，静脉注射（持续2 min）+65 mg，静脉泵入（持续2 h）。

（4）介入治疗：行下腔静脉滤器置入术。

（5）手术治疗：行右转子间骨折闭合复位防旋股骨近端髓内钉（PFNA）固定术。

2. 思维引导　患者血气分析提示存在低氧血症，低流量鼻导管吸氧效果欠佳，为改善患者氧合状态，应给予面罩吸氧。患者下肢深静脉血栓形成，为有效防止血栓再形成，给予那曲肝素抗凝治疗。患者深静脉血栓形成时间短，仍在溶栓时间窗（14 d）内，给予患者阿替普酶溶栓治疗。为避免下肢深静脉血栓脱落加重肺栓塞，给予置入下腔静脉滤器。患者发生下肢深静脉血栓和肺栓塞的原发疾病为右转子间骨折，保守治疗长期卧床，下肢深静脉血流瘀滞，血栓形成。给予右转子间骨折切开复位内固定术有利于患者下肢康复训练，促进静脉回流，预防深静脉血栓进一步形成。

（二）治疗效果

1. 症状　治疗1周后，患者右下肢肿胀减轻，胸闷及咯血症状消失。

2. 查体　T 36 ℃，P 87次/min，R 20次/min，BP 107/69 mmHg，不吸氧时SpO₂ 96%；神志清，精神可，可平卧，右下肢手术切口无异常分泌物，右足外旋纠正，右下肢水肿减轻，可见皮纹，右肺底可闻及少量湿啰音，心脏搏动位于第5肋间左锁骨中线内侧1 cm，心尖搏动正常，心率87次/min，律齐，各瓣膜区未闻及杂音。

3.辅助检查　血气分析:pH 7.37,PaO_2 91 mmHg,$PaCO_2$ 35 mmHg,HCO_3^- 22.4 mmol/L,乳酸 1.2 mmol/L。血凝试验:PT 11.8 s,APTT 31.3 s,Fib 3.7 g/L,TT 14.4 s,D-Dimer 3.09 mg/L,FDP 0.8 μg/mL。心脏彩超右心房径 43 mm×34 mm,右心室径 21 mm,左心室径 46 mm,三尖瓣反流 1.3 m/s,肺动脉压 18 mmHg,EF 63%。下肢深静脉彩超:右下肢髂静脉至小腿深静脉管腔内可见数个实性回声,大小分别为 32 mm×13 mm、20 mm×9 mm、不能压闭。CDFI 显示管腔内偏心性狭窄,可见"细束状"血流信号。CT 肺动脉造影(CTPA):右肺动脉主干至右肺下叶背段肺动脉内充盈缺损减小,右下肺野楔形密度增高影面积减小。右髋部 X 线:右转子间骨折对位对线可,内固定在位。

三、思考与讨论

肺栓塞是以各种栓子阻塞肺动脉或其分支为发病原因的一组疾病或临床综合征的总称,根据不同栓子类型,肺栓塞分为肺血栓栓塞症、脂肪栓塞综合征、羊水栓塞、空气栓塞、肿瘤栓塞等。肺栓塞以肺血栓栓塞症最常见,其栓子主要来自下肢深静脉和盆腔静脉。

以往,由于对下肢深静脉血栓及肺栓塞认识的不足,肺栓塞导致的猝死是住院患者院内死亡的首要原因。近年来,随着对肺栓塞认识的加深及对抗凝治疗理解的深入,肺栓塞的发生率已大大降低,但其仍是急诊科常见的急危重症,了解其致病机理,早期识别,有助于提高肺栓塞的救治成功率。

肺栓塞导致肺血流减少,肺泡无效腔增大,肺内通气/血流比值失调;同时,栓塞部位的肺泡萎陷,肺泡表面活性物质减少,气体交换面积减少,可导致患者出现顽固性低氧血症,部分患者还有代偿性过度通气。

肺栓塞的症状多样,其常见症状有呼吸困难、胸痛、晕厥、情绪烦躁、咯血等。体征主要集中在呼吸和循环系统。肺部主要体征有呼吸运动频率加快,口唇发绀,肺部哮鸣音和/或细湿啰音或胸腔积液体征等。循环系统的体征主要有:心动过速,肺动脉瓣区第二心音亢进等。对于伴有下肢深静脉血栓的肺栓塞患者,可出现下肢肿胀、压痛、皮肤苍白等表现(股白肿),若不及时处理,肿胀进一步压迫下肢动脉,表现为下肢缺血性改变,足背动脉消失,小腿水疱出现,皮温下降及皮肤颜色呈青紫色,称股青肿。股青肿进一步发展,可能导致截肢。

肺栓塞的确诊方法有 CT 肺动脉造影、放射性核素肺通气/血流灌注显像、磁共振成像和磁共振肺动脉造影、肺动脉造影等多种方法。此外,血浆 D-二聚体检测、动脉血气分析、心电图、心脏彩超、下肢深静脉彩超在肺栓塞的排除诊断和病因诊断方面发挥着重要作用。

早期诊断、早期干预是处理急性肺栓塞的主要原则。对疑诊肺栓塞的患者,应严密监护,监测呼吸、心率、血压、心电图和血气变化。卧床休息,避免过度活动导致深静脉血栓再次脱落加重病情。对于有低氧血症的患者,可给予鼻导管吸氧或面罩吸氧;对合并血流动力学不稳的患者,可给予血管活性药物。

抗凝治疗是治疗肺栓塞的基本方法,常用的抗凝药物有普通肝素、低分子量肝素、磺达肝癸钠、华法林及新型口服抗凝药物利伐沙班等。通过抗凝治疗,可有效防止血栓再发,为机体发挥纤溶机制溶解血栓创造条件。

对于急性肺栓塞,部分患者可考虑溶栓治疗,溶栓的时间窗一般为 14 d,常用的溶栓药有尿激酶、链激酶和重组组织型纤溶酶原激活剂,溶栓治疗可加速血栓溶解,但存在出血风险,应严密监护。

血栓抽吸术、血栓摘除术和放置静脉滤器是治疗肺栓塞、预防严重并发症发生的重要手段,必要时可严密评估后应用。

早期识别、早期预防和早期诊治是提高肺栓塞预后的关键。急诊医生通过掌握肺栓塞等相关诊治原则,有利于减轻患者的疾病负担,改善患者预后,促进早期康复。

四、练习题

1. 肺栓塞的诊断依据有哪些?
2. 肺栓塞的急诊处置原则有哪些?

五、推荐阅读

[1]葛均波,徐永健,王辰.内科学[M].9版.北京:人民卫生出版社,2018.
[2]于学忠,黄子通.急诊医学[M].北京:人民卫生出版社,2015.

第四章　消化系统疾病

案例 19　急性消化道出血

一、病历资料

（一）急诊接诊

1. 主诉　间断中上腹不适 7 年,呕血、黑便 2 年,再发 3 d。

2. 问诊重点　中上腹不适、呕血、黑便均为消化系统常见症状,患者慢性发病,问诊时应注意病程中主要症状及伴随症状特点、疾病演变过程、诊治经过、治疗效果等。

3. 问诊内容

（1）诱发因素:有无饮酒、进食辛辣刺激食物、着凉感冒、劳累、熬夜等诱发因素。症状出现前是否经历愤怒或恐惧等情绪波动,生活规律有无变化,发病前服用过什么药物,如感冒药、止痛药、抗凝药等。如有无服用阿司匹林等药物,剂量多少,是否同时服用抑酸或保护胃黏膜的药物。

（2）主要症状:消化道出血的临床表现主要有呕血、黑便、便血、大便隐血、血容量不足及贫血等相关症状。消化道出血中上消化道占比约为 50%,下消化道约为 40%,中消化道约为 10%。该患者有呕血、黑便及贫血相关症状,考虑上消化道出血可能性大。

（3）伴随症状:以往有无慢性中上腹不适史,是否伴有腹痛、腹胀、黄染、血小板减少等,尿量是否正常。该患者考虑上消化道出血可能性大,可能合并肝功能不全、肝肾综合征、门静脉高压、腹水、脾功能亢进等相应的症状。

（4）诊治经过:包括有无完善血常规、肝肾功、凝血功能、彩超、CT 及胃肠镜等辅助检查;是否用药,用何种药物、具体剂量、效果如何;有无输血,血制品的种类;以便于快速制定下一步诊治方案。

（5）既往史:应详细询问既往有无乙型肝炎、丙型肝炎等肝炎病史,有无服用抗病毒等药物治疗。有无高血压、糖尿病、心脏疾病病史,有无脑血管疾病病史,有无手术、外伤史,有无输血及献血史,有无食物、药物过敏史。

（6）个人史:有无饮酒、吸烟、吸毒史等。

（7）家族史:有无肝炎、遗传病等家族史。

问诊结果

患者为老年女性,68 岁,发现“乙型病毒性肝炎”7 年余,规律口服“恩替卡韦”“呋塞米”“螺内酯”等药物治疗。2 年前因“上消化道出血”行“食管-胃底静脉曲张套扎术”,后又反复出血多次住院进行输血等治疗。“糖尿病”病史 1 年余,未予治疗,血糖波动在 8~11 mmol/L。

无慢性肾脏疾病、高血压、冠心病等。7年前无明显诱因出现上腹部不适,伴乏力、食欲减退,无发热、腹痛、腹胀、呕吐等症状,2年前上述症状加重,反复出现呕血、黑便,伴腹胀、腹痛、皮肤黄染、头晕、胸闷等症状,住院进行"食管-胃底静脉曲张套扎术"及多次输血等治疗。3 d前进食油炸食物后再次出现呕血,呕吐物为暗红色,呕吐4次,总量约为1200 mL,伴头晕、心慌、冷汗,无腹痛、意识障碍,排柏油便2次,量约500 g。遂至当地医院就诊,诊断为"肝硬化并消化道出血",查血常规:WBC $1.6×10^9$/L,PLT $50×10^9$/L,Hb 65 g/L。肝功能:ALT 110.12 U/L,AST 92.5 U/L,白蛋白23.7 g/L。彩超:①肝实质弥漫性损伤;②肝囊肿;③胆囊壁厚毛糙;④门静脉增宽;⑤右肾囊肿;⑥脾大。给予输血等对症治疗(具体不详),为求进一步诊治,急诊以"乙肝肝硬化失代偿期、消化道出血、重度贫血"收入院。自发病以来,神志清,精神欠佳,睡眠欠佳,小便量少,体重减轻约3 kg。

4. 思维引导　急性消化道出血患者多以"呕血、黑便"为症状就诊。短时间内失血量超过1000 mL或循环血容量的20%,称为急性消化道大出血。此患者出现呕血、黑便、头晕等表现,结合既往病史,考虑静脉曲张急性上消化道大出血。

(二)体格检查

1. 重点检查内容及目的　门静脉侧支循环形成、脾大及腹水是诊断门静脉高压的要点。查体应注意有无皮肤及巩膜黄染、腹壁静脉曲张、蜘蛛痣、脾大等。体检时发现腹壁静脉曲张或胃镜观察到食管-胃底静脉曲张均可反映门静脉侧支循环形成,肋缘下触及脾提示可能有门静脉高压。

体格检查结果

T 36.2 ℃,R 28 次/min,P 120 次/min,BP 92/56 mmHg

神志尚清,精神差,伴有面色苍白,贫血貌,皮肤及巩膜无黄染,颈部可见蜘蛛痣,双下肢凹陷性水肿,腹平坦,上腹壁可见静脉曲张,无胃肠型及蠕动波,腹部无压痛、反跳痛。肝脾肋缘下可触及,肋下4 cm,Murphy征(-),左、右肾区无叩击痛,输尿管点无压痛,无液波震颤,移动性浊音(-),肠鸣音活跃,约11 次/min。

2. 思维引导　经上述体格检查有肝硬化体征,蜘蛛痣、肝掌、脾大、腹壁静脉曲张常见于肝硬化门静脉高压。监测心率增快,收缩压较基础血压降低达30 mmHg,且伴有头晕、心慌、出冷汗等循环容量不足的表现,休克指数为1.3,综合上述情况患者出血量>1000 mL。下肢水肿的患者不排除低蛋白血症、肾功能不全所致,需行实验室检查(肝功能及肾功能检查等)及影像学检查,进一步明确诊断。

(三)辅助检查

1. 主要内容及目的

(1)血、尿、粪便常规:进一步明确贫血程度,有无活动性出血,是否有脾功能亢进等。

(2)动脉血气分析:明确是否有代谢性酸中毒等,判断失血性休克的严重程度。

(3)肝肾功能、电解质:是否有肝肾功能不全、电解质紊乱等。

(4)传染病筛查、凝血功能:核实传染病史,评估凝血酶原时间活动度等指标。

(5)腹部CT、彩超影像学检查:明确病变部位,评估有无肝硬化、脾大征象。

(6)心电图:明确是否有心肌缺血、心律失常等。

(7)心脏彩超:明确心脏大小及内部结构,心脏收缩与舒张功能、评估肺动脉压,排除其他心脏疾病。

辅助检查结果

(1)血常规:WBC $1.5×10^9$/L,Hb 53.0 g/L,PLT $26×10^9$/L,粪隐血试验:(+++),尿常规自动分析:隐血(+),葡萄糖(++),红细胞89/ μL。

(2)心电图:窦性心动过速。

(3)动脉血气分析:pH 7.22,$PaCO_2$ 30 mmHg,PaO_2 82 mmHg,血红蛋白 50.0 g/L,HCO_3^- 16 mmol/L,Lac 3.8 mmol/L。

(4)心脏彩超:右心房内径48 mm×35 mm,右心室内径23 mm,左心室内径45 mm,二尖瓣少量反流,三尖瓣轻度反流,EF 56%。

(5)生化:K^+ 3.3 mmol/L,Na^+ 130 mmol/L,肌酐121 μmol/L,尿素氮6.5 mmol/L,谷丙转氨酶25 U/L,谷草转氨酶36 U/L,总蛋白54.3 g/L,白蛋白28.00 g/L,前白蛋白71 mg/L。

(6)传染病筛查:乙型肝炎病毒抗原(化学发光)阳性(+)。凝血功能:凝血酶原时间16.50 s,凝血酶原时间活动度59.00%,国际化标准比值1.40,活化部分凝血活酶时间40.90 s,纤维蛋白原测定1.05 g/L,D-二聚体3.79 mg/L。

(7)CT:肝硬化,脾大,门静脉高压,肝内多发囊肿,胆囊结石,胆囊炎考虑,请结合临床;双下肺炎症,双上肺小类结节,炎性考虑,双侧胸腔少量积液。

(8)US:肝体积小,弥漫性回声改变,胆囊壁毛糙,门静脉增宽,脾大并脾静脉增宽。

2.思维引导 脾大、肝形态变化均可通过超声、CT证实。门静脉高压时腹部超声可探及门静脉主干内径>13 mm,脾静脉内径>8 mm,还可检测门静脉的血流速度及方向。腹部增强CT及门静脉成像可清晰、准确显示门静脉属支的形态改变、门静脉血栓、海绵样变及动静脉瘘等征象,有利于对门静脉高压状况进行较全面的评估。

(四)初步诊断

分析上述病史,结合查体、实验室及影像学等辅助检查结果,支持以下诊断:①上消化道出血,失血性休克,重度贫血;②乙型肝炎后肝硬化失代偿期;③门静脉高压,脾大,脾功能亢进;④电解质代谢紊乱;⑤低蛋白血症;⑥肺部感染;⑦胆囊炎,胆囊结石;⑧凝血功能异常;⑨2型糖尿病。

二、治疗经过

(一)初步治疗

1.治疗过程

(1)心电监护,保持呼吸道通畅,吸氧(2 L/min),禁食,留置胃管。

(2)建立静脉输液通道,快速输液纠正休克,积极申请红细胞、血小板、冰冻血浆等血制品,同时给予保肝、补充白蛋白、维持电解质平衡、营养支持等治疗。

(3)药物止血:抑酸药、奥曲肽、特利加压素等降低门静脉压力,胃管灌注去甲肾上腺素冰盐水溶液及凝血酶等局部止血。

(4)经以上保守治疗无效后急诊行"经颈静脉肝内门体静脉分流术(TIPS手术),腹腔动脉造影+超选择性脾动脉、胃左动脉、胃十二指肠动脉造影并栓塞术,选择性胃短静脉、胃冠状静脉造影并栓塞术"。

(5)术后第7天,患者再次出现黑便,血压89/56 mmHg,急诊行"脾切除术+贲门周围血管离断术"。

2. 思维引导　不论是急性非曲张静脉出血或静脉曲张破裂出血,均可以采取以下措施止血。

(1)药物止血:质子泵抑制剂(PPI)是目前最强效的抑酸药,常用于消化道出血的治疗。生长抑素及类似物奥曲肽、特利加压素等药物可通过减少门静脉血流量,降低门静脉压力,用于食管–胃底静脉曲张出血。插入胃管可灌注去甲肾上腺素冰盐水溶液及凝血酶等局部止血。

(2)内镜治疗:包括注射药物、电凝及使用止血夹等。对于静脉曲张性出血,当出血量为中等以下,应紧急采用内镜下食管曲张静脉套扎术等,止血成功率与视野是否清楚、操作医生的技术水平有关。因该患者在积极抢救休克的基础上,生命体征仍不稳定,未行急诊胃镜治疗。

(3)介入治疗:经颈静脉肝内门体静脉分流术(TIPS)对急性静脉曲张性大出血的止血率达到95%。最近有相关共识认为,对于大出血和估计内镜治疗成功率低的患者应在72 h内行TIPS。择期TIPS通常对患者肝功能要求在Child–Pugh评分B级,食管–胃底静脉曲张急性大出血时,TIPS对肝功能的要求可放宽至Child–Pugh评分C级。

(4)手术治疗:对药物、内镜及介入治疗仍不能有效止血,持续出血危及生命的患者,应果断急诊行手术治疗。该患者肝硬化失代偿期,反复消化道出血,合并凝血功能障碍、血小板减少等问题,采用药物、介入TIPS治疗等手段仍不能确切止血,且内镜存在相对禁忌,急诊手术探查应作为挽救其生命的可选方式。

(二)治疗效果

1. 症状　大便呈黄色,无发热、腹痛等不适。

2. 查体　神志清,R 18次/min,双下肢无水肿,腹平坦,上腹壁可见静脉曲张,无胃肠型及蠕动波,腹部无压痛、反跳痛,Murphy征(−),移动性浊音阴性,肠鸣音约4次/min。

3. 辅助检查　血常规:WBC $6.5×10^9$/L,RBC $3.0×10^{12}$/L,Hb 80 g/L,PLT $76×10^{12}$/L。肝功能:谷丙转氨酶35 U/L,谷草转氨酶46 U/L,总蛋白59.3 g/L,白蛋白31.0 g/L,前白蛋白82 mg/L。

三、思考与讨论

上消化道出血中食管–胃底静脉曲张出血约占25%,临床表现以呕血和黑便为主,可伴有晕厥、四肢冰冷、口渴、烦躁、少尿等周围循环衰竭的表现。其出血量大,出血速度快,如果救治不及时,往往会出现失血性休克,严重者可导致死亡,是常见的消化系统急症。内镜检查是目前诊断和鉴别上消化道出血的最主要方法,对活动性出血的患者可行内镜下止血治疗,如内镜下硬化剂注射、组织胶栓塞术、套扎术等。对不能耐受内镜检查或内镜止血失败的食道–胃底曲张静脉破裂出血患者,TIPS等血管介入治疗可明显降低门静脉压力,减小再出血的风险,但术后易发生肝性脑病,对正常生活及工作影响较大。对反复出血病情不稳定,药物、内镜及介入治疗不能有效止血的患者,脾切除+贲门周围血管离断术可作为挽救患者生命的唯一可选方式,还应遵循个体化的原则,根据患者的年龄、肝功能分级、门静脉压力、脾功能亢进程度等,尽可能减少对机体的打击和肝功能损害,以期达到良好的治疗效果。另外,多学科协作诊疗模式(MDT)对成功抢救急性消化道出血患者发挥着至关重要的作用。

四、练习题

1. 消化道出血的常见病因有哪些?
2. 如何对上消化道出血进行评估和诊断?
3. 肝硬化急性消化道出血的治疗要点有哪些?

五、推荐阅读

[1]《中华内科杂志》编辑委员会,《中华医学杂志》编辑委员会,《中华消化杂志》编辑委员会,等. 急

性非静脉曲张性上消化道出血诊治指南(2018 年,杭州)[J].中华内科杂志,2019,58(3):173-180.

[2]陈孝平,汪建平,赵继宗.外科学[M].9 版.北京:人民卫生出版社,2018.

[3]中国医师协会急诊医师分会.急性上消化道出血急诊诊治流程专家共识[J].中国急救医学,2015(10):865-873.

案例 20 急性梗阻性化脓性胆管炎

一、病历资料

(一)门诊接诊

1.主诉 间断右上腹部疼痛 1 年,再发并加重 1 h。

2.问诊重点 患者因上腹疼痛就诊,问诊时应注意询问疼痛的诱因、性质、持续时间、程度,有无向腰背部或者肩背部放射,有无恶心、呕吐、发热、腹泻、黄疸等伴随症状。还应询问有无胸痛胸闷、咳嗽咳痰等症状以与心胸部疾病鉴别。

3.问诊内容

(1)诱发因素:有无饮酒、进食油腻食物、不洁饮食、剧烈活动等诱因以给出鉴别诊断。患者上腹部疼痛重点应考虑肝胆系统疾病、急性胰腺炎、胃十二指肠疾病,同时应注意有无肺炎、胸膜炎、心绞痛等心胸部疾病。询问发病诱因可给出初步的首要鉴别诊断。

(2)主要症状:重点应该询问腹痛的部位、持续时间,以及腹痛的程度及性质。同时还应该询问腹痛加重及缓解的因素,与体位有无关系。一般腹痛部位多为病变所在部位,患者为上腹部疼痛,应重点考虑肝胆、胰腺、胃十二指肠等脏器的病变。一些疾病导致的腹痛与体位的变化相关,也可从中找出诊断线索,如十二指肠壅滞患者左侧卧位、膝胸卧位或者俯卧位可使腹痛缓解;反流性食管炎前屈位腹痛明显、直立位时减轻;胰体癌仰卧位腹痛明显、前倾或俯卧位减轻等。

(3)伴随症状:伴寒战、发热提示胆道系统感染、腹腔脓肿等。伴腹胀、呕吐、肛门停止排气排便提示肠梗阻可能。伴血便提示肠套叠、绞窄性肠梗阻、急性出血坏死性肠炎、肠系膜动脉栓塞、肠系膜静脉血栓形成等。伴血尿提示泌尿系结石、感染、肿瘤等。伴腹泻提示急性胃肠炎、细菌性痢疾、急性盆腔炎等。伴胸闷、咳嗽提示肺炎。伴心律失常提示心绞痛等。

(4)诊治经过:用药否,用何种药、具体剂量、效果如何。

(5)既往史:询问有无"胆囊结石""消化道溃疡"病史。有无心脏病病史,因心绞痛发病时也可能出现右上腹或者上腹部正中疼痛。有无"肝炎"病史。

问诊结果

患者,男性,36 岁,以"间断右上腹部疼痛 1 年,再发并加重 1 h"为主诉就诊。1 年前间断出现右上腹部阵发性疼痛,不剧烈,每次持续数分钟至数小时不等,伴有食欲减退,可自行缓解,未治疗。1 d 前进食油腻食物后再发右上腹部阵发性疼痛,腹痛较前加重且持续时间长伴有发热、黄疸、恶心、呕吐,呕吐物为胃内容物,体温最高 39 ℃。于社区医院输液治疗后无缓解,遂急诊就诊。3 年前体检发现"胆囊结石",未治疗。无高血压、糖尿病、心脏病;无肝炎、肺炎、结核等传染病史；无手术外伤史；无输血史；无过敏史；预防接种随当地社会进行。无烟酒等不良嗜好。

4. 思维引导　患者进食油腻食物后出现右上腹绞痛伴发热、黄疸、恶心、呕吐。患者有明显的 Charcot 三联征，且既往有胆囊结石，首先考虑急性胆管炎的可能。引起急性胆管炎的原因包括：胆管结石、胆道蛔虫病、偶尔为壶腹部周围肿瘤等。胆道阻塞后继发胆汁淤滞和细菌感染急性炎症，最初阶段炎症较轻，临床上仅表现为右上腹部疼痛、发热和黄疸的 Charcot 三联征，可称其为急性胆管炎。若急性胆管炎的梗阻未能解除和炎症得不到有效控制，其病情将进一步恶化，即在"疼、烧、黄"的基础上出现休克及神志改变，也就是 Reynolds 五联征，称之为急性梗阻性化脓性胆管炎（acute obstructive suppurative cholangitis，AOSC）。通过问诊判断该患者初步诊断为急性胆管炎后应立即判断患者有无血压及神志方面的改变。同时应该注意患者有无合并胰腺炎，通过腹部彩超及脂肪酶、淀粉酶的化验可以判断。

（二）体格检查

1. 重点检查内容及目的　首先测量患者的血压、心率。检查患者有无皮肤苍白、湿冷等休克表现，检查患者有无反应迟钝、精神萎靡、嗜睡昏迷、烦躁不安、谵妄等神志改变。有无巩膜及皮肤黄染。其次检查患者腹部体征，AOSC 患者腹部体征以上腹正中偏右深压痛为著，腹肌紧张、反跳痛通常不明显，如右上腹压痛、反跳痛明显，Murphy 征阳性，应考虑合并急性胆囊炎。

体格检查结果

T 40.5 ℃，R 20 次/min，P 125 次/min，BP 100/65 mmHg

患者烦躁不安，皮肤湿冷，由平车推入抢救室。皮肤及巩膜黄染。腹部平坦，无静脉曲张、瘢痕、皮疹、皮下淤血、胃肠型，腹式呼吸减弱。右上腹腹肌稍紧张，深压痛，无反跳痛，Murphy 征阳性。余腹部柔软，无压痛及反跳痛。肝脾肋缘下未触及。肋腰点、肋脊点、上输尿管点、中输尿管点无压痛。腹部叩诊鼓音，移动性浊音阴性。肠鸣音 3 次/min，未闻及血管杂音。双肺呼吸音清，未闻及干、湿啰音，无胸膜摩擦音。

2. 思维引导　患者血压虽然尚在正常范围，但是心率快，再加上患者烦躁不安、皮肤湿冷，提示患者处于休克代偿期，目前已经达到急性梗阻性化脓性胆管炎的标准。应立即开始抗休克治疗，同时需进一步做腹部超声、腹部 CT 或者磁共振胆胰管成像（MRCP）明确胆道梗阻的病因。抽血化验应包括血常规、肝功能、肾功能、电解质、血脂肪酶、血淀粉酶、凝血功能等。

（三）辅助检查

1. 主要内容及目的

（1）影像学检查：超声检查可在床旁进行并能快速评估患者肝、胆囊、肝内外胆管、胰腺及腹腔大血管等情况，对于患者初步诊断提供依据，为首选的辅助检查。但是对于胆总管下端结石由于受到十二指肠的遮挡超声诊断困难。如患者病情允许可行腹部 CT 或者 MRCP 检查，其中 MRCP 对于肝内外胆管结石的诊断通常优于腹部 CT。

（2）动脉血气分析：对于危重患者可查动脉血气分析快速评估患者有无酸碱失衡及电解质紊乱。

（3）血常规、CRP、PCT：进一步证实感染性疾病。

（4）脂肪酶、淀粉酶：明确是否有急性胰腺炎。

（5）心电图：明确是否有心肌缺血、心律失常等。

（6）肝肾功能、电解质：是否有肝肾功能的损害、电解质紊乱。

辅助检查结果

（1）动脉血气分析：pH 7.2，PaO_2 95 mmHg，$PaCO_2$ 20 mmHg，HCT 35%，HCO_3^- 18 mmol/L，BE −10 mmoL/L，Lac 2.2 mmoL/L，K^+ 3.0 mmol/L，Na^+ 127 mmol/L，Cl^- 100 mmol/L。

（2）血常规：WBC $19.2×10^9$/L，N% 90%。

（3）肝功能：总胆红素141.9 μmol/L，结合胆红素115 μmol/L，非结合胆红素26.9 μmol/L，谷丙转氨酶118 U/L，谷草转氨酶56 U/L；谷氨酰转移酶1099 U/L。

（4）CRP 91.76 mg/L；PCT 11.1 ng/mL。脂肪酶（LIP）30.2 U/L；淀粉酶（AMY）40.0 U/L。

（5）心电图：窦性心动过速。

（6）腹部超声：胆囊多发结石、胆囊壁毛糙，肝外胆管扩张。

（7）MRCP：肝外胆管扩张并多发结石、胆囊憩室并多发结石（图4-1～图4-3）。

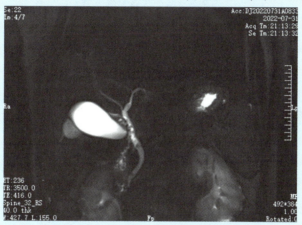

图4-1　MRCP见胆总管多发充盈缺损

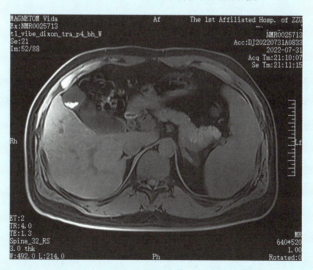

图4-2　胆囊底部憩室形成并多发结石

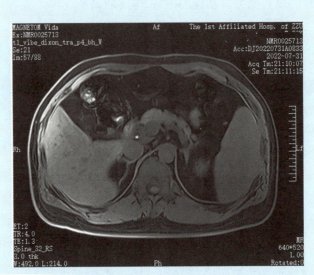

图4-3　胆总管胰腺段结石

2. 思维引导　患者腹痛、发热、黄疸、休克、神志改变,Reynolds 五联征阳性。患者 MRCP 提示胆总管结石。血常规提示白细胞升高,CRP、PCT 显著升高。患者胆红素升高,以结合胆红素升高为主,符合阻塞性黄疸的表现。动脉血气提示代谢性酸中毒、低钠低钾血症。

(四)初步诊断

分析上述病史、查体、化验室检查结果,支持以下诊断:①急性梗阻性化脓性胆管炎;②胆囊结石、胆囊憩室;③代谢性酸中毒、低钾血症、低钠血症。

二、治疗经过

(一)初步治疗

1. 治疗过程

(1)给予纠正休克、纠正水电解质及酸碱失衡、解痉、镇痛、抗炎等治疗。

(2)在纠正休克的同时积极完善术前准备,行内镜逆行胰胆管造影(endoscopic retrograde cholangiao pancreatography,ERCP)检查,术中行内镜十二指肠乳头括约肌切开术(endoscopic sphincterotomy,EST)、胆总管取石、鼻胆管引流(endoscopic nasobiliary drainage,ENBD)。

(3)ERCP 术后3 d 后行"腹腔镜下胆囊切除术"。

2. 思维引导　急性梗阻性化脓性胆管炎属于重症胆管炎,治疗的首要任务是积极抗休克和解除胆道梗阻并引流。解除胆道梗阻的手术方式包括以下3 种。

(1)开腹手术:应当以胆总管切开取石、探查引流为主,在条件允许的情况下可以附加胆囊切除和其他胆道内引流术。

(2)内镜下治疗:随着内镜技术的发展,通过内镜技术进行 EST、ENBD 替代开腹手术,其手术死亡率和病死率也大为降低。内镜胆道减压引流是治疗高危 AOSC 患者的首选方法,具有简便、安全、有效而微创的特点,尤其适用于情况差并伴有多器官功能不全或有多次胆道手术史者。如果患者合并胆囊结石,可于内镜治疗后行腹腔镜下胆囊切除术。

(3)经皮肝穿刺胆道引流(percutaneous transhepatic cholangiographic drainage,PTCD):对于生命

体征不稳的危重患者可能难于配合完成内镜下治疗,此时床旁超声引导(或数字减影)下行 PTCD,既能减压引流,又能控制胆道感染,抢救休克,病情稳定后行胆道造影检查,明确病变性质、部位,为择期手术创造条件,从而降低了紧急手术的病死率和再次手术率。

(二)治疗效果

患者于入院当天急诊行 ERCP,术中见胆总管下端充盈缺损,胆汁呈脓性(图 4-4、图 4-5)。取出结石后留置鼻胆管。术后继续给予保肝、抗感染等治疗,患者未再发热,肝功能持续改善。3 d 后行"腹腔镜下胆囊切除术"。住院 1 周后患者出院。

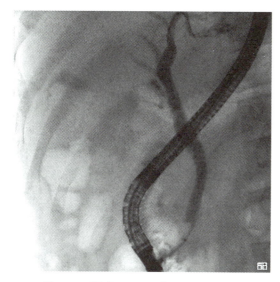

图 4-4　ERCP 见胆总管下端充盈缺损

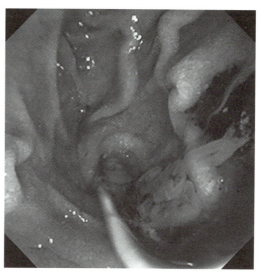

图 4-5　ERCP 插管成功后见脓性胆汁流出

三、思考与讨论

急性梗阻性化脓性胆管炎发病迅猛、死亡率高,属于危重的外科急症。AOSC 的发病原因绝大多数是继发性,其原发病因偶尔为化脓性胆囊炎,多数为胆道结石或胆道蛔虫病,少数可由胆总管末段癌或胰头癌所致。其典型的临床症状包括:右上腹疼痛、发热、黄疸、休克及神志改变。腹部体征方面除上腹部正中偏右部位有深压痛外,腹肌强直和反跳痛多不明显。患者此时常诊断为一般的急性胆管炎。但是其病变多可在短时内发展成为 AOSC,当然有病例也可在发病初始就以胆总管的急性阻塞伴感染而迅速演变为 AOSC。对于此症患者应立即开始抗休克治疗。辅助检查首选彩超,如患者情况允许可行腹部 CT 及 MRCP 检查进一步明确病因。急诊抢救室急查血气分析和肝肾功能检查可有助休克和 MODS 或 MOF 的诊断。对于该病的治疗首要目标是在积极抗休克的同时尽快解除胆道梗阻并引流。采用的方法则应根据不同的医院条件、手术者的经验、患者的病况,权衡得失利弊。先争取做经内镜十二指肠乳头括约肌切开术(EST)和经内镜鼻胆管引流(ENBD),待患者的病情稳定好转,特别是多器官功能障碍(MOF)、弥散性血管内凝血(DIC)等得到控制或缓解,然后再根据具体情况作更为彻底的手术。

四、练习题

1. 急性梗阻性化脓性胆管炎的典型症状和体征有哪些?
2. 急性梗阻性化脓性胆管炎解除胆道梗阻的方式有哪些?

五、推荐阅读

[1] 陈孝平,汪建平,赵继宗.外科学[M].9版.北京:人民卫生出版社,2019.

[2] 张启瑜.钱礼腹部外科学[M].2版.北京:人民卫生出版社,2006.

[3] MIURA F,OKAMOTO K,TAKADA T,et al. Tokyo guidelines 2018:initial management of acute biliary infection and flowchart for acute cholangitis[J]. J Hepatobiliary Pancreat Sci,2018,25(1):31-40.

案例 21 急性胰腺炎

一、病历资料

(一)门诊接诊

1. 主诉 上腹部胀痛伴恶心、呕吐 1 d,加重 2 h。

2. 问诊重点 腹痛、恶心、呕吐均为急腹症常见症状,患者急性发病,问诊时应注意诱因,主要症状及伴随症状特点、疾病演变过程、诊治经过、治疗效果等。

3. 问诊内容

(1)诱发因素:有无暴饮、暴食、饮酒等诱发因素。

(2)主要症状:上腹部急性疼痛常见于急性胰腺炎、消化道穿孔、急性胆囊炎、急性胃炎、肠系膜上动脉栓塞等,同时应询问疼痛有何特点,是持续疼痛,还是间断有缓解;有无放射痛。既往疾病,若有长期胃、十二指肠溃疡,突发的上腹剧烈刀割样痛或烧灼样痛,多为胃、十二指肠穿孔;若为阵发性绞痛,多考虑胆道结石;持续性、广泛性剧烈疼痛,提示急性弥漫性腹膜炎。

(3)伴随症状:有无恶心、呕吐,呕吐量大提示胃肠道梗阻;若伴有反酸、嗳气提示胃十二指肠溃疡;有无发热、寒战,如有应考虑急性胆道感染、急性胆囊炎等,也可见于腹腔外感染性疾病;是否有黄疸,若有黄疸提示与肝胆胰疾病有关。

(4)诊治经过:用药与否,用何种药、具体剂量、效果如何,以利于快速选择药物。

(5)既往史:老年人大多有基础疾病,当出现一个症状或体征时,不能认为是某一种疾病所致,有可能是多种疾病逐步进展、恶化的结果,如患者既往有胃十二指肠溃疡或肿瘤时,可出现急性穿孔;如有胆囊结石,可出现结石脱落引起胆道梗阻、急性胰腺炎等。如有肾衰竭长期透析病史,可出现肠系膜上动脉血栓。

(6)个人史:患者有无酗酒或暴饮暴食习惯,一些消化道疾病与饮酒、饮食有很大关系,如急性胰腺炎、胃十二指肠溃疡等。

(7)家族史:如消化道肿瘤等有家族遗传倾向。

问诊结果

患者为老年女性,农民,1 d 前无明显诱因出现上腹部胀痛,伴恶心、呕吐,呕吐物为胃内容物,呕吐后无缓解。无发热、腹泻等症状。2 h 前上述症状加重,为求进一步诊治来诊,急诊以"腹痛待查"收入院,患者自发病来,食欲减退,未排大便,小便正常,精神欠佳,余无其他明显异常。发现"胆囊结石"3 年余,既往无高血压、冠心病等,无吸烟,无嗜酒。

4. 思维引导　患者有上腹部胀痛伴恶心、呕吐等症状 1 d，加重 2 h。急性上腹痛可见于消化道穿孔、急性胆囊炎、急性胰腺炎、急性阑尾炎、肠系膜上动脉缺血性疾病等。患者既往有胆囊结石病史，无胃、十二指肠溃疡或肿瘤病史，行血液及尿液淀粉酶、脂肪酶检查可协助诊断急性胰腺炎；行腹部彩超及 CT 平扫检查可证实是否有消化道穿孔、急性胆囊炎、急性阑尾炎等；行肝肾功能、血脂检查可协助诊断发病原因。行腹部增强 CT 可协助诊断肠系膜上动脉缺血性疾病。查体时重点行腹部查体，查明腹部有无压痛、反跳痛及肌紧张，Murphy 征是否阳性，是否有腹水等。

（二）体格检查

1. 重点检查内容及目的　患者急性胰腺炎的可能性大，应注意腹部体征。有无压痛、反跳痛及肌紧张，若出现压痛、反跳痛及板状腹，胃肠道穿孔可能性大；Murphy 征是否阳性，若阳性可能为急性胆囊炎。

体格检查结果

T 36.6 ℃，R 21 次/min，P 90 次/min，BP 105/65 mmHg

发育正常，营养良好，体型肥胖，神志清，自主体位，急性面容，表情痛苦，查体合作。双肺呼吸音清，无干、湿啰音，无胸膜摩擦音。心前区无隆起，心尖搏动正常，心浊音界正常，律齐，各瓣膜未闻及异常杂音。上腹部有压痛，无反跳痛。腹部柔软、无包块。肝脾肋缘下未触及，Murphy 征阴性，麦氏点无压痛、反跳痛，左、右肾区无叩击痛，输尿管点无压痛，移动性浊音阴性，无液波震颤，肠鸣音减弱 2 次/min，无气过水声。

2. 思维引导　经上述检查有上腹部压痛体征，无反跳痛、肌紧张，Murphy 征阴性，麦氏点无压痛、反跳痛，肠鸣音减弱，提示可能为急性胰腺炎，进一步行实验室检查及影像学检查，明确诊断。

（三）辅助检查

1. 主要内容及目的

（1）血常规判断是否有感染。

（2）血、尿淀粉酶及脂肪酶，进一步明确诊断。

（3）肝肾功能、血脂及电解质判断病情的严重程度及发病原因。

（4）腹部影像学检查进一步明确诊断。

辅助检查结果

（1）血常规：WBC 9.2×10^9/L，N% 70%，RBC 4.88×10^{12}/L，Hb 120 g/L，PLT 333×10^9/L。

（2）血淀粉酶 879 U/L，血脂肪酶 521 U/L，尿淀粉酶 1 550 U/L。

（3）血生化：K^+ 3.6 mmol/L，Na^+ 132 mmol/L，Ca^{2+} 2.12 mmol/L，ALT 26 U/L，AST 25 U/L，TB 55 mmol/L，DB 36 mmol/L，TC 2.99 mmol/L，TG 1.38 mmol/L，CR 36 μmol/L。

（4）腹部 CT 平扫：急性胰腺炎并胰腺周围渗出性改变，腹水，胆总管结石，胆囊多发结石（图 4-6）。MRCP 检查：急性胰腺炎，胆总管下段小结石，胆囊多发结石。

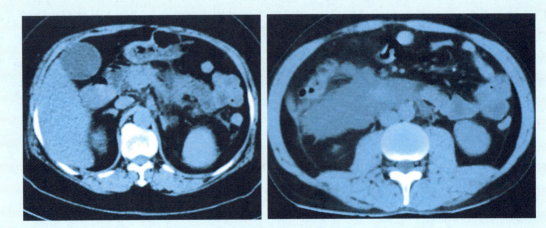

图 4-6 腹部 CT 平扫

2.思维引导 根据该患者有上腹部胀痛伴恶心、呕吐 1 d,加重 2 h,血尿淀粉酶、脂肪酶及腹部 CT 检查结果,支持急性胰腺炎、胆囊结石、胆总管结石、腹水的诊断;血胆红素及 MRCP 检查结果支持胆囊结石及胆总管下段结石诊断。CT 平扫胆囊无炎症,未见游离气体,不考虑急性胆囊炎和消化道穿孔;血脂正常,可排除高脂血症引起的胰腺炎。

(四)初步诊断

分析上述病史、查体、辅助检查结果,支持以下诊断:①急性胰腺炎;②胆囊结石;③胆总管下段结石;④腹水。

二、治疗经过

(一)基础治疗

1.禁食 胃肠减压。

2.补液治疗 补充林格液,并适当补充胶体液。补液量包括基础需要量和丢失量,同时补充电解质以纠正低血钙和低血钾。

3.抑制胰酶分泌 奥曲肽 25～50 g/h 微量泵泵入。质子泵抑制剂(PPI)40 mg 静脉滴注,通过抑制胃酸分泌间接抑制胰腺分泌,还可以预防应激性溃疡的发生。

4.抑制胰酶活性 蛋白酶抑制剂加贝酯 0.1 g 静脉滴注,能够广泛抑制与急性胰腺炎进展有关胰蛋白酶、弹性蛋白酶、磷脂酶 A 等的释放和活性,还可稳定溶酶体膜,改善胰腺微循环,减少急性胰腺炎并发症。

5.镇痛 疼痛剧烈时考虑镇痛治疗,在严密观察病情下肌肉注射地佐辛。

6.营养支持 先给予肠外营养。入院 3～5 d 后肠内营养,目标能量为 25～35 kcal/(kg·d),可逐渐加大剂量。肠内营养的剂型可先采用短肽类制剂,再逐渐过渡到整蛋白类制剂,可根据患者血脂、血糖的情况调整剂型。

7.腹腔穿刺 腹水行腹腔穿刺术引流出积液,具体内容见下文"腹腔穿刺术"。

(二)手术治疗

患者为胆总管结石引起急性胰腺炎,入院第 5 天症状好转后行 ERCP 治疗取出胆总管结石,在 ERCP 术后第 3 天行腹腔镜下胆囊切除术。

1. 思维引导　患者胰腺周围渗出较多,应予禁食、胃肠减压减轻胰腺负担。禁食给予补充液体,并补充肠外及肠内营养。胰腺炎的机制是胰酶激活引起的胰腺自身消化,故给予奥曲肽及质子泵抑制剂抑制胰酶分泌,同时给予蛋白酶抑制剂加贝酯抑制胰酶活性。患者疼痛难忍,辅助镇痛治疗。由于患者是胆总管下段结石引起的胰管堵塞从而造成急性胰腺炎,故进行 ERCP 治疗取出胆管结石从而去除病因。

2. 治疗效果

(1)症状:患者疼痛明显减轻。

(2)查体:神志清,腹柔软,无压痛及反跳痛,肠鸣音 4 次/min。

(3)辅助检查:WBC 9.0×10^9/L,RBC 4.68×10^{12}/L,Hb 118 g/L,血淀粉酶 79 U/L,血脂肪酶 43 U/L,TB 8.9 mmol/L,DB 3.8 mmol/L。

(4)影像学检查:腹部平扫 CT 见胰腺周围渗出明显减少,腹水减少。

三、思考与讨论

急性胰腺炎以腹痛为主要症状,患者无明显原因出现急性上腹痛伴恶心呕吐,主要应与消化性溃疡急性穿孔、急性胆囊炎、急性阑尾炎、急性肠梗阻、肠系膜上动脉栓塞等相鉴别。通过检测血清淀粉酶、脂肪酶及肝肾功能,并联合影像学检查可排除以上疾病。急性胰腺炎主要与胆石症等胆道疾病、大量饮酒和暴饮暴食、高脂血症、胰管疾病、手术与创伤、内分泌与代谢障碍、感染及胆道蛔虫等因素有关。该患者血脂正常,CT 平扫发现有胆囊结石,MRCP 发现胆总管下段结石,结合患者胆红素升高并以直接胆红素升高为主,可诊断为胆源性胰腺炎,治疗方面可先进行 ERCP 取出胆总管结石,后行胆囊切除术。对于胆源性急性胰腺炎治疗,首先要鉴别有无胆道梗阻病变。凡伴有胆道梗阻者,应急诊手术解除梗阻。首选经十二指肠镜 Oddi 括约肌切开取石(EST)及鼻胆管引流(ENBD),或行腹腔镜联合胆道镜行胆囊切除、胆道探查取石、T 管引流术。如无该条件,可行开腹胆囊切除、胆总管探查、T 管引流术,根据需要可加做网膜囊胰腺区引流。凡无胆道梗阻者,应先行非手术治疗,待病情缓解后,于出院前施行手术治疗,大多数应行腹腔镜胆囊切除,也可行开腹胆囊切除,以免出院后复发。

四、练习题

1. 急性胰腺炎有哪些分类?

2. 急性胰腺炎的治疗原则是什么?

五、推荐阅读

[1]陈孝平,汪建平,赵继宗.外科学[M].9 版.北京:人民卫生出版社,2018.

[2]陆一鸣.住院医师规范化培训急诊科示范案例[M].上海:上海交通大学出版社,2016.

[3]中华医学会外科学分会胰腺外科学组.中国急性胰腺炎诊治指南(2021)[J].中华外科杂志,2021,59(7):578-587.

知识拓展

腹腔穿刺术

腹腔穿刺术(abdominocentesis)是指对有腹水的患者,为了诊断和治疗疾病进行腹腔穿刺,抽取积液进行的操作过程。

【适应证】

1.抽取腹水进行各种实验室检验,以便寻找病因,协助临床诊断。

2. 大量腹水引起严重胸闷、气促、少尿等症状，患者难以忍受时，可适当抽放腹水以缓解症状。

3. 因诊断或治疗目的行腹膜腔内给药或腹膜透析。

4. 各种诊断或治疗性腹腔置管。

【禁忌证】

1. 有肝性脑病先兆者。

2. 粘连型腹膜炎、棘球蚴病、卵巢囊肿。

3. 腹腔内巨大肿瘤（尤其是动脉瘤）。

4. 腹腔内病灶被内脏粘连包裹。

5. 胃肠高度胀气。

6. 腹壁手术瘢痕区或明显肠袢区。

7. 妊娠中后期。

8. 躁动、不能合作者。

【操作前准备】

1. 患者准备　签署知情同意书，查血常规、凝血功能，必要时查心、肝、肾功能，穿刺前一周停服抗凝药，腹腔胀气明显者服泻药或清洁灌肠。术前嘱患者排空尿液，以免穿刺时损伤膀胱。

2. 材料准备

（1）腹腔穿刺包：内有弯盘1个，止血钳2把，组织镊1把，消毒碗1个，消毒杯2个，腹腔穿刺针（针尾连接橡皮管的8号或9号针头）1个，无菌洞巾，纱布2~3块，棉球，无菌试管数支，5 mL、20 mL或50 mL注射器各1个，引流袋（放腹水时准备）1个。

（2）常规消毒治疗盘1套：碘酒、乙醇、胶布、局部麻醉药（2%利多卡因10 mL）、无菌手套2副。

（3）其他物品：皮尺、多头腹带、盛腹水容器、培养瓶（需要做细菌培养时）。如需腹腔内注药，准备所需药物。

3. 操作者准备

（1）洗手：术者按六步洗手法清洗双手，戴口罩和帽子。

（2）放液前应测量体重、腹围、脉搏、血压和腹部体征，以观察病情变化。

（3）根据病情，安排患者适当的体位，协助患者解开上衣，松开腰带，暴露腹部，背部铺好腹带（放腹水时）。

【方法】

1. 体检　术前行腹部体格检查，叩诊移动性浊音，确认有腹水。

2. 体位　平卧、半卧、稍左侧卧位或扶患者坐在靠椅上。

3. 定位　结合腹部叩诊浊音最明显区域和超声探查结果选择适宜穿刺点，一般常选左下腹部脐与左髂前上棘连线中外1/3交点处，也有取脐与耻骨联合中点上1 cm，偏左或偏右1.0~1.5 cm处，或侧卧位脐水平线与腋前线或腋中线交点处。对少量或包裹性腹水，常需超声指导下定位穿刺。急腹症穿刺点选压痛和肌紧张最明显部位。

4. 消毒　将穿刺部位常规消毒，范围为以穿刺点为中心直径15 cm。戴无菌手套，铺消毒洞巾。

5. 麻醉　自皮肤至腹膜壁层用2%利多卡因逐层作局部浸润麻醉。

6. 穿刺　医生左手固定穿刺处皮肤，右手持针经麻醉处逐步刺入腹壁，待感到针尖抵抗感突然消失时，表示针尖已穿过腹膜壁层，即可抽取和引流腹水，并留取腹水于消毒试管中以备检验用，诊断性穿刺可直接用无菌的20 mL或50 mL注射器和7号针头进行穿刺。大量放液时可用针尾连接橡皮管的8号或9号针头，助手用消毒血管钳固定针头，并夹持橡皮管，用输液夹调整放液速度，将腹水引流入容器中计量或送检。腹水不断流出时，应将预先绑在腹部的多头绷带逐步收紧，以防腹压骤然降低，内脏血管扩张而发生血压下降甚至休克的现象。放液结束后拔出穿刺针，常规消毒后盖上消毒纱布,并用多头绷带将腹部包扎,如遇穿刺孔继续有腹水渗漏时,可用蝶形胶布封闭。

7. 术后的处理　术后测量血压、脉搏、腹围。交代患者注意事项。医疗垃圾分类处理。

【注意事项】

1. 术中应密切观察患者,如发现头晕、恶心、心悸、气促、脉搏增快、面色苍白应立即停止操作,并作适当处理,卧床休息,给予补充血容量等急救措施。

2. 腹腔放液不宜过快过多,治疗性放液,一般初次不宜超过1000 mL,以后一般每次放液不超过300~600 mL。针尖避开腹壁下动脉,血性腹水留取标本后停止放液。肝硬化患者一次放腹水一般不超过300 mL,过多放液可诱发肝性脑病和电解质紊乱,但在输注大量白蛋白的基础上,也可以大量放液,一般放腹水100 mL补充白蛋白6~8 g。

3. 在放腹水时若流出不畅,可将穿刺针稍作移动或变换体位。腹水量少者穿刺前可借助超声定位,并嘱患者向穿刺部位侧卧数分钟。

4. 大量腹水患者,为防止腹腔穿刺后腹水渗漏,在穿刺时注意勿使皮肤至腹膜壁层位于同一条直线上,方法是当针尖通过皮肤到达皮下后,即在另一手协助下稍向周围移动一下穿刺针尖,然后再向腹腔刺入。

5. 抽出物为胃肠内容物时需要鉴别是误穿胃肠还是自发胃肠穿孔,必要时改行对侧穿刺,仍能抽出相同内容物方可确认胃肠穿孔。疑为穿刺针误入胃肠道时,为促进破口闭合,应尽量抽净此处气体或胃肠液,降低胃肠道内压力。

6. 术后应严密观察有无出血和继发感染等并发症。注意无菌操作,防止腹腔感染。

【推荐阅读】

[1]万学红,卢雪峰.诊断学[M].9版.北京:人民卫生出版社,2018.

案例 22　急性胆囊炎

一、病历资料

(一)门诊接诊

1. 主诉　右上腹疼痛 6 h。

2. 问诊重点　患者突发右上腹疼痛,问诊时应注意询问疼痛的诱因、性质、持续时间,有无向腰背部或者肩背部放射,有无恶心、呕吐、发热、黄疸等伴随症状。还应询问有无胸痛胸闷、咳嗽咳痰等症状以与右侧肺炎、右侧胸膜炎、心绞痛等心胸部疾病鉴别。

3. 问诊内容

(1)诱发因素:有无饮酒、进食油腻食物、不洁饮食等诱因以做出鉴别诊断。

(2)主要症状:重点应该询问腹痛起病缓急,最开始腹痛的位置、程度及性质。同时还应该询问腹痛加重及缓解的因素,与体位有无关系。突然发生的上腹痛,常见于急性胃肠道穿孔、急性胰腺炎、急性胆囊炎、急性胃肠炎等。缓慢起病者见于溃疡、慢性肝胆病变、肠寄生虫病等。突然发生上腹部刀割样痛多见于胃十二指肠穿孔;阵发性绞痛多为空腔脏器痉挛或梗阻,如胆绞痛、肠绞痛、胆道及输尿管结石、机械性肠梗阻等;持续性剧痛多见于炎症性病变,如肝脓肿、腹膜炎,其次为癌症晚期;持续性钝痛多见于实质性脏器肿胀;慢性隐痛或烧灼痛多见于消化性溃疡。腹痛的部位常为病变的所在,如右上腹痛多为肝、胆、十二指肠疾病,剑突下痛见于胃、胰腺疾病,但应注意腹外脏器的放射痛,如心肌梗死、大叶性肺炎、胸膜炎也可引起上腹部疼痛。急性腹膜炎引起的腹痛,静卧时减轻,腹壁加压或改变体位时加重。十二指肠淤滞症或胰体癌引起的腹痛,仰卧时出现或加剧,而前倾坐位时消失或缓解。

(3)伴随症状:应重点询问有无黄疸、发热、恶心、呕吐、腹泻、血便、血尿、休克等伴随症状。急性腹痛伴有黄疸:可见于肝及胆道炎症、胆石症、胰头癌、急性溶血等。腹痛伴发热:如有高热或弛张热,常提示腹腔内脏器急性炎症或化脓性病变;低热或不规则热,常提示结核或肿瘤等。腹痛伴恶心、呕吐:常见于肠梗阻、食物中毒、糖尿病酮症酸中毒、急性胰腺炎或者是由于局部炎症诱发自主神经紊乱,导致胃肠道功能紊乱所致,如胆囊炎及阑尾炎发病早期等。腹痛伴有腹泻:常见于肠炎、过敏性疾病、肠结核、结肠肿瘤等。腹痛伴血便:如肠癌、肠套叠、急性出血性坏死性肠炎、肠系膜血管病变等。腹痛伴血尿:提示泌尿系统疾病。腹痛伴休克:见于急性梗阻性化脓性胆管炎、急性腹腔内出血、严重腹腔感染、急性心肌梗死等。

(4)诊治经过:用药否,用何种药、具体剂量、效果如何。

(5)既往史:重点询问有无胆囊结石、有无消化道溃疡病史。同时也应该询问患者既往有无心脏病史,因心绞痛发病时也可能出现右上腹或者上腹部正中疼痛。

问诊结果

男性,患者,70岁,农民,6 h前进食油腻食物后出现上腹部持续性疼痛,伴有恶心、呕吐,呕吐物为胃内容物。随后疼痛固定于右上腹,呈持续性、剧烈绞痛。伴有右侧腰背部放射性疼痛,疼痛与体位无关。就诊于当地卫生院给予"消旋山莨菪碱注射液10 mg,肌内注射",疼痛稍缓解,但仍有右上腹持续绞痛并频发恶心,无胸痛、胸闷、发热、腹泻、血尿、血便等症状。遂急诊来医院就诊。既往有"高血压"病史10年,血压最高185/105 mmHg,规律口服"氨氯地平缓释片5 mg,每日1次",血压控制在135/80 mmHg左右。无糖尿病、心脏病;无肝炎、肺炎、结核等传染病史;无手术外伤史;无输血史;无过敏史。无烟酒等不良嗜好。

4.思维引导　患者进食油腻食物后出现右上腹绞痛伴有右侧腰背部放射痛,这是急性胆囊炎的典型发病特点,70%~80%的患者具有这一特点。右上腹疼痛患者重点考虑急性胆囊炎,但亦有部分胰头部渗出较多的胰腺炎或者急性胰腺炎合并急性胆囊炎时以右上腹疼痛为起始的主要表现。同时还需要警惕的是:对于年龄大于50岁的患者如有腹痛同时又有心慌、胸闷、心律不齐等伴随症状时应考虑到心绞痛发作的可能。心绞痛也可牵涉到右上腹或者上腹部正中,两者在症状上较难鉴别,一旦误诊后果严重。

(二)体格检查

1.重点检查内容及目的　患者初步诊断为急性胆囊炎。急性胆囊炎的腹部体征可有较大差异。如胆囊炎症较轻可无典型的Murphy征阳性,而仅表现为右上腹胆囊区深压痛。如胆囊炎症较重,波及壁腹膜可出现右上腹腹膜炎体征,表现为右上腹腹肌紧张、压痛反跳痛明显,Murphy征阳性。如胆囊肿大明显还可以触及肿大胆囊,且胆囊触痛明显。如胆囊炎症进一步进展可能出现胆囊被大网膜包裹的情况而形成右上腹包块。如胆囊坏疽穿孔,则表现为弥漫性腹膜炎,全腹皆有压痛及反跳痛,但往往仍以右上腹为重。除以上典型的急性胆囊炎体征外,同时应注意心肺体格检查,明确有无心律不齐、心脏瓣膜杂音及有无肺部湿啰音、胸膜摩擦音,以与心绞痛、右侧肺炎、右侧胸膜炎等心胸部疾病鉴别。高位的阑尾炎可与急性胆囊炎同样表现为右上腹压痛、反跳痛,此时可做结肠充气试验:按压左下腹可引起阑尾部位的疼痛,称之为Rovsing征阳性,可以此与急性胆囊炎相鉴别。除了腹部体征之外,还应注意检查患者皮肤及巩膜有无黄染,通常情况下急性胆囊炎不会出现黄疸,如患者黄疸明显应考虑胆总管结石、Mirrizi综合征等导致胆总管梗阻的合并症。

体格检查结果

T 36.5 ℃,R 14 次/min,P 115 次/min,BP 150/95 mmHg

腹部平坦,无静脉曲张、瘢痕、皮疹、皮下淤血、胃肠型,腹式呼吸减弱。右上腹腹肌紧张、压痛、反跳痛阳性,Murphy 征阳性。余腹部柔软,无压痛及反跳痛。肝脾肋缘下未触及。肋腰点、肋脊点、输尿管点无压痛。腹部叩诊鼓音,移动性浊音阴性。肠鸣音3 次/min,未闻及血管杂音。双肺呼吸音清,未闻及干、湿啰音,无胸膜摩擦音。心率115 次/min,律齐,各瓣膜听诊区未闻及杂音。

2. 思维引导　经上述检查患者右上腹腹肌紧张,压痛、反跳痛阳性,Murphy 征阳性。初步诊断为"急性胆囊炎"。需进一步做腹部超声,明确有无胆囊结石、有无胆总管结石、有无胰腺肿大渗出。必要时还需要查腹部 CT 及 MRCP。抽血化验应包括血常规、肝功能、肾功能、电解质、血脂肪酶、血淀粉酶、凝血功能等。

(三)辅助检查

1. 主要内容及目的

(1)影像学检查:由于超声检查对于急性胆囊炎的诊断准确率可达90%,且因其操作简单、及时、费用低的特点,可作为首选的辅助检查。尤其是对于结石性急性胆囊炎患者,其诊断准确率优于腹部 CT。对于不能排除其他腹部疾病的患者可做腹部 CT,且腹部 CT 可让外科医师更加直观的判断胆囊炎症的严重程度,为治疗方案的选择提供参考。对于拟行手术的患者也可进一步做MRCP,以发现有无胆管变异,避免术中损伤胆道。同时 MRCP 对于胆总管下段的结石诊断亦较腹部彩超及腹部 CT 准确。

(2)血常规、CRP、降钙素原:进一步证实感染性疾病。

(3)脂肪酶、淀粉酶:明确是否有急性胰腺炎。

(4)心肌酶谱:以排除急性心肌梗死。

(5)肝肾功能、电解质:是否有肝肾功能的损害、电解质紊乱。如果患者血清胆红素显著升高,且以结合胆红素升高为主,此时应警惕是否合并胆总管结石。

(6)心电图:明确是否有心肌缺血、心律失常等。

辅助检查结果

(1)血常规:WBC 16.2×10^9/L,N% 85%。

(2)CRP 126 mg/L;PCT 2.05 ng/mL。

(3)肝功能:总胆红素(TBiL)30 μmol/L;直接胆红素(DBiL)14 μmol/L;间接胆红素 IBiL(12 μmol/L);谷丙转氨酶(ALT)52 U/L;谷草转氨酶(AST)56 U/L;谷氨酰转移酶40 U/L。

(4)心肌酶谱:超敏肌钙蛋白(cTnT)0.01 ng/mL,肌酸激酶同工酶(CK-MB)4.4IU/L,肌红蛋白(MYO)21 pg/L。

(5)脂肪酶(LIP)34.7 U/L,淀粉酶(AMY)49.0 U/L。

(6)心电图:窦性心动过速。

(7)腹部超声:胆囊肿大,胆囊壁厚,胆囊颈部结石,考虑胆囊结石合并急性胆囊炎,肝内外胆管未见扩张。

(8)腹部CT:胆囊体积增大,壁增厚,胆囊颈部可见结石(图4-7)。

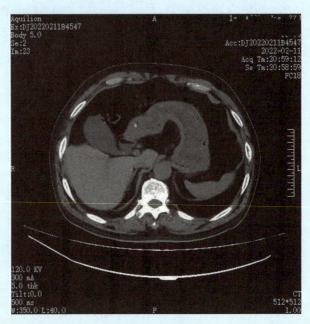

图4-7　腹部CT

2.思维引导　患者血常规提示白细胞升高,C反应蛋白升高。胆囊彩超及腹部CT均可见胆囊壁厚水肿、胆囊结石。症状:右上腹疼痛并腰背部放射痛。体征:右上腹腹肌紧张,压痛、反跳痛阳性,Murphy征阳性。结合以上情况,可以做出初步诊断。

(四)初步诊断

分析上述病史、查体、辅助检查结果,支持以下诊断:①急性结石性胆囊炎;②高血压3级(高危组)。

二、治疗经过

(一)初步治疗

1.治疗过程

(1)给予解痉、镇痛、抗炎、禁食水、补液等治疗。

(2)完成术前准备,拟急诊行"腹腔镜下胆囊切除术"。

2.思维引导　对于急性胆囊炎的治疗,至今尚无定论,学者们对患者应采用非手术疗法或手术疗法有不同看法,同时对手术的时机和手术的方式选择也常有不同意见。一般说来,对于经非手术治疗24~48 h无效或者病情恶化者均应考虑手术治疗。除此之外对于少数重症的病例或有并发胆囊蓄脓、坏疽、穿孔者,也需及时进行早期手术治疗。手术治疗的方法如下。

(1)胆囊切除术:首选腹腔镜下胆囊切除,对于一些胆囊周围粘连严重、胆囊三角解剖困难者也可应用传统的肋缘下切口手术。

(2)胆囊造口术:如术中发现胆囊周围致密粘连解剖不清者可先行胆囊造口减压术,3个月之后再行胆囊切除术。

（3）超声引导下经皮经肝胆囊穿刺引流术（percutaneous transhepatic gallbladder drainage，PTGD）：对于病情危重不宜施行全身麻醉手术者可通过穿刺引流降低胆囊内压力，待急性期过后再择期手术。

（二）治疗效果

该患者胆囊颈部结石嵌顿，经解痉、抗炎之后患者症状无缓解，完善术前准备后行"腹腔镜下胆囊切除术"，术中诊断为急性坏疽性胆囊炎。术后患者腹痛明显缓解，经抗感染治疗2 d后出院。术中图片见图4-8。

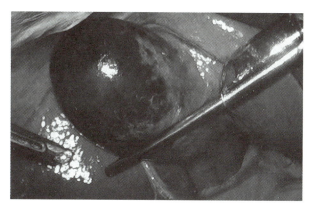

图4-8　术中见胆囊壁厚水肿，胆囊底部坏疽

三、思考与讨论

急性胆囊炎是一种常见的外科急腹症，其发病率仅次于急性阑尾炎。急性胆囊炎可原发（无结石）也可继发于胆囊结石，即有所谓的无结石与结石性胆囊炎，临床上结石性胆囊炎，占90%左右。患者多因突发腹痛而急诊就诊，典型的急性胆囊炎发作时表现为右上腹疼痛，约有半数患者伴有右肩部或者右侧腰背部和右侧肩胛下角的放射痛。通常通过上述典型症状的识别初步判断急性胆囊炎并不困难，但应注意排除消化道溃疡穿孔、急性胰腺炎、高位阑尾炎、肝脓肿、胆囊癌、结肠肝曲癌，以及心绞痛、右侧肺炎、右侧胸膜炎等疾病。急性胆囊炎的典型体征包括：右上腹腹肌紧张，压痛、反跳痛阳性，Murphy征阳性。除应重点做腹部查体外，还应注意有无右肺湿啰音、右侧胸膜摩擦音、心律不齐等体征以排除心胸部疾病。急性胆囊炎的辅助检查首选腹部彩超。根据患者情况可进一步做腹部CT及MRCP检查。急性胆囊炎一经明确诊断应立即开始抗炎、镇痛、解痉等治疗。对于经非手术治疗24~48 h无效或者病情恶化者均应考虑手术治疗。手术治疗的具体方案可根据患者一般情况及病情选择胆囊切除、胆囊造瘘及PTGD。

四、练习题

1.急性胆囊炎的典型症状和体征有哪些？

2.急性胆囊炎什么情况下合并黄疸？

五、推荐阅读

［1］陈孝平，汪建平，赵继宗.外科学［M］.9版.北京：人民卫生出版社，2019.

［2］张启瑜.钱礼腹部外科学［M］.2版.北京：人民卫生出版社，2006.

［3］MIURA F，OKAMOTO K，TAKADA T，et a1. Tokyo guidelines 2018：initial management of acute biliary infection and flowchart for acute cholangitis［J］. J Hepatobiliary Pancreat Sci，2018，25（1）：31-40.

案例 23　急性阑尾炎

一、病历资料

（一）门诊接诊

1. **主诉**　转移性右下腹疼痛 1 d。

2. **问诊重点**　腹痛为急诊门诊常见症状，患者急性发病，问诊时应注意腹痛的部位、持续时间、诱因、性质、加重及缓解的因素、与体位有无关系、有无放射痛、伴随症状以及疾病演变过程、诊治经过、治疗效果等。

3. **问诊内容**

（1）诱发因素：有无饮酒、进食油腻食物、不洁饮食等诱因。

（2）主要症状：重点应该询问最开始腹痛的位置、程度及性质，以及右下腹疼痛的程度及性质。同时还应该询问腹痛加重及缓解的因素，与体位有无关系。

（3）伴随症状：有无恶心、呕吐，伴恶心、呕吐时要考虑急性肠梗阻、急性阑尾炎早期或者输尿管结石伴发的自主神经紊乱。有无腰背部疼痛、向腹股沟区放射痛及血尿，若有应考虑输尿管结石的可能。有无血便，若合并血便应考虑是否为肠套叠、肠系膜缺血性病变以及结肠病变。有无发热，右下腹疼痛伴有发热应考虑克罗恩病、肠结核、阑尾穿孔、阑尾周围脓肿、梅克尔憩室炎等疾病。

（4）诊治经过：用药否，用何种药、具体剂量、效果如何。

（5）月经史：如果患者是育龄期女性，切勿遗漏对月经史的问诊。如突发下腹疼痛且合并急性失血的表现并经期延迟应警惕异位妊娠。排卵期或月经中期之后出现的下腹部疼痛应考虑到卵巢滤泡或黄体囊肿破裂的可能。

> **问诊结果**
>
> 　　患者为青年男性，1 d 前无明显诱因出现上腹部持续性疼痛，不剧烈，伴有恶心，无呕吐、胸痛、胸闷。约 6 h 后患者腹痛转移至右下腹，疼痛较前加重。无发热，无腰背部疼痛，无放射痛，无血便血尿。于当地卫生院输液治疗，具体用药不详，腹痛无缓解。遂急诊来医院就诊。

4. **思维引导**　患者腹痛呈现转移性右下腹疼痛的特点。这是急性阑尾炎的典型发病特点。70%～80% 的患者具有这一特点。但也有患者一开始便出现右下腹疼痛。同时，应当注意转移性右下腹疼痛，不一定是急性阑尾炎，一些胃十二指肠穿孔的患者也可能出现该特点。该患者右下腹疼痛还应与输尿管结石鉴别。如果是女性患者还应该和异位妊娠、急性输卵管炎、急性盆腔炎、卵巢囊肿蒂扭转等妇科疾病鉴别。查体时重点判断右下腹疼痛的位置，有无肾区叩击疼；上腹部有无压痛、反跳痛。

（二）体格检查

1. **重点检查内容及目的**　患者初步诊断为急性阑尾炎，重点做腹部查体，遵循视、听、触、叩的查体顺序。视诊:腹部外形、腹式呼吸的情况,在有腹膜炎的情况下腹式呼吸受限。有无静脉曲张、瘢痕、皮疹、皮下瘀血、胃肠型。听诊:肠鸣音、血管杂音、振水音。正常的肠鸣音为4~5次/min,急性阑尾炎时炎症可能波及末端回肠及盲肠,肠鸣音可能减弱。触诊:腹肌紧张度、压痛、反跳痛,以及肝、胆囊、脾、肾的触诊。急性阑尾炎的典型体征为麦氏点压痛。如果阑尾炎症较重,壁腹膜受到刺激后会出现腹膜刺激征,表现为:腹肌紧张、压痛、反跳痛。由于阑尾位置的不同或者变异,可能会出现Lenz点(双侧髂前上棘连线的右侧1/3)或者Morris点(肚脐与右侧髂前上棘连线与腹直肌外侧缘的交点)压痛、反跳痛。肝下阑尾可引起右上腹压痛、反跳痛。还有极少数患者阑尾位于左下腹呈现左下腹压痛、反跳痛的体征。应该注意的是:在小儿、老人、孕妇、肥胖及盲肠后位阑尾时腹膜刺激征可能不明显。叩诊:从左下腹开始逆行叩诊全腹部,肝上下界,移动性浊音。

体格检查结果

T 36.5 ℃,R 14 次/min,P 100 次/min,BP 110/70 mmHg

腹部平坦,无静脉曲张、瘢痕、皮疹、皮下淤血、胃肠型,腹式呼吸减弱。右下腹腹肌紧张、麦氏点压痛、反跳痛,余腹部柔软,无压痛及反跳痛。肝脾肋缘下未触及。Murphy征阴性。肋腰点、肋脊点、上输尿管点、中输尿管点无压痛。腹部叩诊鼓音,移动性浊音阴性。肠鸣音2次/min,未闻及血管杂音。

2. 思维引导 经上述检查患者麦氏点压痛、反跳痛,上腹部无压痛、输尿管走行区无压痛。初步诊断为"急性阑尾炎"。但仍无法排除盲肠憩室炎、梅克尔憩室炎或者回盲部肿瘤等疾病的可能。进一步行实验室检查(血常规、肝功能及肾功能检查等)及影像学检查,明确诊断。

(三)辅助检查

1. 主要内容及目的

(1)影像学检查:可选用超声或者腹部CT。通常CT的敏感性优于超声。

(2)血常规、CRP:进一步证实感染性疾病。

(3)尿常规:明确有无泌尿系统病变。

(4)心电图:明确是否有心肌缺血、心律失常等。

(5)肝肾功能、电解质:是否有肝肾功能的损害、电解质紊乱。

辅助检查结果

(1)血常规:WBC 13.2×10^9/L,N% 80%。

(2)CRP:126 mg/L。

(3)心电图:窦性心动过速。

(4)阑尾超声:右下腹阑尾区可探及一管样回声,外径12 mm,壁增厚,管腔内透声欠佳,周围可见少许游离液性暗区。泌尿系统彩超无异常。

(5)腹部CT:可见阑尾水肿增粗,阑尾内粪石,阑尾周围渗出(图4-9)。

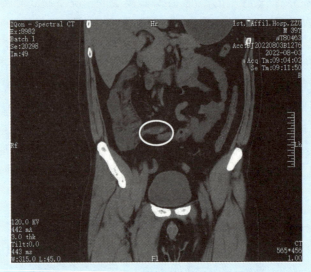

图 4-9   腹部 CT：阑尾增粗，阑尾内可见粪石

2. **思维引导**   患者血常规提示白细胞升高，C 反应蛋白升高。阑尾彩超及腹部 CT 均可见阑尾增粗。腹部 CT 见阑尾腔内粪石。结合患者转移性右下腹疼痛的特点及麦氏点压痛、反跳痛，目前诊断急性阑尾炎。

（四）初步诊断

分析上述病史、查体、辅助检查结果，支持以下诊断：①急性阑尾炎；②局限性腹膜炎。

二、治疗经过

（一）初步治疗

1. **治疗过程**   ①给予头孢曲松 3.0 g，静脉滴注。②禁食水，补液。③完成术前准备，拟急诊行"腹腔镜下阑尾切除术"。

2. **思维引导**   急性阑尾炎首选手术治疗。术前应尽早开始抗感染治疗。感染阑尾的病原菌多为革兰氏阴性菌，抗生素可选择抗革兰氏阴性菌作用较强的三代头孢菌素，严重感染时可联合抗厌氧菌的硝基咪唑类药物。随着腹腔镜技术的发展，腹腔镜阑尾切除术已经逐步将经麦氏切口和经腹直肌切口的常规手术替代。但是对于一些阑尾周围致密粘连、腹腔感染重的患者，如果腹腔镜手术困难需中转开腹手术。

（二）治疗效果

入院后完善术前准备后行"腹腔镜下阑尾切除术"，术中诊断为：急性化脓性阑尾炎。术中情况见（图 4-10）。术后患者腹痛明显缓解，经抗感染治疗 2 d 后出院。

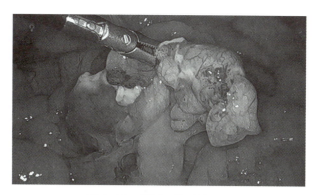

图 4-10　阑尾呈化脓性改变

三、思考与讨论

急性阑尾炎在临床表现上多呈现转移性右下腹疼痛的特点,但亦有患者开始疼痛的部位便是右下腹。腹部体征以麦氏点压痛为主,但因阑尾位置多变,亦可出现 Lanz 点或者 Morris 点压痛,极少数异位阑尾也可表现为右上腹或左下腹疼痛。辅助检查首选腹部 CT,根据腹部 CT 多数可发现增粗的阑尾及是否有阑尾粪石,并可于术前判断阑尾位置及阑尾炎症严重程度。根据急性阑尾炎的临床过程和病理解剖学可分为四种病理类型:急性单纯性阑尾炎、急性化脓性阑尾炎、急性坏疽性阑尾炎、阑尾周围脓肿。急性阑尾炎一经确诊首选手术治疗。对于单纯性阑尾炎如患者拒绝手术或者有其他手术禁忌也可给予非手术治疗,但是术前往往难以判断阑尾炎的病理类型,在保守治疗过程中需密切观察患者病情变化,如保守治疗过程中腹痛加重、出现发热应尽早手术治疗。对于就诊时病程较长且阑尾周围脓肿形成的患者可尝试先在彩超引导下穿刺引流,3 个月之后再切除阑尾,对于穿刺引流疗效不好者也应手术治疗。对于老年急性阑尾炎、妊娠期急性阑尾炎、AIDS/HIV 感染患者阑尾炎患者,因其临床表现、体征不典型诊断较困难。尤其是妊娠期急性阑尾炎患者,因子宫体积增大、大网膜难以包裹阑尾,可导致压痛反跳痛体征出现晚、炎症不易局限致腹腔内播散。严重时可危及母婴生命。妊娠期急性阑尾炎患者的治疗以早期切除阑尾为主。围手术期注意监测胎儿情况,必要时给予保胎治疗。

四、练习题

1. 急性阑尾炎的典型症状和体征有哪些?
2. 急性阑尾炎的分类和治疗原则?

五、推荐阅读

[1]陈孝平,汪建平,赵继宗.外科学[M].9 版.北京:人民卫生出版社,2019.
[2]张启瑜.钱礼腹部外科学[M].2 版.北京:人民卫生出版社,2006.

案例 24   **急性肠梗阻**

一、病历资料

（一）门诊接诊

1. 主诉 腹痛、腹胀伴呕吐、停止排气排便 3 d，加重 1 d。

2. 问诊重点 ①发病诱因、发病急缓。②腹痛情况：疼痛部位、性质、程度、持续时间、有无放射痛、阵发性还是持续性。③恶心呕吐情况：呕吐次数、呕吐的量、呕吐开始时间、呕吐物性状。④有无发热、寒战、有无皮肤湿冷、神志改变。⑤排便、排气情况、排尿、饮食、睡眠情况，大便性状及排便习惯有无改变。⑥既往有无手术史，有无出现过目前症状。有无高血压、糖尿病、心房颤动等。⑦诊疗经过。

3. 问诊内容

（1）诱发因素：患者"痛、吐、胀、闭"，这四项典型的肠梗阻症状，应注意问诊有无导致急性肠梗阻的诱发因素，包括以下几方面。①暴饮暴食、食入未煮熟的、不易消化的食物。②进食后立即进行剧烈的运动和体力劳动，易使肠道发生扭转。③某些肠道疾病的并发症，如肠肿瘤、肠结核等。

（2）主要症状：①腹痛的性质、部位、程度：在急性完全性机械性小肠梗阻的患者中，腹痛表现为阵发性绞痛，多位于腹中部，常突然发作，逐步加剧，持续数分钟后缓解。绞痛的程度和间歇期的长短则视梗阻部位的高低和病情的缓急而异。不完全性肠梗阻腹痛较轻，慢性肠梗阻亦然，且间歇性较长。绞窄性肠梗阻：发作间歇期的持续性钝痛是其早期表现，若肠壁已发生缺血坏死则呈持续性剧烈性腹痛。麻痹性肠梗阻：由于肠管已无蠕动能力，故无绞痛发作，但可由高度肠管膨胀而引起腹部持续性胀痛。②呕吐：肠梗阻患者几乎都有呕吐，早期为反射性呕吐，吐出物多为胃内容物；后期则为反流性。结肠梗阻时，由于回盲瓣可以阻止反流故早期可无呕吐，但后期回盲瓣因肠腔过度充盈而关闭不全亦有较剧烈的呕吐，呕吐物可含粪汁。③腹胀：是较迟出现的症状，其程度与梗阻部位有关。高位小肠梗阻由于频繁呕吐多无明显腹胀；低位小肠梗阻或结肠梗阻的晚期常有显著的全腹膨胀。麻痹性肠梗阻全部肠管均膨胀扩张，故腹胀显著。④停止排便、停止排气：完全性肠梗阻时，患者排便排气现象消失。但在高位小肠梗阻的最初 2~3 d，如梗阻以下肠腔内积存了粪便和气体，则仍有排便和排气现象，不能因此否定完全性肠梗阻的存在。同样，在绞窄性肠梗阻如肠扭转、肠套叠，以及结肠癌所致的肠梗阻时，可有血便或脓血便排出。

（3）伴随症状：单纯性肠梗阻患者一般无明显的全身症状，但呕吐频繁和腹胀严重者会有脱水。血钾过低者有疲软、嗜睡、乏力和心律失常等症状。绞窄性肠梗阻患者的全身症状最显著，早期即有脱水，很快进入休克状态。伴有腹腔感染者，腹痛持续并扩散至全腹，同时有畏寒、发热、白细胞增多等感染和毒血症表现。

（4）诊治经过：做过何种检查，结果如何；用药否，用何种药、具体剂量、效果如何。

（5）既往史：有无高血压、糖尿病、心房颤动，有无肝炎、肝硬化。既往有这些基础病的患者，突发腹痛腹胀，应考虑到血运性肠梗阻的可能。有无腹部手术史、腹部外伤史、腹腔感染、腹腔出血等病史；如有以上病史应考虑粘连性肠梗阻的可能。

问诊结果

患者为男性,88岁,因"腹痛腹胀伴呕吐、停止排气排便3 d,加重1 d"急诊就诊。3 d前进食后出现腹痛、腹胀,腹痛位于脐周,呈阵发性,不剧烈。伴有呕吐,呕吐物为胃内容物,呕吐后腹痛腹胀无明显缓解,伴有停止排气排便。无发热、黄疸、胸痛、胸闷、血尿、血便等症状。就诊于当地卫生院做腹部 X 线提示:肠梗阻。给予胃肠减压、输液治疗(具体用药不详),无明显好转。1 d前腹痛腹胀呕吐加重,呕吐较前频繁,呕吐物为粪汁样液体。遂急诊来医院。发病以来,未排气、排便,未进食,小便正常,睡眠差,体重无明显减轻。既往无高血压、糖尿病、心脏病;无肝炎、肺炎、结核等传染病史;无手术外伤史;无输血史;无过敏史。否认吸烟、饮酒史。无家族遗传病史。

4.思维引导 患者有"痛、吐、胀、闭"这四项典型的肠梗阻症状。且患者呕吐出粪汁样液体,考虑为低位肠梗阻。患者既往无腹部手术、腹部外伤、腹部出血等病史,粘连性肠梗阻的可能性不大。患者高龄,应考虑肿瘤、肠系膜缺血导致肠梗阻的可能。如为肠系膜缺血性病变,患者可能出现症状与体征不符的情况:剧烈腹痛但腹部压痛不明显,且可能出现血便。患者无血便,且发病时患者腹痛不剧烈,与肠系膜血管缺血导致的肠梗阻不符。患者呕吐,应注意有无唇干舌燥,眼窝及两颊内陷,皮肤弹性消失等脱水体征。肠梗阻患者典型体征在腹部,应重点做腹部查体。

(二)体格检查

1.重点检查内容及目的

(1)有无腹部膨隆:多见于低位小肠梗阻的后期。在腹部触诊前,最好进行腹部听诊数分钟。

(2)肠鸣音亢进或消失:在机械性肠梗阻的早期,当绞痛发作时,在梗阻部位经常可听到肠鸣音亢进,如一阵密集气过水声。肠腔明显扩张时,蠕动可呈高调金属音性质。在麻痹性肠梗阻或机械性肠梗阻并发腹膜炎时,肠蠕动音极度减少或完全消失。

(3)肠型和蠕动波:在慢性肠梗阻和腹壁较薄的病例,肠型和蠕动波特别明显。

(4)腹部压痛:常见于机械性肠梗阻,压痛伴肌紧张主要见于绞窄性肠梗阻,尤其是并发腹膜炎时。

(5)腹部包块:在成团蛔虫、肠套叠或结肠癌所致的肠梗阻,往往可触及腹部包块;在闭袢性肠梗阻,有时可能触及有压痛的扩张肠段。直肠肿瘤或者肠套叠导致的梗阻如作直肠指诊,有可能触及直肠内外的肿块或肠套叠的底部。

体格检查结果

T 36.2 ℃,P 90 次/min,R 14 次/min,BP 105/60 mmHg

神志清,精神差,体形消瘦,全身皮肤黏膜无黄染,HR 90 次/min,窦性心律,心肺无阳性体征。全腹膨隆,上腹部可见肠型。腹部柔软,全腹部压痛,无反跳痛,上腹部能扪及扩张肠襻,肝脾肋缘下未及,Murphy 征阴性。叩诊全腹部鼓音,肝肾区无叩击痛,肠鸣音消失。膝胸位,肛门外观未见异常。直肠指诊:肛管括约肌功能正常,未触及肿物,指套退出无暗红色血迹。

2.思维引导 经上述检查患者全腹部膨隆,且可触及扩张肠襻,考虑低位肠梗阻。患者生命体征平稳,无腹膜炎体征,考虑肠管暂无绞窄。需进一步查腹部增强 CT 以进一步明确有无血管病变及有无肿瘤。抽血化验应包括血常规、肝功能、肾功能、电解质、凝血功能、传染病四项等。

（三）辅助检查

1. 主要内容及目的

（1）影像学检查：查腹部增强 CT 明确梗阻原因。

（2）心电图：明确是否有心肌缺血、心律失常等。

（3）肝肾功能、电解质、凝血功能：明确是否有肝肾功能的损害、电解质紊乱、凝血功能障碍。

辅助检查结果

（1）血常规：WBC $12.5×10^9/L$，N% 85%。

（2）心电图：窦性心动过速。

（3）肝肾功能正常。电解质：K^+ 3.0 mmol/L；Na^+ 128 mmol/L。凝血功能正常。

（4）腹部增强 CT：小肠、升结肠、横结肠及降结肠近端明显扩张；降结肠占位（图4-11）。

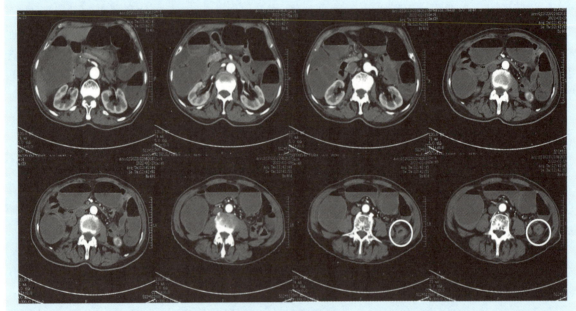

图4-11　腹部增强 CT

---

2. 思维引导　从患者腹部 CT 上可以看到降结肠占位，病变肠管管腔闭塞，由于回盲瓣的作用而形成闭袢性肠梗阻。

（四）初步诊断

分析上述病史、查体、辅助检查结果，支持以下诊断：①急性肠梗阻；②降结肠占位：肿瘤？③低钠血症、低钾血症。

二、治疗经过 ▶▶▶

（一）初步治疗

1. 治疗过程

（1）给予胃肠减压、补液扩容、纠正水电解质紊乱、抗感染、应用生长抑素以减少胃肠液分泌。

（2）入院当日急诊行 DSA 引导下行"肠道支架置入术"。术中钳取降结肠肿物活检。术后病理:结肠腺癌。

(3)结肠支架置入术后1周,行"左半结肠癌根治术"。

2. 思维引导 由于回盲瓣的作用,结肠完全性梗阻时多形成闭袢性肠梗阻。结肠严重扩张且积聚大量肠内容物,结肠的血供不如小肠丰富,容易引起肠管坏死甚至穿孔。因结肠内容物多且肠壁水肿,无法进行有效的肠道准备,术中易导致术区污染,如行一期肠切除、肠吻合,常不易顺利愈合导致吻合口瘘。因此,对肿瘤引起的单纯性结肠梗阻,一般采用DSA引导下或者肠镜下结肠支架置入减压,二期手术行结肠癌根治术。如已有肠坏死,则宜急诊手术切除坏死肠段,是否切除肿瘤则应根据患者一般情况决定,如患者可耐受则可一并行肿瘤切除,由于无法进行肠道准备且梗阻肠管扩张水肿,急诊手术时通常选择肠造瘘术。

(二)治疗效果

患者入院当日急诊行"肠管支架置入术",术后患者排出大便,腹痛腹胀消失。入院第2天开始流质饮食。入院第7天于全身麻醉下行"左半结肠根治术"。结肠癌根治术后第6天开始经口流质饮食,术后第10天出院。

三、思考与讨论

急性肠梗阻是常见急腹症之一。肠梗阻按照梗阻的原因分类,分为机械性肠梗阻、动力性肠梗阻、血运性肠梗阻。机械性肠梗阻是临床上最常见的类型,常见的原因包括肠外因素,如粘连、疝嵌顿、肿瘤压迫;肠壁因素如肠套叠、肠扭转;肠腔内因素,如异物、粪块阻塞等。动力性的肠梗阻分为麻痹性与痉挛性。血运性肠梗阻是由于肠系膜血管栓塞或者血栓形成所造成的,按照肠壁血运有无障碍,可以分为单纯性的肠梗阻和绞窄性的肠梗阻。按照梗阻部位可以分为高位肠梗阻、低位肠梗阻和结肠梗阻。按照梗阻的程度可以分为完全性肠梗阻和不完全性肠梗阻。

面对急性肠梗阻患者,可以按以下步骤进行诊断和鉴别。

(1)肠梗阻的主要症状:腹痛、呕吐、腹胀和停止排气排便等,因此,在临床工作中遇有上述症状的患者,应考虑到有肠梗阻存在的可能。但肠梗阻患者有时不一定上述的四症俱全,因此,需要仔细予以鉴别。

(2)机械性梗阻还是麻痹性梗阻:诊断机械性肠梗阻的主要依据是阵发性腹痛,伴有肠鸣音亢进,腹部透视见扩张的肠腔内有液平面;诊断麻痹性梗阻的主要依据是持续性腹胀痛、肠鸣音消失、多有原发病因存在,X线检查见全部小肠和结肠都均匀胀气。

(3)单纯性梗阻还是绞窄性梗阻:有下列临床表现者应怀疑为绞窄性肠梗阻:腹痛剧烈,发作急骤,在阵发性疼痛间歇期,仍有持续性腹痛;病程早期即出现休克,并逐渐加重或经抗休克治疗后,改善不显著;腹膜刺激征明显,体温、脉搏和白细胞计数有升高趋势;呕吐出或自肛门排出血性液体或腹腔穿刺吸出血性液体;腹胀不对称,腹部可触及压痛的肠袢。

(4)小肠梗阻还是结肠梗阻:高位小肠梗阻,呕吐出现较早且频繁,水、电解质与酸碱平衡失调严重,腹胀不明显;低位小肠梗阻,呕吐出现晚,一次呕吐量大,常有粪臭味,腹胀明显。结肠梗阻的特点是,腹痛常不显著,腹胀较早出现并位于腹周围,呕吐发生很迟,X线检查结肠内胀气明显,且在梗阻处突然中止,钡灌肠可见梗阻部位。

(5)部分性还是完全性肠梗阻:部分性梗阻者,病情发展较慢,有排便、排气;完全性梗阻,病情发展快而重,多无排便、排气。

(6)梗阻的原因是什么:有时难以确定,应根据年龄、病史、症状、体征、辅助检查等综合分析。

急性肠梗阻的治疗方法和步骤取决于梗阻的性质、类型、部位、程度,以及患者的全身情况。治疗有手术与非手术,前者的目的在于解除肠道的梗阻,而非手术治疗主要在于纠正因肠梗阻而引起的生理紊乱、防治肠源性感染、减少肠液分泌。在无需手术治疗的情况下,非手术治疗也是解除梗阻的基本方法,而在需要手术治疗时,又是一种不可缺少的术前准备措施。

非手术治疗:包括胃肠减压,纠正水、电解质紊乱和酸碱失衡,防治感染,伴有休克时积极抗休克治疗,营养支持治疗;其他治疗:因腹胀导致呼吸困难者可给予吸氧,为减少肠内容物可应用生长抑素,输注白蛋白、利尿有助于减轻肠壁水肿。

手术治疗:经非手术治疗无效,病情进展者,特别是对绞窄性梗阻,以及合并有肠管极度膨胀的急性结肠梗阻更需要紧急手术治疗。手术原则是在最短时间内用最简单有效的方法解除梗阻。若伴有休克,待休克纠正后手术较为安全。若估计肠管已坏死而休克短时间内难以纠正者,应在积极抗休克同时进行手术探查。

手术切口应考虑有利于暴露梗阻部位,多采用经腹正中线切口或经右腹直肌探查切口。应尽量在估计无粘连处进入腹腔,探查粘连区,锐性加钝性分离粘连,显露梗阻部位。已坏死的肠段、肿瘤、结核和狭窄部位应行肠段切除。若肠道高度膨胀影响手术操作,可先行肠腔减压,在肠壁开小口吸取肠内容物及气体,过程中尽量避免腹腔污染。

对肠道生机的判断是决定是否切除及切除范围的依据,主要从肠壁色泽、弹性、蠕动、血供、边缘动脉搏动等方面进行判断。多数小肠部分切除后吻合较为安全。若绞窄肠段过长,患者情况危重,或切除范围涉及结肠,应在切除坏死肠段后做近远端肠造瘘,待病情稳定后二期行肠吻合术。

四、练习题

1. 简述急性肠梗阻的分类。
2. 简述急性肠梗阻的诊断思路。
3. 简述急性肠梗阻的治疗原则。

五、推荐阅读

[1] 陈孝平,汪建平,赵继宗.外科学[M].9版.北京:人民卫生出版社,2019.
[2] 张启瑜.钱礼腹部外科学[M].2版.北京:人民卫生出版社,2006.

案例 25　**肝性脑病**

一、病历资料

(一)门诊接诊

1. 主诉(代)　呕血 3 d,嗜睡 1 d。

2. 问诊重点　呕血和嗜睡是急诊的常见症状,问诊时应注意询问诱因、主要症状及伴随症状、疾病演变过程、诊治经过、治疗效果等。

3. 问诊内容

(1)诱发因素:呕血有无非甾体抗炎药服用史、酗酒、进食硬质食物等诱发因素。

(2)主要症状:呕血应询问呕血的颜色、出血量、呕吐物的性质、有无黑便、能否自行缓解等。当出血量低于全身循环血量的10%,患者一般无明显临床表现;当出血量介于10%～20%时,患者可出现头晕、乏力等症状;当出血量达20%以上时,患者会出现冷汗、四肢湿冷、心慌、脉率增快等表现;当出血量达30%及以上时,患者会出现神志不清、面色苍白、心率加快、脉搏细速、血压下降、呼吸急促等表现。当出血被吸收后,还可能引起发热,应注意询问。

嗜睡是意识障碍的表现,意识障碍分为嗜睡、意识模糊、昏睡、谵妄、昏迷等。嗜睡程度最轻,患者能被唤醒并正确回答问题和做出各种反应,但当刺激去除后又很快再次入睡。意识模糊指意识水平轻度下降,较嗜睡程度深,患者出现对时间、地点和人物的定向力障碍。昏睡是一种接近不省人事的意识状态,昏睡可在强刺激可被唤醒,但很快入睡,并出现答非所问、说话含糊不清。谵妄状态表现为意识模糊、定向力丧失、幻觉、错觉、烦躁不安、言语杂乱等表现,若不及时处理,会发展为昏迷,昏迷表现为意识持续的中断或完全丧失。

(3)伴随症状:了解呕血的伴随症状,有助于估计出血量并确定呕血病因。应询问有无腹痛、肝脾肿大、黄疸、发热及皮肤黏膜出血者。

患者出现嗜睡时,应考虑有无发热、呼吸减慢、瞳孔变化、脑膜刺激征和肢体活动障碍。

(4)诊治经过:应询问患者于本次就诊前是否至其他医疗单位进行了何种辅助检查,做出过何种诊断,给予何种治疗措施及治疗效果;进行的治疗应说明使用过的药物名称、使用剂量、治疗时间等,以便为本次诊疗提供参考。

(5)既往史:既往患者有无肝炎、肝硬化、消化性溃疡、癫痫、脑卒中等慢性疾病史;慢性肝炎、肝硬化等,后期会继发食管静脉曲张,患者在进食硬质食物时容易呕血;消化性溃疡等在侵犯胃内大动脉时会诱发消化道出血导致呕血;癫痫、脑卒中等脑部疾病会导致患者出现意识障碍。冠心病可能存在服用阿司匹林等药物的情况,非甾体抗炎药可能会导致上消化出血进而出现呕血;严重房室传导阻滞会导致患者出现意识障碍。严重的胸腹部外伤可能导致食管和腹腔脏器的损伤,进而出现呕血。长期服用某些中草药可能损伤患者肝功能,出现药物性肝硬化,进而易发上消化道出血;接触或进食含过敏原的物体或食物,可能会导致患者出现过敏性休克进而出现意识障碍。

(6)个人史:酗酒的患者可能会因肝硬化失代偿导致的食管-胃底静脉曲张破裂出血导致呕血;吸食毒品等可能导致意识障碍而出现嗜睡症状。

(7)婚育史:包括婚姻状态、结婚年龄、配偶身体状况及夫妻关系等。

(8)家族史:病毒性肝炎、食管癌、胃癌等有家族聚集发病倾向。

问诊结果

患者中年男性,3 d前进食硬质食物后出现呕血,呕吐物呈鲜红色,有血凝块,呕血量约500 mL,伴恶心和上腹部不适,伴心慌、冷汗、脉搏增快等,无发热,遂至当地医院就诊,考虑上消化道出血,给予禁食、补液、输血、抑酸护胃、止血药物等治疗。1 d前患者出现嗜睡等表现,急查血氨147 mmol/L,WBC $9.7×10^9$/L,N% 65%,Hb 87 g/L,PLT $141×10^9$/L,考虑肝性脑病,给予药物治疗后无好转。今患者为进一步诊治,来医院急诊科。既往无高血压、糖尿病、心脏病及脑血管疾病等慢性疾病史,无肝炎、结核、疟疾等传染病史,无手术史,无食物药物过敏史,饮酒30年,多饮用白酒,250 g/d,无吸烟史,患者已婚,夫妻关系和睦,育有1女,体健。患者家中无家族性疾病及遗传病史。

4.思维引导　　上消化道出血是呕血的主要原因;患者中年男性,进食硬质食物后出现呕血,多考虑食管-胃底静脉曲张在硬质食物的摩擦下破裂出血。食管-胃底静脉曲张是门静脉高压的表现,而肝硬化则是门静脉高压的主要原因。患者无病毒性肝炎病史,但长期大量酗酒,因此,患者可能是酒精性肝硬化失代偿期。患者呕血后禁食,但出现排黑便,提示出血量大和持续性出血,血红蛋白在下消化道消化吸收,使循环系统中血氨升高,干扰正常的脑功能代谢,进而出现嗜睡等意识障碍。

(二)体格检查

1. 重点检查内容及目的　患者肝硬化后上消化道出血及肝性脑病可能性大,应注意腹部、神经系统和循环系统体征。肝病面容、皮肤黄染、肝掌、蜘蛛痣等皮肤黏膜变化提示患者肝功能不全。腹部膨隆、脐疝等体征提示大量腹水。腹壁静脉曲张、"海蛇头"等体征的出现提示门静脉高压引起的腹壁静脉曲张。移动性浊音阳性提示腹水量达 1000 mL 以上。肝脾能否触及,肝脾质地、边缘及表面状态,正常情况下肋缘下不能触及肝,在剑突下可触及肝下缘,正常肝质地柔软如唇,肝硬化质地较硬,肝癌质地硬如前额。正常肝边缘整齐、厚薄一致、表面光滑,肝硬化可出现肝边缘锐利、可触及小结节,而大的不规则结节,多见于肝癌等。腹部查体时应注意脾能否触及,脾大往往见于肝硬化失代偿期。呕血可引起血流动力学不稳,应监测患者血压、心率、中心静脉压等指标。

神经系统查体有助于判断患者是否存在肝性脑病。①肌张力:肌张力增高见于痉挛状态和铅管样强直,肌张力降低见于下运动神经元病变、小脑病变和肌源性病变。②肌力:肌力减退可造成不完全性瘫痪和完全性瘫痪。③不自主运动:常见的有震颤(静止性震颤和意向性震颤)、舞蹈样运动(多见于舞蹈症和服用抗精神病药物者)、手足徐动(见于脑瘫、肝豆状核变性等)。④生理反射和病理反射:正常生理反射的消失或亢进提示相应部位的神经病变;病理反射的出现说明大脑失去了对脑干和脊髓的抑制作用。

体格检查结果

T 36.3 ℃,R 22 次/min,P 113 次/min,BP 84/52 mmHg

嗜睡状态,精神差,肝病面容,全身皮肤及巩膜未见明显黄染,颈部及胸部可见蜘蛛痣,双手可见肝掌。腹膨隆,无脐疝,腹壁静脉曲张,脐部可见海蛇头样静脉曲张向周围放射,曲张静脉表面可闻及静脉血管杂音。肠鸣音 4 次/min,未闻及血管杂音,叩诊移动性浊音阳性,肝于肋缘下未触及,脾远极位于肋缘下 3 cm,未超过脐水平面。格拉斯哥(Glasgow)评分:E3V4M5(12 分),四肢肌张力高,肌力 4 级,膝跳反射亢进,踝阵挛可引出,Babinski 征阳性,扑翼样震颤可引出。

---

2. 思维引导　经上述检查,患者有肝掌、蜘蛛痣、腹水、脾中度肿大及腹壁静脉曲张的表现,结合长期酗酒史,考虑酒精性肝硬化可能;患者大量呕血,伴黑便,有进食硬质食物诱因,考虑上消化道出血可能;患者嗜睡、肌张力高、病理征阳性,考虑肝性脑病可能。进一步明确诊断尚需血常规、动脉血气分析、电解质、凝血试验、肝功能、血氨、甲胎蛋白测定、病毒检测、尿常规、粪常规、胃镜等。

(三)辅助检查

1. 主要内容及目的

(1)血常规:明确贫血程度及血小板水平。

(2)动脉血气分析:明确是否存在低氧血症等组织缺氧情况。

(3)电解质:证实有无电解质紊乱并指导诊治。

(4)凝血试验:通过纤维蛋白原、凝血时间等测定,评估患者出血倾向。

(5)肝功能:评估肝功能及肝损伤程度。

(6)血氨:协助诊治肝性脑病。

(7)甲胎蛋白:评估肝细胞再生情况,肝恶性肿瘤的初筛指标。

(8)病毒检测:协助寻找肝硬化病因,指导是否需要抗病毒治疗。

（9）粪常规：了解胆红素代谢状态及有无隐性失血等。

（10）中心静脉压：了解患者循环血量情况，指导补液。

（11）腹部彩超：了解肝弹性，排查有无肝结节及腹水。

（12）胃镜：明确消化道出血病因，了解有无食管-胃底静脉曲张及程度。

辅助检查结果

（1）血常规：Hb 63 g/L，WBC $5.6×10^9$/L，N% 72%，PLT $115×10^9$/L。

（2）动脉血气分析：pH 7.36，PaO_2 82 mmHg，$PaCO_2$ 36.1 mmHg，HCO_3^- 22.8 mmol/L，乳酸 0.3 mmol/L。

（3）电解质：K^+ 3.9 mmol/L，Na^+ 137 mmol/L，Ca^{2+} 2.21 mmol/L，Cl^- 102 mmol/L。

（4）血型鉴定：ABO 血型为 O 型；Rh 血型为 Rh(D)阳性。

（5）凝血试验：凝血酶原时间 26.1 s，活化部分凝血活酶时间 47.5 s，纤维蛋白原测定 0.85 g/L，凝血酶时间 19.1 s，D-二聚体 3.65 mg/L，纤维蛋白降解产物 8.2 μg/mL。

（6）肝功能：谷丙转氨酶 108 U/L，谷草转氨酶 95 U/L，血清总胆红素 26.4 μmol/L，非结合胆红素 17.1 μmol/L，结合胆红素 9.3 μmol/L，白蛋白 23.1 g/L。

（7）血氨：189.4 mmol/L。

（8）甲胎蛋白：23 μg/L。

（9）病毒检测：乙型肝炎表面抗原(HBsAg)阴性，乙型肝炎表面抗体(抗 HBs)阴性，乙型肝炎 e 抗原(HBeAg)阴性，乙型肝炎 e 抗体(抗 HBe)阴性，乙型肝炎核心抗体(抗 HBc)阴性；丙型肝炎病毒抗体(抗 HCV)阴性。

（10）中心静脉压：4 cmH_2O。

（11）粪常规：粪便隐血强阳性。

（12）腹部超声：肝硬化，脾大，平卧位腹腔探查，下腹腔肠间隙可探及不规则液性暗区，最深处深度达 15 cm。

（13）上消化道内镜：食管及胃底可见静脉呈条索状隆起，曲张静脉表面呈青紫色，红色征阳性，未见出血，曲张静脉予以套扎。

2.思维引导　患者血压低于 90/60 mmHg，窦性心动过速，中心静脉压低于正常值下限，符合低血容量休克诊断；患者长期大量饮酒史，查体可见肝掌、蜘蛛痣及腹壁浅静脉血管怒张，结合腹部彩超肝硬化、脾大的表现，支持肝硬化失代偿期的诊断；患者呕血、黑便，粪便隐血强阳性，胃镜可见食管-胃底静脉曲张，支持上消化道出血诊断；患者血红蛋白 63 g/L，支持贫血诊断；患者腹腔移动性浊音阳性，超声提示腹水，符合腹水诊断；患者消化道出血，血氨 189.4 mmol/L，出现嗜睡、腱反射亢进、病理征阳性等，Glasgow 评分 12 分，扑翼样震颤可引出，支持肝性脑病诊断。

（四）初步诊断

结合患者病史、体格检查、辅助检查等结果，支持以下诊断：①低血容量休克；②肝硬化失代偿期；③上消化道出血；④肝性脑病；⑤贫血；⑥腹水。

二、治疗经过

(一)初步治疗

1. 治疗过程

(1)监测患者生命体征,建立中心静脉通道,留置胃管。

(2)0.9%氯化钠注射液 500 mL,静脉滴注。

(3)O 型/Rh(D)阳性悬浮红细胞 6 U,静脉滴注。

(4)新鲜冰冻血浆 800 mL 立即用,静脉滴注。

(5)醋酸奥曲肽注射液 1.2 mg+0.9%氯化钠注射液 50 mL,24 h 持续泵入。

(6)门冬氨酸鸟氨酸注射液 40 mL+0.9%氯化钠注射液 250 mL,每日 2 次,静脉滴注。

(7)乳果糖口服液 50 mL,每日 3 次,鼻饲。

(8)白醋 50 mL+0.9%氯化钠注射液 200 mL,每日 2 次,灌肠。

(9)利福昔明片 0.4 g,每日 3 次,口服。

(10)氟马西尼注射液 0.3 mg+0.9%氯化钠注射液 5 mL,静脉注射。

(11)20% 人血清白蛋白 50 mL,每日 1 次,静脉滴注。

(12)异甘草酸镁注射液 200 mg+0.9%氯化钠注射液 100 mL,每日 1 次,静脉滴注。

(13)超声引导下腹腔置管引流腹水,每天放腹水小于 600 mL。

(14)生命体征平稳后立即行经颈静脉肝内门体静脉分流术。

2. 思维引导

结合患者血压、心率、中心静脉压综合分析,目前患者存在低血容量休克;对于低血容量休克,给予开放中心静脉通路,补液等,补充循环血量,纠正血流动力学不稳,因此给予补充 0.9%氯化钠注射液。患者肝硬化失代偿期,目前存在肝功能不全和低蛋白血症,给予异甘草酸镁注射液稳定肝细胞膜保肝治疗,给予人血清白蛋白补充白蛋白治疗。患者上消化道出血,目前大便潜血阳性,给予奥曲肽患者凝血功能差,给予输血注血浆,纠正凝血功能,并积极给予 TIPS 手术治疗,减少上消化道再出血风险。患者贫血,给予输注悬浮红细胞治疗。患者腹水,给予补充白蛋白,同时给予置管引流,减少腹水量。患者肝性脑病,给予门冬氨酸鸟氨酸注射液加快血氨代谢降低血氨,给予乳果糖、白醋灌肠降低肠道 pH 促进血氨入肠道随粪便排出,给予利福昔明片抑制肠道菌群减少氨的生成治疗,给予氟马西尼注射液改善昏迷、促醒治疗。

(二)治疗效果

1. 症状
治疗 5 d 后,患者无呕血及黑便,腹水减轻,神志清。

2. 查体
T 36.3 ℃,P 86 次/min,R 18 次/min,BP 112/78 mmHg,精神可,慢性病容,全身皮肤及巩膜未见明显黄染,颈部及胸部可见蜘蛛痣,双手可见肝掌。腹稍膨隆,无脐疝,腹壁静脉曲张,脐部可见海蛇头样静脉曲张向周围放射,曲张静脉表面可闻及静脉血管杂音。肠鸣音 3 次/min,未闻及血管杂音,叩诊移动性浊音阴性,肝于肋缘下未触及,脾远极位于肋缘下 3 cm,未超过脐水平面。Glasgow 评分:E4V5M6(15 分),四肢肌张力正常,肌力 5 级,膝跳反射正常,Babinski 征阴性,扑翼样震颤未引出。

三、思考与讨论

肝性脑病是指在肝硬化基础上肝功能不全和门体分流引起的,以代谢紊乱为基础、中枢神经系统功能失调的综合征。肝性脑病的常见诱因有消化道出血,大量排钾利尿剂使用,腹水排出过多过快,高蛋白饮食,镇静催眠药及麻醉药应用,便秘,尿毒症,外科手术及感染等。

目前认为,血氨中毒是肝性脑病的重要发病机制。氨在结肠产生,以非离子型氨(NH_3)和离子型氨（NH₄⁺）两种形式存在。当结肠中 pH>6 时，呈碱性的 NH₃增多弥散入血，当机体肝功能减退时，其代谢 NH₃能力减弱，血氨升高并透过血脑屏障进入脑细胞，干扰脑细胞的正常代谢，血氨通过四种机制抑制脑功能：①抑制脑细胞能量代谢；②通过增加神经抑制性氨基酸（酪氨酸、色氨酸等）的摄取抑制脑功能；③通过促进谷氨酰胺合成使脑细胞水肿；④通过干扰脑细胞电活动影响脑功能。此外，也有假说认为假性神经递质、色氨酸、锰离子等参与肝性脑病的发生。

肝性脑病临床表现分为 5 期。0 期可无明显行为异常，仅表现为轻微智力和心理测试异常。当患者出现性格改变，如焦虑、兴奋激动、睡眠错乱、健忘等，则进入肝性脑病 1 期，1 期肝性脑病可引出扑翼样震颤，此时脑电图表现仍可正常。因此，1 期临床表现不明显，常被忽略。在 2 期肝性脑病中，患者会出现意识障碍，如嗜睡等，行为上可出现随地便溺等异常变现，言语不清，书写及定向力障碍，查体可有肌张力增高，腱反射亢进，病理征阳性，扑翼样震颤等。此期的脑电图最典型。3 期患者意识障碍发展至昏睡阶段，但仍可唤醒，此时患者虽能应答，但回答不切题，并出现幻觉，肌张力继续增高，腱反射亢进，扑翼样震颤，病理征加重等。此期患者常有锥体束征，并呈现异常脑电图波形。肝性脑病最严重阶段为 4 期，此时患者不能唤醒，脑电图可见明显异常，查体不配合，扑翼样震颤不能引出。4 期分浅昏迷和深昏迷两个阶段，浅昏迷时腱反射和肌张力仍亢进，深昏迷时患者各种反射消失，肌张力降低。

肝性脑病的治疗，首先是及早识别和去除诱因，如纠正电解质和酸碱平衡失调，预防和控制感染，改善肠道微生态，减少肠道内氨的产生和吸收。

止血治疗、乳果糖导泻、醋酸灌肠等可以去除肠道积血，并降低肠道 pH，减少血氨产生和吸收。同时，口服抗生素可抑制肠道菌群活性，减少血氨吸收，利福昔明是常用的广谱、强效抑制肠道菌群生长的药物。

在肝性脑病期间，还应保证患者充足的热量供应和维生素补充，对于昏迷患者，应尽可能通过留置胃管给予肠内营养。此外，经静脉适当输注血浆和白蛋白，有利于患者尽早康复。

门冬氨酸鸟氨酸通过两种途径降低血氨水平：①门冬氨酸通过促进谷氨酰胺合成酶活性，促进脑、肾利用和消耗氨以合成谷氨酸和谷氨酰胺，进而降低血氨水平，减轻脑水肿。②鸟氨酸是尿素合成通路中的鸟氨酸氨基甲酰转移酶和氨基甲酰–磷酸盐合成酶的催化剂和底物，参与尿素合成进而降低血氨水平。

患者意识状态的改善是肝性脑病治疗的重要方面。氟马西尼通过拮抗内源性苯二氮䓬的神经抑制作用使患者苏醒。支链氨基酸通过减少和/或拮抗假性神经递质的抑制脑功能作用促进患者苏醒。

TIPS 手术是改善肝硬化门静脉高压和减少食管胃底静脉曲张及其破裂出血的常用术式。其术后可能会出现暂时的肝性脑病，但随着患者肝功能改善，尿量增加和肠道淤血的减轻，患者肝性脑病通常会减轻，因此，TIPS 手术经严格筛选适应证，是改善肝功能、预防和减少肝性脑病发生的恰当术式。

综上所述，肝性脑病是急诊科经常遇到的消化系统急危重症。急诊科医生通过识别和消除诱因，及时有效的治疗，有助于减少肝性脑病的发生，改善患者生活质量。

四、练习题

1. 简述肝性脑病的临床分期。
2. 肝性脑病如何治疗？

五、推荐阅读

[1]葛均波,徐永健,王辰. 内科学[M]. 9 版. 北京：人民卫生出版社,2018.

[2]于学忠,黄子通. 急诊医学[M]. 北京：人民卫生出版社,2014.

第五章 内分泌系统疾病

案例 26 糖尿病危象

一、病历资料

(一)门诊接诊

1. **主诉** 发热1周,意识障碍11 h。

2. **问诊重点** 发热和意识障碍是急诊常见症状,患者急性发病,进行性加重,问诊时应注意早期疾病诱发因素、发病时主要症状及伴随症状特点、疾病演变过程、诊治经过、治疗效果等。

3. **问诊内容**

(1)诱发因素:有无受凉、不洁饮食、剧烈运动、感染、中毒、外伤等诱发因素。

(2)主要症状:发热包括感染性与非感染性两大类,感染性发热可涉及全身多个脏器,询问患者起病时间,起病缓急情况,发热热型、病程、频次,以及诱因。不同热型对疾病可有提示作用,如稽留热常见于大叶性肺炎、斑疹伤寒及伤寒高热期,弛张热常见于风湿热、肺结核等,间歇热多见于疟疾、急性肾盂肾炎等,波状热见于布鲁氏菌病,不规则热多发于结核病、风湿热、支气管肺炎等。意识障碍常见于脑血管病、心血管病、肺性脑病、肝性脑病、内分泌与代谢障碍等,详细询问意识障碍的诱发因素,持续时间,意识障碍类型;意识障碍水平,如嗜睡、昏睡、昏迷,多提示原发性大脑疾病、全身性疾病(中毒、药物成瘾或戒断、代谢性疾病的各类危象);意识内容障碍,还应考虑精神类疾病可能。

(3)伴随症状:伴随症状对明确疾病部位及鉴别诊断具有重要意义,伴有咳嗽、咳痰、咯血、呼吸困难,提示肺部疾病,如肺炎、肺性脑病、肺栓塞、气胸;伴有胸痛、活动后加重、体位变化,提示心脏疾病,如急性心肌梗死、心力衰竭;伴有腹痛、恶心、呕吐、腹胀等,提示消化系统疾病,如化脓性胆管炎、肠源性感染等;伴有尿频、尿急、腰痛等,提示泌尿系统感染;伴随神经系统症状,如偏瘫、抽搐、失语、面瘫、脑膜刺激征等,提示脑部疾病,如脑血管意外、颅内感染;伴随低血压见于各种原因休克;伴有特殊气味、肝病面容、肾病面容、脱水貌等,需及时结合既往史和生化检验,提示全身代谢性疾病,如中毒、糖尿病急症、肝性脑病、肾性脑病等。

(4)诊治经过:是否曾于医院就诊,做过哪些检查,检查结果如何,用药否,用何种药、具体剂量、效果如何,以利于迅速选择药物和初步鉴别诊断。

(5)既往史:明确可引起意识障碍的脏器情况,如是否有肝炎、肾病、糖尿病、COPD、脑梗死、脑出血病史,并询问相关精神类疾病病史。

(6)个人史:①详细问诊是否有外出旅游,特殊毒物接触史;②生活及饮食习惯,烟酒嗜好(一些肺部疾病与吸烟有很大关系,如COPD、肺癌、冠心病等),过去及目前职业及其工作情况,有无粉尘、毒物、放射性物质、传染病等接触史(患者暴露于某种粉尘环境易患某些职业病如硅沉着病)。

(7)家族史:询问家族成员中有无类似情况,有无心脑血管疾病和糖尿病等有家族遗传倾向的疾病。

问诊结果

患者为中年女性,农民,近期无外出史,1周前无明显诱因出现发热,体温最高达39℃,弛张热,伴口渴、多饮多尿,无咳嗽、食欲减退、恶心、呕吐,无明显腹痛、腹泻,至当地诊所治疗,给予退热、抗感染等对症处理(具体不详),效果差。11 h前出现神志不清,反应迟钝,呼之可应,不能回答,伴呕吐,呕吐物为胃内容物,无抽搐、腹泻、大小便失禁等,至当地县医院,给予输液等对症治疗(具体不详),效果不佳,紧急来诊。自发病以来,神志如上所述,进食量少,二便较少,近1周体重减轻约2 kg。

否认高血压、糖尿病、肝炎、冠心病等病史。

4.**思维引导** 患者为中年女性,否认基础病史,以急性发热和意识障碍为主要症状。急性高热多见于感染性病变,询问病史应当重视具有定位意义的局部症状,无咳嗽、咳痰等呼吸道症状表现,与肺部感染不相符;无腹痛、腹泻等消化道症状,与胃肠炎表现不符,需进一步肺部及腹部查体和CT检查证实。该患者为发热伴神经系统症状,应重点查体病理征、肢体活动等神经系统表现,但多种代谢性疾病、中毒均可引起意识障碍(表5-1),如伴随肝炎、肝硬化考虑肝性脑病;如伴随肌酐升高,可能为肾性脑病;如伴随甲状腺肿大,符合甲亢危象等;该患者存在多饮、多尿、口渴、体重减轻的特殊表现,强烈提示糖尿病,应注意糖尿病急症,进一步查体明确是否有脱水表现,行血糖、血/尿酮、血气分析证实。

表5-1 意识障碍病因分析

全身因素	颅内病变
中毒	外伤:脑挫伤、硬膜下出血、硬膜外出血、创伤性蛛
(1)镇静催眠类药物过量:阿片类、苯二氮䓬类、抗癫痫药等	网膜下腔出血
(2)药物滥用:阿片类、酒精、可卡因	血管病变:缺血性卒中、出血性卒中脑动脉瘤、脑
(3)毒物:CO、有害气体、重金属	动静脉畸形、烟雾病
代谢紊乱	颅内感染:脑膜炎/脑炎、急性播散性脑脊髓炎、脑
(1)各种类型休克	脓肿、颅内寄生虫
(2)电解质紊乱(高钠/低钠血症、高钙血症)	癫痫持续状态
(3)糖尿病急症(糖尿病酮症酸中毒、高血糖高渗状态、低血糖)	高血压脑病
	脑积水
(4)脏器衰竭(肝性脑病、肾性脑病、胰性脑病、肺性脑病)	颅内肿瘤
Wernicke脑病	恶性肿瘤脑转移
垂体功能减退	
肾上腺皮质功能减退	
甲状腺/甲状旁腺亢进	
甲状腺功能减退	

(二)体格检查

1.**重点检查内容及目的** 患者虽否认糖尿病,但问诊提示存在多饮、多尿、口渴、体重减轻等表现,糖尿病急性并发症可能性大,如糖尿病酮症酸中毒(DKA)、高血糖高渗状态(HHS),应注重糖尿病全身并发症及脱水表现的相关查体。有无脱水征象,如有无皮肤、黏膜干燥、弹性下降、眼球下降等,有无腹痛、肠梗阻、Kussmaul 呼吸、心动过速、低血压、呼出气有烂苹果味道、呕吐咖啡色物等。同时关注神经系统查体,排除颅内原发疾病,如同时合并肢体、言语障碍,病理征阳性,脑出血及脑梗死不能除外。

体格检查结果

T 37.0 ℃,R 23 次/min,P 123 次/min,BP 100/80 mmHg

发育正常,营养不良,体形消瘦,眼窝稍凹陷,神志模糊,言语含糊、不切题,急性病容。全身皮肤干燥、弹性下降,双侧瞳孔等大等圆,对光反射灵敏,调节反射正常。呼吸运动增强,深大呼吸,双肺呼吸音粗,无明显干、湿啰音,心界不大,心率123 次/min,律齐,心浊音界正常,腹软,压痛、反跳痛阴性,肾区叩击痛阴性,四肢肌力4 级,肌张力正常,肢体无瘫痪,病理征阴性。

2. 思维引导 经上述检查有脱水征象,同时心率增快、低血压,考虑容量不足,结合问诊内容,提示 DKA 或者 HHS,进一步行实验室检查(血常规、血气、尿常规、血糖、电解质、肝功能及肾功能检查等)及影像学检查,明确诊断。

(三)辅助检查

1. 主要内容及目的

(1)监测血糖:明确是否存在糖尿病。

(2)动脉血气分析:明确是否有酸碱紊乱等。

(3)血/尿酮体:糖尿病急症分型,鉴别诊断。

(4)头/胸部影像学:排除颅内病变。

(5)血常规、ESR、CRP:进一步明确有无感染性诱发因素。

(6)肝肾功能、电解质:是否有肝肾功能的损害,电解质紊乱。

(7)心电图:明确是否有心肌缺血、心律失常等。

辅助检查结果

(1)血气分析:pH 6.927,PaO_2 203.0 mmHg,K^+ 4.90 mmol/L,Na^+ 137.0 mmol/L,Ca^{2+} 1.19 mmol/L,Glu 31.00 mmol/L,Lac 6.0 mmol/L,HCO_3^- 4.3 mmol/L,AG 25.4 mmol/L,血浆渗透压 318.6 mmol/L。

(2)血常规:WBC $32.54×10^9$/L,RBC $4.62×10^{12}$/L,Hb 135.0 g/L,PLT $458×10^9$/L,HCT 0.419 L/L。

(3)尿常规:酮体(+++),葡萄糖(++++),比重1.005,余均阴性。

(4)糖化血红蛋白:8.3%。

(5)炎症指标:PCT 1.150 ng/mL,CRP 118.44 mg/L。

(6)肝肾功能:尿素氮 17.90 mmol/L,肌酐 61 μmol/L,尿酸 825 μmol/L;谷丙转氨酶 7 U/L,谷草转氨酶6 U/L,谷氨酰转移酶13 U/L,碱性磷酸酶205 U/L,血氨正常。

(7)CT:头颅SCT平扫未见明显异常。左肺上叶胸膜下小结节,左肺底不规则结节,炎性。

2.思维引导　根据该患者生化提示高血糖、尿酮体强阳性、高 AG 型代谢性酸中毒,支持 DKA 诊断;同时,头颅 CT 未见明显占位、卒中征象,肝功能及血肌酐正常,可排除肝肾衰竭。DKA 主要包括高血糖、酮症和代谢性酸中毒三联征,其诊断标准:①高血糖,一般在 16.7～33.3 mmol/L,警惕治疗后 DKA,或初始治疗应用胰岛素,可使血糖下降,但不清除酮体,引起"正常血糖的 DKA";②血酮/尿酮,强阳性;③高 AG 型代谢性酸中毒,pH<7.3、AG>16 mmol/L,HCO$_3^-$下降。

高血糖危象包含 DKA 及高血糖高渗性昏迷(HHS),需进行鉴别表 5-2。

表 5-2　DKA 与 HSS 鉴别

生化指标	DKA	HHS
血糖(mmol/L)	13.9～33.3	≥33.3
血钠(mmol/L)	125～135	≥135
血肌酐(μmmol/L)	轻度增高	中度增高
尿酮体	(+++)	+/-
动脉血 pH	6.8～7.3	>7.3
血浆渗透压[mOsm/(kg·H$_2$O)]	300～320	330～380
HCO$_3^-$(mmol/L)	<15	正常或轻度降低
AG(mmol/L)	明显增高	正常或轻度增高

(四)初步诊断

分析上述病史、查体、辅助检查结果,支持以下诊断:①糖尿病酮症酸中毒;②肺炎;③肺结节;④糖尿病。

二、治疗经过

(一)初步治疗

1.治疗经过

(1)一般治疗:心电监护、吸氧,留置胃管及尿管,每小时 1 次监测血糖,监测生命体征变化及出入水量。

(2)补液:DKA 丢失液体量约为原体重 10%。补液先快后慢,可初始每小时输注 15～20 mL/kg,0.9% 氯化钠注射液 500 mL×2 瓶+碳酸氢钠林格液 500 mL×1 瓶,前 2 h 共输注 1500 mL,其后根据血气中酸碱紊乱、电解质、渗透压、血糖,调整输液速度及液体类型,当血糖<13.9 mmol/L,给予 5% 葡萄糖 500 mL+正规胰岛素 8 U 与 0.9% 氯化钠注射液 500 mL 交替静脉滴注,监测血糖,第 1 个 24 h 共输注液体近 5000 mL,关注尿量,避免心力衰竭。

(3)胰岛素治疗:补液同时开始胰岛素治疗,给予 0.9% 氯化钠注射液 60 mL+正规胰岛素注射液 60 IU(浓度 1 U/mL),以 0.1 U/(kg·h)速度持续静脉泵入,血糖每小时下降约 4 mmol/L,注意降糖过程中避免出现低钾血症,观察尿量,其间维持血钾>3.5 mmol/L。

(4)补碱:血气分析示 pH 6.9,严重代谢性酸中毒,最初补液同时补碱,给予碳酸氢钠注射液 125 mL,快速补液后 1 h 复测血气,pH 7.104,无须补碱,继续快速补液。

(5)其他治疗:监护、吸氧、抗感染、消除诱因。

2.思维引导　患者发热伴白细胞升高,提示感染性疾病,为 DKA 最常见诱因,当患者基础为糖尿病,胰岛素活性缺乏,同时感染造成升糖激素过多(儿茶酚胺类、皮质醇等),胰岛素和胰高血糖素比率下降促进糖异生、糖原分解和肝酮体生成,导致出现高血糖、酮症和代谢性酸中毒的DKA典型表现。明确诊断后,降糖和补液为治疗关键(流程见图5-1),给予快速补液,每1~2 h复测血气分析,根据酸碱紊乱及血糖等改变,调整液体类型及是否补碱,同时监测尿量、控制感染等诱发因素。

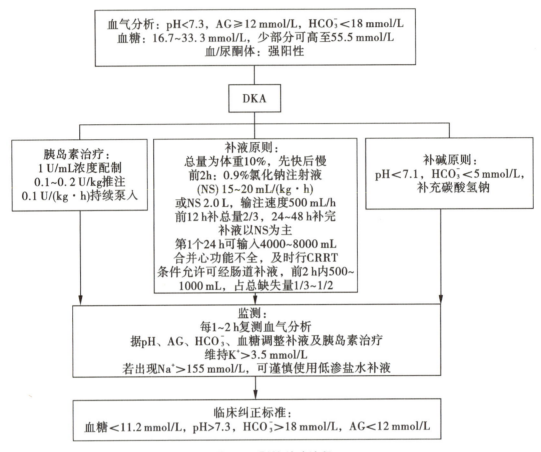

图5-1　DKA治疗流程

(二)治疗效果(4 d)

1. 治疗经过　第1天补液约5000 mL,意识转醒,每2 h复查血气分析示酸中毒逐渐纠正至pH 7.3左右,第2天持续匀速液体输注约4500 mL,同时监测尿量,无心衰表现,每4小时复查血气,酸中毒完全纠正后减少补液,鼓励经口正常饮食水,酸中毒未再反复。

2. 症状及查体　患者神志清,精神可,体温正常,无口渴、恶心、呕吐等症状。全身皮肤黏膜干燥温暖,呼吸运动正常,双肺听诊无异常,四肢肌力、肌张力正常。

3. 辅助检查　血气分析:pH 7.45,$PaCO_2$ 28.60 mmHg,PaO_2 106.7 mmHg,Glu 9.5 mmol/L,Lac 1.5 mmol/L,HCO_3^- 24.1 mmol/L,血浆渗透压296.3 mmol/L,AG 6.3 mmol/L;尿常规:酮体(+),蛋白(+),葡萄糖(+++),比重1.015。

三、思考与讨论

患者有糖尿病典型临床表现,并出现感染及意识障碍,即使既往无糖尿病病史,也应考虑糖尿病急症可能,包含糖尿病酮症酸中毒、高血糖高渗状态、低血糖昏迷。医护人员在进行初步诊断时应综合生化及影像学检查,从症状、皮肤状态(低血糖昏迷为潮湿多汗,余均为失水)、神经损害程度、尿酮体、pH、乳酸、血渗透压、HCO$_3^-$ 等多个指标进行评估诊断;且在治疗过程中应及时、反复评估临床表现和复查生化指标,避免出现心衰等并发症。

四、练习题

1. 糖尿病急症不同类型的鉴别诊断有哪些?
2. DKA 的治疗原则是什么?

五、推荐阅读

[1]陈灏珠,林果为,王吉耀.实用内科学[M].14 版.北京:人民卫生出版社,2013.
[2]LUCA M BIGATELLO,HASAN. B ALAM,RAO M ALLAIN,等.麻省总医院危重病医学手册[M].5 版.杜斌,译.北京:人民卫生出版社,2012.
[3]张文武.急诊内科学[M].3 版.北京:人民卫生出版社,2015.
[4]刘大伟.实用重症医学[M].2 版.北京:人民卫生出版社,2018.

案例27 嗜铬细胞瘤高血压危象

一、病历资料

(一)门诊接诊

1. **主诉** 头痛伴心悸、大汗6月余,再发伴胸闷、晕厥1 d。

2. **问诊重点** 患者头痛、心悸、大汗为常见症状,可考虑自主神经系统因素、内分泌因素、心脑血管因素等;1 d 前上述症状加重,出现胸闷、晕厥,注意胸闷、晕厥与头痛、心悸、大汗之间的关系;注意主要症状及伴随症状特点、疾病演变过程、诊治经过、治疗效果等。

3. **问诊内容**

(1)诱发因素:有无情绪激动、创伤、药物、麻醉、手术、分娩、劳累等诱发因素。

(2)主要症状:患者头痛伴心悸、大汗6月余,发病时间较长,注意症状发作时特点,头痛的部位、性质、持续时间及加重缓解因素。心悸的性质、持续时间与头痛之间有无关联。胸闷与劳累是否有关联、休息后是否可缓解;晕厥发作前、发作时及发作后患者的临床症状;注意各种症状之间的联系。

(3)伴随症状:有无头晕、恶心、呕吐、肢体麻木无力、口角歪斜、言语功能障碍等情况,若有应考虑急性脑血管病等颅内病变情况,如急性脑出血、急性脑梗死、颅内占位瘤体卒中等情况;有无偏头痛病史;有无胸痛、呼吸困难、端坐呼吸等情况;若有需考虑冠心病、急性冠脉综合征、心力衰竭、肺部感染等情况。

(4)疾病需要考虑:晕厥发作前后的特点及发作时是否有高血压或者低血压、是否有异常心律、低血糖、体位迅速改变等情况。

(5)诊治经过:是否用药、用何种药、具体剂量、效果如何,以利于迅速选择药物。

(6)既往史:是否有基础疾病,当出现一个症状或体征时,不能认为是某一种病所致,有可能是多种疾病逐步进展恶化的结果。如既往有高血压,也会出现这种情况:如有肾炎、肾动脉狭窄,也会出现头晕、血压高;高血压危象也会导致晕厥等情况。

（7）个人史：有无吸烟史、饮酒史、接触化学有毒物品史等
（8）家族史：家族中是否有患高血压、嗜铬细胞瘤等疾病。

问诊结果

患者，女性，35 岁，自由职业，以"头痛伴心悸、大汗 6 月余，再发伴胸闷、晕厥 1 d"就诊。患者近 6 个月来反复发作性头痛伴心悸、大汗、四肢乏力、恶心、呕吐，每次持续十多分钟，劳累后易诱发，休息后可自行缓解，自测血压波动在(120～230)/(70～135)mmHg，于当地诊所就诊，诊断为高血压，口服中药降压治疗，血压控制不稳定。1 d 前上述症状再发，并出现胸闷、晕厥 3 次，自测血压高，最高可达 200/135 mmHg，再次于诊所对症治疗，症状不缓解，遂来诊。既往无冠心病、糖尿病、肝病、慢性肾脏疾病等。

4. 思维引导   根据患者血压水平可考虑发生高血压危象。高血压危象包括高血压急症和亚急症。高血压急症常伴随有心、脑、肾等靶器官损害。患者有头痛、心悸、晕厥情况，考虑是否有心、脑等脏器的损害，若有考虑高血压急症，若无考虑高血压亚急症。高血压危象常见于：原发性高血压、中枢神经系统病变、心血管系统病变、急性肾小球肾炎、慢性肾小球肾炎、肾盂肾炎、结缔组织病、肾血管病变和嗜铬细胞瘤等。该患者近 6 个月来血压高，需要查找引起血压高的病因，中枢神经系统疾病一般不出现发作性高血压，可通过头颅 CT、磁共振等检查排除。通常高血压可引起急性左心衰竭、心肌损伤、主动脉夹层等疾病，但原发性心脏疾病如急性左心衰竭、急性心肌梗死通常会引起低血压的情况。心血管系统病变可通过心电图、动态心电图、心肌酶、心脏彩超、冠状动脉 CTA 等检查明确诊断。该患者既往无肾疾病病史，且无血尿、少尿等症状，故暂不支持该诊断；可通过肾动脉彩超、肾动脉造影等检查排除肾动脉血管狭窄。该患者既往体健，加上典型的阵发性高血压伴有头痛、心悸、出汗症状，综合考虑嗜铬细胞瘤高血压危象可能性大，行肾上腺彩超检查及血尿儿茶酚胺及代谢物浓度检查，即可确诊。

（二）体格检查

1. 重点检查内容及目的   要注意是否有左心衰竭体征，若有端坐呼吸、咳粉红色泡沫样痰、双肺可闻及湿啰音，则急性左心衰竭需考虑；患者高血压危象，应注意检查是否有心、脑、肺、肾、胃肠道功能损害；神经系统查体注意患者意识状态、双侧瞳孔大小、对光反射、言语功能、四肢肌力、肌张力、病理征等情况，排除急性脑血管病；患者有无腹部压痛、腹肌紧张、肠鸣音亢进、肿块等情况，注意排查胃肠道功能；泌尿系统有无尿量减少等。

体格检查结果

T 36.50 ℃，R 24 次/min，P 115 次/min，BP 200/135 mmHg

发育正常，营养良好，体型匀称，神志清，端坐呼吸，急性面容，表情痛苦，查体合作。气管居中，浅表淋巴结不大、颈静脉无怒张。双侧瞳孔等大等圆，直径 4 mm，对光反射灵敏，调节反射正常。胸廓对称，肋间隙正常，呼吸运动快。双肺呼吸音粗，双侧中下肺可闻及湿啰音，无胸膜摩擦音。心前区无异常搏动，心率 115 次/min，律齐，心脉率一致，各瓣膜听诊区未闻及杂音，无心包摩擦音。腹软，无压痛，肝脾肋缘下未触及，Murphy 氏征阴性，移动性浊音阴性，未触及液波震颤，肠鸣音 4 次/min，左、右肾区无叩击痛，输尿管点无压痛。无杵状指。双下肢无水肿。生理反射存在、病理反射未引出，四肢肌力、肌张力正常。余查体未见异常。

2.思维引导　经上述检查患者呼吸快、心率快、血压高,舒张压>130 mmHg,急性病容,考虑高血压危象。患者端坐呼吸、双肺可闻及湿啰音,考虑合并有急性左心衰竭。综合考虑高血压危象合并急性左心衰竭。

(三)辅助检查

1. 主要内容及目的

(1)血常规、肝功能、肾功能、电解质、血糖、心肌酶、B 型钠尿肽、血气分析:检查有无贫血、肝、肾、心功能损害、呼吸衰竭及电解质紊乱。

(2)儿茶酚胺、香草基扁桃酸(VMA)、醛固酮素、促肾上腺皮质激素(ACTH)、皮质醇:明确是否有内分泌系统疾病。

(3)心电图:明确是否有心肌缺血、心律失常、心肌梗死等。

(4)肾上腺彩超:明确是否有肾上腺占位。

(5)心脏彩超:心脏大小及心脏内部结构,心室射血分数,明确心力衰竭情况。

(6)胸片:明确有无充血性心力衰竭、肺水肿征象。

(7)头、胸、腹部、骨盆 CT:明确肾上腺占位情况,排除颅内出血、肾上腺外嗜铬细胞瘤(副神经节瘤),必要时行磁共振检查和间碘苄胍显像。

辅助检查结果

(1)血常规:WBC 14.42×10^9/L,N% 76.4% ,L% 15.2% ,RBC 4.27×10^{12}/L,Hb 131 g/L,PLT 259×10^9/L。

(2)血生化:K$^+$ 3.34 mmol/L,Na$^+$ 135 mmol/L,Glu 7.94 mmol/L,肝、肾功能正常。

(3)动脉血气分析(未吸氧):pH 7.42,PaCO$_2$ 70 mmHg,PaO$_2$ 42 mmHg,HCO$_3^-$ 40 mmol/L。

(4)心肌酶:cTnI 0.234 μg/L,CK-MB 45.00 μg/L,MYO 110.00 μg/L,NT-proBNP 19 500 ng/L。

(5)血儿茶酚胺:去甲肾上腺素7.33 nmol/L,肾上腺素5.97 nmol/L,3-甲氧基去肾上腺素3.65 nmol/L,3-甲氧基肾上腺素4.45 nmol/L。尿 VMA 99.00 μmol/24 h。

(6)肾素活性7.30 ng/mL,血管紧张素249.40 pg/mL,醛固酮415.00 pg/mL。

(7)ACTH:8 时20.30 pg/mL,16 时<5.00 pg/mL,24 时<5.00 pg/mL。

(8)皮质醇:8 时16.70 μg/dL,16 时15.60 μg/dL,24 时9.32 μg/dL。

(9)心电图:窦性心动过速,ST-T 段压低,T 波倒置。

(10)彩超:左侧肾上腺区显示不均质占位;心内结构未见明显异常,EF 40% 。

(11)影像学:胸片可见肺水肿征象;头、胸、腹、骨盆 CT 示左侧肾上腺占位,双肺大片磨玻璃样改变,余无异常;头部 MRI 未见明显异常。

2.思维引导　根据该患者阵发性高血压,血压升高时伴随有头痛、心悸、出汗的情况,考虑高血压危象;随后出现胸闷、端坐呼吸、双肺可闻及湿啰音,考虑高血压危象导致急性左心衰竭;患者肾上腺彩超、CT 可见左侧肾上腺占位,血儿茶酚胺水平升高、VMA 升高,综合考虑嗜铬细胞瘤高血压危象合并急性左心衰竭。原发性高血压患者通常病程较长、血压一般为逐渐、持续性升高;原发性醛固酮增多症的典型临床表现为持续性轻中度高血压,且伴有低血钾、血醛固酮素水平升高,与此病不符,且本实验室检查结果未见醛固酮升高,可排除此病;皮质醇增多症患者除血压升高外,多有向心性肥胖、满月脸、水牛背、皮肤紫纹、毛发增多症状,血 ACTH、皮质醇水平升高等情况,该患者

无此临床症状且实验室检查 ACTH、皮质醇水平正常,故可排除此病。

(四)初步诊断

分析上述病史、查体、辅助检查结果,支持以下诊断:①嗜铬细胞瘤高血压危象;②急性左心衰竭。

二、治疗经过

(一)初步治疗

1. 治疗经过

(1)体位:端坐位或者半卧位、双腿下垂,以减少静脉回流。

(2)高流量鼻导管吸氧。

(3)α 受体阻滞剂:酚妥拉明 1～5 mg 缓慢静脉注射,当血压降至 160/100 mmHg 左右停止注射,继之以 10～15 mg 溶于 5% 葡萄糖或 0.9% 氯化钠注射液 500 mL 中缓慢静脉滴注;应用酚妥拉明 1 d 后开始持续泵入艾司洛尔,在血压控制稳定后,改为口服酚妥拉明片和艾司洛尔片治疗,酚妥拉明应用至术前 1 d 停药。

(4)镇静镇痛:吗啡 5 mg 静脉注射。

(5)利尿:呋塞米 20 mg 静脉注射。

(6)强心:米力农负荷剂量 50 μg/kg,在 10 min 内缓慢静脉注射,然后给予维持剂量 0.375～0.750 μg/(kg·min)静脉滴注,24 h 总量不超过 1.13 mg/kg。

(7)控制补液、纠正电解质紊乱,控制出入量,在补液的同时要避免液体负荷过重加重心力衰竭。

(8)拟于 2 周后手术切除嗜铬细胞瘤。

2. 思维引导

患者阵发性高血压,伴头痛、心悸、出汗,肾上腺彩超、CT 可见左侧肾上腺占位,血儿茶酚胺及其代谢物升高,考虑嗜铬细胞瘤高血压危象,应立即给予降压治疗,首选酚妥拉明降压治疗。患者端坐呼吸、胸闷、呼吸困难,双肺可闻及湿啰音,BNP 升高、心肌酶升高,心电图 ST 段改变,考虑高血压导致急性左心衰竭合并心肌损伤,应针对急性左心衰竭治疗,立即给予酚妥拉明降压、吗啡镇静镇痛、呋塞米利尿、米力农强心等药物治疗。然后给予控制性补液维持酸碱平衡、电解质平衡,在血压控制稳定后择期行手术治疗切除嗜铬细胞瘤,术后随访血压及血儿茶酚胺情况,便于更好的判断治疗效果。

(二)治疗效果

1. 症状

10 d 后患者头痛、心悸、出汗、胸闷症状消失,血压控制在(100～140)/(70～85)mmHg。

2. 查体

神志清,呼吸 18 次/min,可平卧,双肺呼吸音清,可闻及少量湿啰音。

于入院第 15 天行腹腔镜下左侧肾上腺嗜铬细胞瘤切除术,手术顺利,术后病理及免疫组化显示:嗜铬细胞瘤。

(三)病情变化

入院第 18 天,出现右下肢肿胀。

1. 患者病情变化的可能原因及应对

(1)考虑:患者入院后行右下肢股动脉穿刺置管术动态监测血压,右下肢制动,且术前术后卧床时间长、下肢活动不充分,术后应激性高凝状态,考虑右下肢静脉血栓形成。

(2)急查:双下肢动静脉血管彩超及血浆 D-二聚体。

辅助检查结果

（1）双下肢动静脉血管彩超：右下肢穿刺置管周围可见血栓形成，右侧小腿腘静脉、胫前静脉、肌间静脉血栓形成。

（2）D-二聚体：1.05 mg/L。

2.思维引导　患者右下肢股动脉穿刺置管术后，制动时间较长，下肢活动不充分，出现右下肢水肿，双下肢无疼痛，皮温不高，足背动脉搏动可触及，考虑下肢静脉血栓形成，彩超及 D-二聚体检查可明确诊断，给予低分子量肝素抗凝治疗，同时请血管外科会诊，行手术治疗。

治疗 6 d 后

血压控制稳定，无头痛、心悸、胸闷症状。

查体：神志清，呼吸平稳，自由体位，双肺呼吸音清，右肺少许湿啰音，双下肢无水肿。

右下肢静脉彩超：无异常。

三、思考与讨论

患者阵发性高血压，且舒张压>130 mmHg，伴有高血压危象经典的三联征：头痛、心悸、大汗；肾上腺彩超和 CT、实验室儿茶酚胺及代谢产物检查，不难确诊嗜铬细胞瘤高血压危象；患者合并有端坐呼吸、双肺可闻及湿啰音，血清 BNP 水平升高，不难诊断急性左心衰竭；高血压危象会引起心、脑、肾等靶器官损害，嗜铬细胞瘤分泌大量儿茶酚胺，也会影响心脏，导致儿茶酚胺性心肌病；综合考虑不难诊断嗜铬细胞瘤高血压危象合并急性左心衰竭。但需与原发性高血压导致的高血压危象相鉴别，原发性高血压患者通常为体循环动脉压升高，起病缓慢、临床症状不典型，通常在单纯测血压或发生心、脑、肾并发症时才发现，与该患者发病特点不相符，故可排除原发性高血压；原发性醛固酮增多症的典型临床表现为高血压、低血钾，但高血压多为持续性高血压，且血压大多为轻、中度升高，血醛固酮水平升高，本实验室检查结果未见醛固酮升高且临床症状与该患者也不相符，故可排除此病。皮质醇增多症患者除血压升高外，多有向心性肥胖、满月脸、水牛背、皮肤紫纹、毛发增多、血 ACTH 升高等情况，该患者无此临床症状且实验室指标 ACTH、皮质醇均正常，故可排除此病。该患者不仅要进行降压治疗，还要针对急性左心衰竭进行强心、利尿等抗心衰治疗。该患者血压控制平稳，并进行充分的酚妥拉明控制血压治疗后，进行肾上腺肿瘤切除术，手术顺利，术中及术后均未再次发生高血压危象的情况，术后血压控制稳定。在术后恢复过程中，患者出现右下肢水肿、穿刺置管周围及腘静脉、胫前静脉、肌间静脉血栓形成，给予低分子量肝素抗凝并请血管外科行手术治疗。这提示我们，对于长期卧床的患者，一定要警惕静脉血栓形成，根据患者情况，可给予低分子量肝素或者活血化瘀类的药物，可进行适当的下肢活动，避免血栓的形成。

四、练习题

1.高血压危象的分类有哪些？

2.高血压危象常见于哪些疾病？

3.嗜铬细胞瘤高血压危象的治疗原则是什么？

五、推荐阅读

[1] 于学忠,陆一鸣.急诊医学[M].2版.北京:人民卫生出版社,2021.
[2] 童南伟,肖海鹏.内科学内分泌代谢科分册[M].2版.北京:人民卫生出版社,2021.

案例 28　垂体危象

一、病历资料

(一)门诊接诊

1. 主诉(代)　鼻塞、咳嗽、头晕 3 d,意识障碍 1 d。

2. 问诊重点　鼻塞、咳嗽为呼吸系统常见症状,头晕、意识障碍为神经系统症状,问诊时应注意主要伴随症状及特点,疾病演变过程、诊治经过、治疗效果等。

3. 问诊内容

(1)诱发因素:有无受凉、感染、创伤、呕吐、腹泻及脱水等诱发因素。

(2)主要症状:患者鼻塞,应注意问诊有无鼻窦炎、发热、流涕;患者咳嗽,应注意咳嗽性质,是不是刺激性干咳,是否伴有咳痰及痰液的性质;患者头晕,注意问诊是否眩晕,是否与体位有关;注意患者意识障碍的特点。

(3)伴随症状:患者鼻塞、咳嗽,应注意问诊有无呼吸系统其他症状,如发热、咽痛、流涕、咳痰、咯血、胸闷、胸痛、呼吸困难等情况,若有,则上呼吸道感染、支气管炎、肺部感染等情况需要考虑;患者头晕、意识障碍,有神经系统疾病症状,要注意问诊是否为眩晕,有无前庭功能障碍,有无头痛、恶心、呕吐、单侧肢体麻木无力、口角歪斜、失语及抽搐等情况。

(4)诊治经过:是否用药,用何种药、具体剂量、效果如何,以利于迅速选择药物。

(5)既往史:既往是否有基础疾病,当出现一个症状或体征时,不能认为是某一种病所致,有可能是多种疾病逐步进展、恶化的结果。

(6)个人史:有无吸烟、饮酒史、接触化学有毒物品等。

(7)月经生育史:月经是否规律,生育情况,是否剖宫产及有无产后大出血的情况。

问诊结果

患者为中年女性,务农。15 年前产后大出血病史,产后有无乳、闭经、低血糖病史,无吸烟、饮酒史。3 d 前受凉后出现鼻塞、刺激性干咳等呼吸系统感染症状,无发热、咳痰、胸闷、呼吸困难、心悸、胸痛、头痛等情况,于当地诊所就诊,给予口服药物治疗(具体不详),症状无缓解,1 d 前出现意识障碍,在前往医院途中出现呕吐,伴小便失禁,急来医院就诊。

---

4. 思维引导　患者受凉后出现鼻塞、刺激性干咳、头晕,考虑有上呼吸道感染情况,患者无发热、咳痰、胸痛、胸闷情况,肺部感染情况待排除;随后患者出现意识障碍,患者既往无基础疾病,此时注意排查血糖、血压、心率、急性脑血管病、电解质紊乱及内分泌代谢异常等各种情况;结合患者既往有产后大出血、无乳、闭经、低血糖等情况需要首先考虑是否有内分泌系统疾病。

(二)体格检查

1. 重点检查内容及目的　体格检查:体温、脉搏、呼吸、血压、血氧饱和度;患者是否有体温异常、低血压等情况;是否贫血貌;意识障碍程度,格拉斯哥昏迷评分情况,双侧瞳孔是否等大、神经系统查体是否有脑膜刺激征"颈强直、克尼格征、布鲁津斯基征(Brudzinski)征"等;心律是否整齐、有无心脏杂音;双肺呼吸音是否清晰,有无湿啰音;腹部查体排查胃肠道病变;双下肢是否水肿;皮肤毛发、阴毛及腋毛是否稀少等情况。

体格检查结果

T 35.0 ℃,R 16 次/min,P 80 次/min,BP 88/50 mmHg,SpO$_2$ 75%

昏迷状态,格拉斯哥昏迷评分:睁眼反应(E)1 分,语言反应(E)1 分,肢体运动(M)2 分,总计 4 分;毛发枯黄稀少,口唇发绀、四肢湿冷,被动体位,查体不合作;皮肤黏膜无皮疹、皮下出血;心脏听诊无异常;双下肺可闻及少量湿啰音;腹部平坦;双下肢无水肿;阴毛、腋毛稀少。

---

2. 思维引导　经上述检查昏迷状态,体温、血压偏低,口唇发绀、四肢湿冷、毛发枯黄、阴毛腋毛稀少,需要检查血常规、血生化、C 反应蛋白、血气分析、血糖、激素水平、肌钙蛋白、胸部 CT、头颅 CT 和磁共振、子宫及双附件和心脏彩超,以进一步明确诊断。

(三)辅助检查

1. 主要内容及目的

(1)血常规、肝功能、肾功能、电解质、血糖、CRP:进一步证实是否有贫血、电解质紊乱、肝肾功能损害、低血糖、感染等情况。

(2)血气分析:明确是否有呼吸衰竭及酸碱失衡情况。

(3)甲状腺功能、促肾上腺皮质激素(ACTH)、皮质醇、性激素等:明确是否存在激素水平下降及内分泌功能紊乱情况。

(4)心肌酶:明确是否有心肌损伤或者心肌梗死情况。

(5)头颅 CT、磁共振等影像学检查:明确颅内垂体等部位是否有病变。

(6)子宫及双附件、心脏彩超:子宫、卵巢是否萎缩变小、卵泡发育情况等;心脏功能情况。

(7)心电图:明确是否有心肌缺血、心律失常等。

辅助检查结果

(1)血常规:WBC 16.6×10^9/L,N% 91.9%,L% 2.9%,RBC 3.33×10^{12}/L,Hb 94.1 g/L,PLT 226×10^9/L。

(2)电解质 K$^+$ 3.4 mmol/L,Na$^+$ 118 mmol/L;血糖 3.3mom/L;CRP 135.29 mg/L。

(3)肝、肾功能及凝血功能均正常。

(4)动脉血气分析(吸氧):pH 7.48,PaCO$_2$ 40 mmHg,PaO$_2$ 70 mmHg,HCO$_3^-$ 17.9 mmol/L。

(5)甲状腺功能:FT$_3$ 1.89 pmol/L,FT$_4$ 3.12 pmol/L,TSH 0.04 μIU/mL。

(6)ACTH:8 点 3.50 pg/mL,16 点 6.60 pg/mL,24 点 5.70 pg/mL。

(7)皮质醇:8 点 3.40 μg/dL,16 点 4.10 μg/dL,24 点 4.70 μg/dL。

---

(8)性激素:促卵泡生成素 1.14 mIU/mL,黄体生成素<0.3 mIU/mL,催乳素 2.15 mIU/mL;雌二醇 7.82 pg/mL,孕酮(P)<0.05 ng/mL,睾酮(T) 0.227 ng/mL。

(9)心肌酶:正常。

(10)影像学显示:胸部 CT 可见双肺下叶轻度炎性渗出;头颅 CT 未见异常;头颅 MRI 显示:空状蝶鞍。

(11)子宫及双附件彩超:子宫缩小(幼稚子宫)。心脏彩超:正常。

(12)心电图:正常心电图。

2. 思维引导　根据该患者受凉后出现鼻塞、刺激性干咳、头晕症状考虑有上呼吸道感染情况;随着病情加重出现意识障碍,血气分析结果未见明显呼吸衰竭,胸部 CT 显示肺部轻度感染,暂排除肺性脑病引起昏迷;血糖偏低,可引起低血糖昏迷;磁共振显示空状蝶鞍,考虑可能有垂体功能障碍,垂体功能障碍也会导致患者昏迷;患者既往有产后大出血病史,且生产后又出现无乳、闭经、贫血、毛发枯黄稀少、阴毛腋毛脱落情况,综合考虑希恩综合征合并垂体危象的诊断可能。

(四)初步诊断

结合上述病史、查体、实验室及影像学检查结果,支持以下诊断:①希恩综合征合并垂体危象;②肺部感染。

二、治疗经过

(一)初步治疗

1. 治疗过程

(1)心电监护、吸氧、气管插管、注意保暖、避免低体温。

(2)补充血糖:立即静脉注射 50% 葡萄糖 40 ~ 60 mL。

(3)解除肾上腺危象:200 ~ 300 mg 氢化可的松溶入 5% 葡萄糖(500 ~ 1000 mL)静脉滴注;急性发作恢复后,氢化可的松应迅速减量至标准维持剂量 20 ~ 30 mg/d,分 3 次口服。

(4)补充甲状腺素治疗:口服甲状腺素片 40 mg,每天 2 次。

(5)补钠:500 ~ 1000 mL 0.9% 氯化钠注射液静脉滴注,补钠时速度应缓慢,防止脑桥中央髓鞘溶解;若输注 3% 氯化钠注射液要注意应用呋塞米(1 mg/kg),避免肺水肿。

(6)镇吐、抗感染、维持电解质及酸碱平衡等。

(7)病情稳定后,可根据情况给予激素替代治疗。

2. 思维引导　患者昏迷状态、血压偏低、血氧饱和度低,给予气管插管呼吸机辅助呼吸。患者 ACTH、皮质醇水平普遍偏低,给予补充激素治疗。血清甲状腺激素水平偏低,给予补充左旋甲状腺素治疗。患者低钠血症,可以给予补充浓盐水治疗,补充钠的速度要缓慢。在治疗的同时要进行抗感染、镇吐、维持电解质及酸碱平衡等。

(二)治疗效果

1. 症状　3 d 后患者意识逐渐清晰。

2. 查体　神志清,自主呼吸可,呼吸 18 次/min,脱机能耐受。

3. 辅助检查　血气分析(吸氧 2 L/min):pH 7.43,PaO_2 85 mmHg,$PaCO_2$ 35 mmHg,SaO_2 98%;电解质:K^+ 4.2 mmol/L,Na^+ 137 mmol/L,Cl^- 106 mmol/L。

4. 复查血清激素水平　皮质醇 8 时 25.9 μg/dL;皮质醇 16 时 27.0 μg/dL;皮质醇 24 时 45 μg/dL。

（三）病情变化

入院第 5 天,患者出现发热、咳嗽、咳痰、胸痛、胸闷情况,双下肺可闻及湿啰音。

1. 患者病情变化的可能原因及应对

(1)考虑:肺部感染？呼吸衰竭？心力衰竭？心肌梗死？

(2)急查:动脉血气分析、血常规、B 型钠尿肽(BNP)、肌钙蛋白(cTnI)、胸部 CT、心脏彩超。

辅助检查结果

(1)血气分析:pH 7.36,$PaCO_2$ 40 mmHg,PaO_2 85 mmHg,SaO_2 95%。

(2)血常规:WBC $21.29×10^9/L$,N% 94.1%,L% 2.3%,RBC $3.3×10^{12}/L$,Hb 99.4 g/L,PLT $226×10^9/L$;NT-proBNP 3050 pg/mL,cTnI 0.056 μg/L。

(3)心脏彩超显示:正常。

(4)胸部 CT:双肺感染。

---

2. 思维引导

血常规显示白细胞明显升高,胸部 CT 可见双肺感染,患者入院时上呼吸道感染,加上应用呼吸机或者昏迷卧床导致肺部感染,加用化痰、平喘、抗感染药物治疗。

治疗 1 周后

(1)无发热,咳嗽、咳痰、胸闷症状缓解。

(2)查体:神志清,呼吸平稳,口唇无发绀,双肺少许湿啰音,下肢无水肿。

(3)血气分析:pH 7.35,$PaCO_2$ 43 mmHg,PaO_2 80 mmHg。

(4)血常规:WBC $7.7×10^9/L$,N% 74%,L% 21%,RBC $3.50×10^{12}/L$,Hb 97 g/L,PLT $286×10^{12}/L$。

三、思考与讨论

中年女性,受凉后出现鼻塞、刺激性干咳、头晕等上呼吸道感染的症状,首先考虑上呼吸道感染,当时患者无咳痰、呼吸困难、胸痛症状,暂无肺部感染证据。于诊所治疗,具体用药不详,治疗后症状未见好转,随后出现意识障碍。对于既往无慢性肺病、高血压、冠心病、糖尿病、肝病等基础疾病的患者突然出现意识障碍,首先要查头颅 CT 和磁共振,排除急性脑血管病;其次要明确有无电解质紊乱、肺性脑病、肝性脑病、低血糖等情况导致的昏迷。磁共振显示:空状蝶鞍,结合患者既往产后大出血及贫血病史。查体可见毛发枯黄、腋毛、阴毛稀少,心肺无异常。结合血清 ATCH、皮质醇、甲状腺激素、性激素等实验室结果,综合考虑希恩综合征。患者合并休克、低血糖、昏迷,考虑并发垂体危象。此病的重点在于抢救低血糖、低血钠、低血压、维持生命体征、解除病因。

四、练习题

1. 垂体危象常见于哪些疾病？

2. 垂体危象治疗原则有哪些？

五、推荐阅读

[1]于学忠,陆一鸣.急诊医学[M].3 版.北京:人民卫生出版社,2021.

[2]童南伟,肖海鹏.内科学 内分泌代谢科分册[M].2 版.北京:人民卫生出版社,2021.
[3]李禹兵,高凌.垂体危象的诊治总结与回顾[J].内科急危重症杂志,2017,23(4):265-268.

案例 29 甲亢危象

一、病历资料

(一)门诊接诊

1.主诉 间断发热 9 个月,手抖、心悸 2 个月,高热 1 个月。

2.问诊重点 高热大汗是急诊常见的症状,问诊时应注意数月病程中,主要症状及伴随症状特点、疾病演变过程、诊治经过、治疗效果等。

3.问诊内容

(1)诱发因素:有无感染、应激、手术等诱发因素。

(2)主要症状:患者间断发热 9 个月,应重点询问发热的最高体温,发热的性质及特点,是稽留热、弛张热还是间歇热;患者手抖、心悸 2 个月,是否同时伴有发热,有无诱因,症状持续时间及发作特点,是否存在电解质紊乱等。患者高热 1 个月,疾病的演变过程,本次病情加重的特点,有无出现咳嗽、咳痰等呼吸系统感染。

(3)伴随症状:有无咳嗽、咳痰等呼吸道感染表现;有无恶心、呕吐、腹痛、腹泻等消化道表现;有无尿频、尿急、尿痛等泌尿系统感染表现;有无胸闷、呼吸困难等心力衰竭表现;有无大汗淋漓、皮肤潮红等全身症状;有无烦躁、谵妄、精神异常,甚至昏迷等神经系统表现。

(4)诊治经过:是否用药治疗,用何种药、具体剂量、效果如何。

(5)既往史:有无甲状腺功能亢进史,有无甲状腺或非甲状腺手术史,自行停用抗甲状腺药物易诱发甲亢危象。

(6)个人史:有无疫区、疫情、疫水接触史,有无牧区、矿山、高氟区、低碘区居住史,有无化学性物质、放射性物质、有毒物质接触史。近期有无出现过感染(上呼吸道感染、胃肠道及尿路感染等),有无精神紧张、劳累、高温环境等应激。

(7)月经生育史:有无痛经用药或出现药物反应史,有无分娩史。

(8)家族史:有无与患者类似疾病,有无家族性遗传病史。

问诊结果

患者为青少年女性,病程 9 个月,9 个月前无明显诱因出现间断发热,最高 38.6 ℃,每日均发热,全天波动大于 1 ℃,体温多在下午达到高峰,呈间歇热,无腹痛、腹泻,无喷嚏、咳嗽、咳痰、咽痛,至当地医院住院,给予中药治疗 1 个月(具体不详),效差。5 个月前因发热住院,诊断为"扁桃体炎",行"扁桃体切除术",术后未再发热,遂出院。4 个月前复查血常规、甲状腺功能提示正常,甲状腺彩超示甲状腺结节(病理学检查示甲状腺乳头状癌),2 个月前出现手抖、心悸,伴怕热多汗、焦躁易怒,大便次数增多,每日 3~4 次,大便稀,不成形,住院完善相关检查,诊断为"甲状腺功能亢进症",后至其他医院多次复查甲状腺功能均提示甲状腺功能亢进,给予"甲巯咪唑 1 片/次,4 次/d",后逐渐增加剂量,1 个月内甲巯咪唑增加至 8 片/d,心悸、手抖无减轻。

1月余前出现高热,最高39.6 ℃,上午体温正常,下午及晚上体温逐渐升高,自行口服退热药后体温可降至正常。住院行相关检查,诊断为"甲亢危象",给予输液治疗(具体不详),治疗2 d后自行离院。出院后每日发热,最高体温40.6 ℃,伴心悸、头痛,无腹痛,14 d前住院治疗,诊断为"甲亢危象",给予"糖皮质激素、丙硫氧嘧啶、普萘洛尔片(具体用法不详)",仍发热、心悸,今为求进一步诊治来诊。

4.思维引导 患者外院检查甲状腺功能支持甲状腺功能亢进,有高热、大汗、心动过速(150 次/min)、焦虑不安,支持甲亢危象诊断。外院甲状腺结节穿刺示甲状腺乳头状癌。4 个月前在外院行扁桃体切除术。

(二)体格检查

1.重点检查内容及目的 患者甲亢危象的可能性大,应注意甲状腺专科查体体征。有无甲状腺肿大、压痛、震颤、血管杂音等。心脏查体重点关注是否有心律失常,心率及节律如何,是否有心力衰竭。肺部查体体征应注意是否有干、湿啰音。

体格检查结果

T 36.5 ℃,R 20 次/min,P 120 次/min,BP 132/80 mmHg

神志清,甲亢面容,表情痛苦,扁桃体缺如,甲状腺Ⅰ度肿大,有震颤、血管杂音,无压痛。心前区无异常搏动,心率120 次/min,律齐,心音强劲,心脉率一致,各瓣膜听诊区未闻及杂音,无心包摩擦音。余查体正常。

2.思维引导 经上述检查有甲状腺Ⅰ度肿大,常见于单纯性甲状腺肿、甲状腺功能亢进、桥本甲状腺炎等疾病,根据患者多次外院甲状腺功能检查结果,提示患有甲状腺功能亢进,进一步完善实验室检查(甲状腺功能检查等)及影像学检查,明确诊断。

(三)辅助检查

1.主要内容及目的

(1)甲状腺功能检查:甲亢危象患者,一般是血清三碘甲状腺原氨酸(T_3)、甲状腺素(T_4)、逆-碘甲状腺原氨酸(rT_3)升高,促甲状腺激素(TSH)水平降低。

(2)血常规:血常规一般无特异改变,在合并感染时可以出现白细胞总数及中性粒细胞升高。

(3)肝肾功能、电解质:及时检查电解质对于甲亢危象的治疗具有重要意义,由于患者长期处于高热、腹泻、呕吐等高代谢状态中,容易出现电解质紊乱,其中低钠血症最常见,也可合并有代谢性酸中毒及低血钾等,严重时可危及生命。

(4)心电图:心电图可表现为各种心律失常,如窦性心动过速、房性心动过速、心房颤动、心房扑动等,对甲亢危象的诊断具有一定的辅助作用。

(5)胸部 X 线:判断是否有肺部感染、心影增大。

(6)头颅 CT:有精神症状的患者应行头颅 CT 检查,排除脑血管疾病。

辅助检查结果

(1)甲状腺功能:游离 T_3(FT_3)>46.08 pmol/L,游离 T_4(FT_4)>77.23 pmol/L,TSH 0.005 μIU/mL。

（2）血常规：RBC $3.76×10^{12}/L$，Hb 102.9 g/L，单核细胞百分数 13.9%，嗜酸性粒细胞百分数 0.1%，单核细胞绝对值 $1.02×10^9/L$，嗜酸性粒细胞绝对值 $0.01×10^9/L$，HCT 0.312 L/L。

（3）心电图：窦性心动过速，心率 122 次/min。

（4）动脉血气分析：pH 7.41，PaO_2 114.10 mmHg，Hb 102.00 g/L，K^+ 3.01 mmol/L，Glu 6.20 mmol/L，乳酸（Lac）1.90 mmol/L，血浆二氧化碳总量（TCO_2）23.50 mmol/L，HCT 29.10%，阴离子间隙（AG）16.80 mmol/L。

（5）生化：K^+ 3.16 mmol/L，Cl^- 109.00 mmol/L，CR 46.3 μmol/L，ALT 73 U/L，总蛋白（TP）58.50 g/L，白蛋白（ALB）33.1 g/L，CK-MB 17.00 U/L，N 端脑利尿钠肽（NT-proBNP）398.72 pg/mL。

（6）PCT、CRP、红细胞沉降率、传染病全项、血凝功能、大便常规、风湿免疫-炎症 1、BNP、抗甲状腺抗体均未见明显异常。

（7）头颅 CT、胸部 X 线检查未见明显异常。

2. 思维引导　根据该患者反复高热 9 月余，曾在外院检查甲状腺功能支持甲状腺功能亢进，有高热、大汗、心动过速（150 次/min）、焦虑不安，支持甲状腺危象诊断。患者胸部、腹部无阳性症状与体征，双侧胸腔及腹腔未见明显积液，高热时血培养阴性，结合血常规结果，不考虑感染性发热。患者 PET-CT 检查全身未见明确恶性肿瘤征象，肿瘤标志物阴性，故暂可排除恶性肿瘤导致患者发热。根据患者骨髓穿刺检查结果及血液科会诊意见，暂不考虑血液系统疾病。

（四）初步诊断

分析上述病史、查体、辅助检查结果，支持以下诊断：①发热待查：甲亢危象感染性疾病？ 免疫相关性疾病？ 血液系统疾病？ ②甲状腺乳头状癌；③扁桃体切除术后。

二、治疗经过

（一）初步治疗

1. 治疗过程

（1）抗甲状腺药物治疗：丙硫氧嘧啶 150 mg，每 4 h 1 次。

（2）β 受体阻滞剂：普萘洛尔片 40 mg，每 6 h 1 次。

（3）糖皮质激素：给予氢化可的松 100 mg 静脉滴注，根据情况调整应用间隔时间。

（4）降温：高热时以物理降温为主，必要时应用糖皮质激素药物退热。

（5）对症支持治疗。

2. 思维引导　患者甲亢危象诊断明确后，尽快使用大剂量的抗甲状腺药物是非常重要的。美国甲状腺学会和临床内分泌学会在新指南中建议，丙硫氧嘧啶可给 500～1000 mg 的负荷剂量，继之 250 mg，每 4 h 1 次。患者高热，给予物理降温为主，必要时加用退热药，不宜用水杨酸类退热药降温，因为此类药可竞争性与 TH 结合球蛋白结合，从而使游离 T_3 和游离 T_4 水平升高。此外，由于高热及大量出汗，患者易发生脱水及低钠血症，应及时纠正水、电解质紊乱，补充葡萄糖提供热量及肝糖原。患者窦性心动过速，无心衰表现，给予 β 肾上腺素能阻断药盐酸普萘洛尔口服 40～80 mg（每 6 h 1 次）以减轻症状，用药后心率常在数小时内下降。甲状腺危象发生时对肾上腺皮质激素的需要量增加，一定剂量的糖皮质激素还可抑制 TH 释放及抑制外周 T_4 向 T_3 的转化，故可明显降低血中 TH 的水平。因此，糖皮质激素已经成为抢救甲状腺危象必不可少的关键药物，同时还具有抗高热、抗毒素等作用。应考虑及时使用，一般采用氢化可的松 100 mg，每 8 h 1 次或地塞米松 2～4 mg，每

6 h 1 次。

(二)治疗效果

1. **症状** 6 d 后体温平稳,鼻导管吸氧,自觉平卧后有胸闷、呼吸困难。

2. **查体** 神志清,T 36.8 ℃,BP 122/74 mmHg,P 112 次/min,SpO₂100%。颜面部红色皮疹,甲状腺Ⅰ度肿大,有震颤、血管杂音,无压痛,扁桃体缺如。双手指腹、大鱼际、小鱼际发红,双肺呼吸音粗,未闻及干、湿啰音,心音强劲,律齐。

3. **辅助检查**

(1)血气分析:pH 7.48,$PaCO_2$ 38.0 mmHg,PaO_2 110.0 mmHg。

(2)血常规:WBC 10.84×10^9/L,RBC 4.02×10^{12}/L,Hb 111.0 g/L,PLT 199×10^9/L,N% 88.0% 。

(3)感染指标:PCT<0.020 ng/mL。血生化:K^+ 3.21 mmol/L,Na^+ 137 mmol/L,Cr 40.6 μmol/L,ALT 44 U/L,AST 18 U/L,白蛋白(ALB)32.5 g/L。

(4)PET-CT:①全身未见明确恶性肿瘤征象。②右肺上叶前段磨玻璃结节代谢未见增高,多考虑炎性结节,建议随诊观察;左肺下叶及右肺多发高密度结节影代谢未见异常,建议随诊观察。③甲状腺密度欠均匀代谢未见异常,建议结合专科检查。④前上纵隔片状软组织代谢稍活跃,考虑胸腺生理性摄取。

(三)病情变化

入院后第20天,患者出现意识障碍,可自主睁眼,不能配合动作,不能言语,可见不自主咀嚼运动,间断四肢抽动,T 38.2 ℃,心电监护示 P 152 次/min,R 25 次/min,SpO₂ 98%,双侧瞳孔直径3 mm,对光反射灵敏,双肺呼吸音粗,心率快,腹平软,无压痛、反跳痛,病理征阴性,转入综合 ICU 进一步控制病情。

1. **患者病情变化的可能原因及应对**

(1)病情变化的可能原因:甲亢危象? 自身免疫性脑炎?

(2)应对:进一步完善血气分析、腰椎穿刺及 MRI、全身锝显像等检查明确意识障碍原因,必要时请相关科室会诊。继续抗甲状腺药物、激素应用、控制心率、营养支持、纠正电解质紊乱等药物应用,患者保守治疗效果欠佳,药物治疗基础上可给予血浆置换。

辅助检查结果

(1)血气分析:pH 7.51,$PaCO_2$ 28.0 mmHg,PaO_2 210.0 mmHg,Na^+ 133.0 mmol/L,K^+ 3.4 mmol/L,Ca^{2+} 1.12 mmol/L,Glu 5.0 mmol/L,Lac 0.8 mmol/L。

(2)血常规:WBC 6.71×10^9/L,RBC 3.94×10^{12}/L,Hb 107.0 g/L,PLT 138×10^9/L,N% 93.6%。

(3)脑脊液细胞学正常,病毒全套阴性。

(4)感染指标:PCT<0.020 ng/mL,CRP 2.95 mg/L。

(5)凝血:凝血酶原时间10.40 s,活化部分凝血活酶时间29.10 s,D-二聚体0.16 mg/L。

(6)生化:BUN 7.09 mmol/L,Cr 24 μmol/L,UA 410 μmol/L,ALT 18 U/L,AST 18 U/L,ALB 33.8 g/L,TBiL 9.50 μmol/L,NT-proBNP 56.5 pg/mL。

(7)心电图:窦性心动过速。

---

2. **思维引导** 患者为年轻女性,目前仍有发热,考虑为甲状腺危象所致,已积极药物抗甲状腺治疗,但复查甲状腺功能示 TSH 仍低,T_3、T_4 仍高,治疗效果不佳,给予血浆置换治疗。患者意识障

碍、四肢间断不自主抖动,已完善脑脊液相关检查,结果不提示颅内感染,继续按甲亢危象治疗。同时,患者烦躁,镇静药物应用,警惕坠积性肺炎,监测感染指标。患者长期应用激素,警惕合并真菌感染。患者目前甲状腺癌合并甲亢危象,出现意识障碍,若病情进行性加重,预后差。

治疗1周后

患者意识较前明显好转,可基本配合动作,鼻导管吸氧。

(1)查体:T 36.8 ℃,BP 135/63 mmHg,P 125 次/min,SpO$_2$ 100%。双肺呼吸音粗,未闻及干、湿啰音。

(2)甲状腺功能亢进:T$_3$ 2.07 nmol/L,T$_4$ 350.04 nmol/L,FT$_3$ 9.44 pmol/L,FT$_4$ 68.55 pmol/L,TSH 0.005 μIU/mL,rT$_3$ 1.07 ng/mL。

(3)动脉血气分析:pH 7.44,PaCO$_2$ 33.0 mmHg,PaO$_2$ 168.0 mmHg,Na$^+$ 140.0 mmol/L,K$^+$ 2.9 mmol/L,Ca^{2+} 1.35 mmol/L,Glu 8.8 mmol/L,Lac 4.3 mmol/L。

(4)血常规:WBC 7.31×10^9/L,Hb 91.4 g/L,PLT 113×10^9/L,N% 86.1%。

(5)血生化:UA 137 μmol/L,ALB 31.4 g/L,NT-proBNP 386.38pg/mL,肌钙蛋白 I(cTnI) 0.035 μg/L。

(6)凝血功能:D-二聚体 0.31 mg/L。

(7)CT:头颅平扫未见明确异常,必要时复查或 MR 检查。双肺炎症,右肺下叶为著,建议治疗后复查。

三、思考与讨论 »»

患者目前考虑为难治性甲状腺功能亢进,头颅 CT 未见明确异常,仍考虑为甲亢危象导致意识障碍,故继续积极抗甲状腺激素治疗。经大剂量抗甲状腺药物应用,现激素水平较前下降,意识较前明显好转,烦躁减轻,尝试预约奥曲肽试验,明确是否合并神经内分泌肿瘤。继续抗甲状腺药物丙硫氧嘧啶及普萘洛尔应用,夜间镇静,保持患者正常睡眠节律。患者感染指标有所升高,查肺部CT 有感染,结合患者长期大量激素应用,故须积极抗感染治疗,告知家属保证患者休息避免情绪激动引发脑血管意外。患者全身轻度水肿,不排除长期激素应用所致,可在循环稳定的前提下适当利尿,减轻心脏负荷。

四、练习题 »»

1.甲亢危象有哪些典型的临床表现?

2.甲亢危象的治疗原则有哪些?

3.如何预防甲亢危象的发生?

五、推荐阅读 »»

[1]陈灏珠,林果为,王吉耀.实用内科学[M].14 版.北京:人民卫生出版社,2013.

[2]AKAMIZU T,SATOH T,ISOZAKI O,et al. Diagnostic criteria, clinical features, and incidence of thyroid storm based on nationwide surveys[J]. Thyroid,2012,22(7):661-679.

第六章　泌尿生殖系统疾病

案例 30　急性肾功能衰竭

一、病历资料

（一）门诊接诊

1. **主诉**　乏力 3 d。

2. **问诊重点**　乏力可为全身多个器官或者系统疾病的常见症状,患者急性发病,问诊时应注意发病前有无明显诱因、主要症状及伴随症状特点、疾病演变过程、诊治经过、治疗效果等。

3. **问诊内容**

（1）诱发因素:有无腹泻、感染、出血、泌尿系统结石、肿瘤、药物、中毒等诱发因素。

（2）主要症状:乏力缺乏特异性,可见于多系统疾病,如消化系统、血液系统、循环系统和泌尿系统等疾病,所以要同时询问乏力的程度、部位、特点、规律等;生理情况下,在过强劳动、长时间工作、睡眠不足、饥饿时也可感到乏力,但休息或进食后很快恢复。

（3）伴随症状:消化系统疾病患者除乏力外可伴有腹胀、腹痛、呕吐、腹泻、呕血、黑便等症状。甲状腺功能减退的患者除了乏力的症状外,还表现为怕冷、淡漠、体重增加、水肿、性欲减退、食欲减退、兴趣减退等症状。呼吸系统疾病的患者常伴有发热、咳嗽、咳痰等症状。心力衰竭的患者,除了乏力的症状外,还表现为呼吸困难、咳嗽、气促、胸闷、下肢水肿、尿量减少、颈静脉怒张等症状。贫血的患者主要表现为皮肤黏膜苍白,按压指甲后不能及时恢复血色,还可伴发头晕眼花、心悸气短、发热、出血等症状。

（4）诊治经过:已做哪些检查检验项目,结果有无异常;是否用药,药物种类、具体剂量,以及治疗效果,以利于迅速完善检查并给出初步诊断。

（5）既往史:年龄较大的患者可合并多种基础疾病,所以某种症状可能由某一种疾病所致,也可由多种疾病共同导致,如患者冠心病、心功能不全,以及甲状腺功能减退时均可出现乏力、水肿等症状和体征。

（6）个人史:患者有无化学物质、有毒物质接触史可能与乏力有相关性;低碘区居住史可能会导致内分泌系统疾病引起乏力。

（7）家族史:有无家族性遗传病。

问诊结果

患者中老年男性,长期务农,无高血压、心脏疾病病史,无糖尿病,无肝炎、结核、疟疾病史,无化学性物质、放射性物质、有毒物质接触史,无吸毒史,无吸烟、饮酒史。3 d 前无明显诱因出现乏力,伴头晕、恶心,伴少尿,量约 400 mL/d;伴发热,最高 37.8 ℃;无咳嗽、咳痰,无双下肢水肿,无尿频、尿急、尿痛等不适。食欲及睡眠差。遂至当地医院就诊,检查结果示:肌酐 170 μmol/L 左右,尿蛋白(++),给予对症支持治疗,复查肌酐逐渐升高(1 d 前肌酐 390 μmol/L 左右),症状未见好转,为求进一步诊治转至医院。

4. 思维引导   患者既往体健,长期从事体力劳动,暂不考虑生理性乏力;患者伴有头晕、恶心,注意脑血管疾病可能,体格检查时应注意肢体肌力及神经反射情况,并完善头颅 CT 或 MRI 检查;患者无心慌胸闷、咳嗽咳痰及发热症状,可完善胸部 CT、心脏彩超、心电图等检查证实有无心血管疾病及肺部疾病;患者少尿,肌酐增高,尿蛋白增高,无膀胱刺激征,肾功能不全可能性大,要完善血常规、肝肾功能、电解质及泌尿系统超声检查,必要时行肾穿刺活检。

(二)体格检查

1. 重点检查内容及目的   患者急性肾功能不全可能性大,体格检查时应注意患者的全身情况。检查患者皮肤、眼睑有无苍白、水肿;注意患者肺部听诊有无啰音,心脏浊音界是否增大、心律是否规整、心率是否加快;腹部有无压痛及反跳痛;肾区有无叩击痛,若有应注意是否有泌尿系统结石;检查患者下肢是否水肿,下肢水肿为凹陷性还是非凹陷性。

体格检查结果

T 36.60 ℃,P 76 次/min,R 19 次/min,BP 145/85 mmHg

发育正常,营养良好,神志清。全身皮肤黏膜无黄染,皮下无水肿,眼睑无水肿,结膜无充血、水肿、苍白,巩膜无黄染,双侧瞳孔等大等圆,直径 3 mm,对光反射灵敏。扁桃体无肿大,颈动脉搏动正常,颈静脉无怒张。甲状腺无肿大、压痛,胸廓对称,双肺呼吸音清,无干、湿啰音,无胸膜摩擦音,心前区无隆起,心尖搏动正常,心浊音界正常,心前区无异常搏动,心率 76 次/min,律齐,心脉率一致,各瓣膜听诊区未闻及杂音,腹平坦,腹部无压痛、反跳痛。腹部柔软、无包块。肝脾肋缘下未触及,Murphy 氏征阴性,左、右肾区无叩击痛,输尿管点无压痛,移动性浊音阴性,肠鸣音正常,4 次/min,无气过水声,四肢活动自如,无畸形、下肢静脉曲张、杵状指(趾)、水肿。关节无红肿、疼痛。

2. 思维引导   经上述体格检查,患者血压偏高,其余检查未见明显阳性体征,需进一步完善实验室检查(血常规及肾功能等)及影像学检查,明确诊断。

(三)辅助检查

1. 主要内容及目的

(1)血常规、ESR、CRP、PCT:排除感染性疾病,明确有无贫血。

(2)动脉血气分析:明确是否有酸碱平衡紊乱,判断病情的严重程度。

(3)胸部影像学:明确有无肺部疾病。

(4)肝肾功能、电解质:是否有肝肾功能的损伤、电解质紊乱。

(5)肿瘤标志物:是否有占位性病变可能。

(6)尿常规、24 h尿蛋白检查:有助于鉴别肾前性肾衰竭和肾实质性肾衰竭。

(7)病毒全套、抗核抗体谱等:查找肾功能不全原因。

(8)心电图:明确是否有心肌缺血、心律失常等。

(9)泌尿系统、心脏彩超:观察肾大小及鉴别是否存在肾后性梗阻,观察心脏大小及心脏内部结构,排除其他心脏疾病。

(10)肾动态显像+肾小球滤过率(GFR):了解肾灌注情况。

辅助检查结果

(1)血常规:WBC 14.79×10^9/L,Hb 113.9 g/L,PLT 173×10^9/L。

(2)血生化:K^+ 5.82 mmol/L,Ca^{2+} 2.12 mmol/L,P 1.22 mmol/L,尿素氮 16.89 mmol/L,肌酐 435 μmol/L,总蛋白 49.8 g/L,白蛋白 34.9 g/L,NT-proBNP 993.07 pg/mL。

(3)尿常规:蛋白(+),红细胞 0 个/μL,白细胞 1 个/μL。

(4)肾病尿点式蛋白:点式总蛋白 0.62 g/L。

(5)PCT 0.297 ng/mL,CRP 12.60 mg/L,红细胞沉降率 6.00 mm/h,甲状旁腺素 8.54 pg/mL,游离三碘甲状腺原氨酸 3.08 pmol/L。

(6)肿瘤标志物:癌胚抗原 6.40 ng/mL,非小细胞肺癌抗原21-1 8.11 ng/mL,总前列腺特异性抗原 4.550 ng/mL。

(7)真菌 D 葡聚糖<10.00 pg/mL,血总 Kappa 轻链 5.75 g/L,血总 Lambda 轻链2.68 g/L,病毒全套、抗核抗体谱均未见明显异常。

(8)ECG:窦性心动过缓;完全性右束支传导阻滞。

(9)MRI:左侧小脑半球陈旧性腔隙性脑梗死可能;左侧筛窦囊肿;黑水序列提示双侧颈内动脉岩段信号不均;脑 MRA 未见明显异常。

(10)US:甲状腺未见明显异常;双侧颈动脉内中膜增厚,右侧锁骨下动脉斑块形成;主动脉窦部增宽,二、三尖瓣轻度关闭不全,主动脉瓣轻度关闭不全,左室舒张功能降低;胆囊结石;双肾弥漫性回声改变,前列腺体积增大;符合双侧股深静脉瓣膜功能不全超声改变。

(11)SPECT:双肾血流灌注减低,功能严重受损。

---

2. 思维引导　患者既往体健,根据该患者血钾升高、肌酐升高、尿蛋白阳性,且肾灌注不足,首先考虑急性肾功能不全。超声提示:双肾弥漫性回声改变,无肾盂分离,可排除肾后性因素及慢性肾衰竭。胸部 CT、头颅 MRI、心脏超声可排除肺部感染和急性心脑血管疾病。

(四)初步诊断

分析上述病史、查体、化验室检查结果,支持以下诊断:①急性肾功能不全;②发热查因;③电解质紊乱,高钾血症;④轻度贫血;⑤陈旧性脑梗死;⑥完全性右束支传导阻滞;⑦二、三尖瓣轻度关闭不全、主动脉瓣轻度关闭不全。

二、治疗经过

(一)初步治疗

1. 治疗过程

(1)卧床休息以降低新陈代谢,减轻肾脏负担,积极治疗原发病防止进一步损伤。

(2)饮食:尽量经胃肠道补充营养,清淡、低盐、低脂、低磷、高钙、优质低蛋白饮食,如牛奶、鱼。

少食动物内脏和易过敏的食物;并酌情限制水、钠和含钾食物的摄入。

(3)维护体液平衡:准确记录 24 h 出入量,每日测体重,以了解水分潴留情况;严格控制补液的量和速度,采用"量出为入"原则,每日进水量为总排出量加 500 mL。

(4)注意钾平衡,防止高钾血症,出现高钾血症给予降钾处理。

(5)纠正酸中毒,定期复查血气分析。

(6)积极控制感染:应选用针对性强、效力高且肾毒性小的抗生素。

(7)病情观察:持续心电监护,测量体温、血压等生命体征。密切观察血生化各项指标的动态变化,及时发现水、电解质紊乱。必要时行透析治疗。

2. 思维引导　患者长期体力劳动,嘱其卧床休息;查生化提示血钾偏高,蛋白偏低,给予降钾药物应用,嘱托患者进食清淡、低盐、低脂、低磷、高钙、优质低蛋白食物;患者发热,白细胞总数及降钙素原增高,给予抗生素应用控制感染;准确记录患者 24 h 出入量,每日测体重,以了解水分潴留情况,如有变化及时调整;必要时行透析治疗,纠正严重水、电解质、酸碱失衡等,清除炎症介质、尿毒症毒素等各种致病性的物质,减轻肾脏负荷。

治疗效果

(1)症状:3 d 后乏力症状减轻,小便量 600 mL/d。

(2)查体:心率 56 次/min,血压 163/93 mmHg,神志清,心肺听诊无明显异常,肝脾肋缘下未触及,腹软无压痛及反跳痛,双下肢无水肿。

(3)辅助检查:血生化 K^+ 5.38 mmol/L,Ca^{2+} 1.79 mmol/L,P 1.60 mmol/L,肌酐 466 μmol/L,尿酸 469 μmol/L;血常规示 WBC 7.36×10^9/L,RBC 4.06×10^{12}/L,Hb 133.0 g/L;尿常规示蛋白(±)。

(二)进一步治疗

患者考虑急性肾衰竭,彩超无双肾积水,目前排除肾后性梗阻,乏力症状减轻,尿量仍较少,复查肾功能无明显好转。

1. 应对　拟行肾穿刺明确诊断。

2. 病理结果主要诊断　(结合光镜)符合:伴有草酸盐结晶的急性肾小管损伤。次要诊断:(结合免疫荧光)伴肾小球 IgA 沉积。

3. 治疗方案　继续给予上述方案,同时给予降压药物应用。

治疗效果

(1)症状:乏力症状消失,小便量 3340 mL/d。

(2)查体:心率 61 次/min,血压 122/77 mmHg,神志清,心肺听诊无明显异常,肝脾肋缘下未触及,腹软,无压痛及反跳痛,双下肢无水肿。

(3)辅助检查:血常规示 WBC 5.57×10^9/L,Hb 131.8 g/L,PLT 188×10^9/L;血生化示肌酐 105 μmol/L,尿酸 281 μmol/L,谷丙转氨酶 17 U/L,谷草转氨酶 23 U/L,白蛋白 46.1 g/L。

三、思考与讨论

患者既往体健,无明显诱因出现乏力症状,伴头晕、恶心,应与急性脑血管疾病相鉴别,急性脑血管疾病通常表现肢体感觉异常,或偏侧肢体障碍、言语不利等,头颅 MRI 可提示急性脑梗死表现;急性左心功能不全可伴有咳嗽、胸闷症状,心脏彩超和 BNP 检查可有阳性表现;患者肌酐增高合并尿少,发病时间短,存在急性肾损伤的病理特点,超声可见双肾弥漫性回声改变,无肾盂分离,可排除肾后性因素;患者入院后给予纠酸、补钠、保护肾小管、抗感染等对症支持治疗,监测每日尿量变化,定期复查肌酐水平变化;肾穿刺活检是重要的诊断手段,对临床表现典型的急性肾小管坏死患者一般无需做肾活检,对于临床表现符合急性肾小管坏死,但少尿期超过 2 周或病因不明,且肾功能不能恢复者,临床考虑存在其他导致急性肾损伤的严重肾实质疾病,均应尽早进行肾活检,以便早期明确病因诊断。

四、练习题

1. 哪些症状和检查能明确急性肾功能衰竭的分类?
2. 急性肾功能衰竭的治疗原则有哪些?

五、推荐阅读

[1]葛均波.内科学[M].9 版.北京:人民卫生出版社,2020.
[2]张文武.急诊内科学[M].4 版.北京:人民卫生出版社,2017.
[3]冯哲,陈香美.急性肾损伤诊治的现状与未来[J].中国实用内科杂志,2016,36(6):429-430.

案例 31　阴道大出血

一、病历资料

(一)门诊接诊

1. 主诉(代)　剖宫产后阴道出血 1 h。

2. 问诊重点　患者急性发病,问诊时应注意产后阴道出血时间和出血量,主要症状及伴随症状,疾病演变过程,诊疗经过,治疗效果等。

3. 问诊内容

(1)诱发因素:产妇有无体质虚弱,过量使用麻醉剂,急产和凝血功能异常等诱因。

(2)主要症状:产后阴道出血常见于子宫收缩乏力、胎盘异常、软产道裂伤和凝血功能障碍等。询问病史应注意以下方面。①阴道出血的颜色:鲜红色血液提示动脉血,常见于软产道撕裂伤;暗红色血液常见于胎盘异常。②阴道出血发生时间:胎儿娩出后即刻阴道出血多见于软产道撕裂伤,胎儿娩出数分钟后阴道出血多考虑胎盘异常。③阴道出血量:胎盘娩出后阴道出血较多,多考虑子宫收缩乏力或胎盘、胎膜残留。④血液是否凝固:胎儿或胎盘娩出后阴道持续出血且不凝,多考虑凝血功能障碍。

(3)伴随症状:①有无头晕、面色苍白、烦躁、皮肤湿冷、脉搏细速等,以上症状提示患者可能发生失血性休克。②有无皮肤紫癜、瘀斑及穿刺部位渗血等,以上症状提示患者可能存在弥散性血管内凝血(DIC)。③有无血尿、少尿、无尿等,以上症状提示可能存在急性肾损伤;有无抽搐、惊厥等,以上症状常提示子痫等并发症。④有无胸闷、咳嗽等,以上症状提示羊水栓塞等。

(4)诊治经过:应了解以下内容。①产妇是否足月分娩,分娩方式,各产程时间,胎儿体重,胎盘是否娩出等。②患者自何时开始阴道出血、出血持续时间，粗测出血量，来我院前是否在其他医院做过诊治，有无检查检验结果，是否用药，用药种类、剂量和效果。

（5）既往史：既往有无高血压等慢性心脑血管疾病；有无糖尿病等内分泌疾病史；有无血友病等凝血因子异常疾病史；有无子宫肌瘤和宫腔感染等子宫疾病史；有无剖宫产手术和子宫肌瘤剔除术等手术病史；有无羊水过多和巨大儿分娩史等；有无食物、药物过敏史等。以上既往史有助于了解患者是否存在导致产后出血的危险因素。

（6）个人史：患者生活和居住情况，出生地和曾居住地区，有无烟、酒等不良嗜好，有无毒品使用史，有无冶游史。

（7）月经史：包括初潮年龄、月经周期及经期持续时间、月经量、经血颜色、有无血块等。粗测月经量可询问每日更换卫生巾次数。伴随症状包括有无痛经及疼痛部位、性质、程度，以及痛经起始和消失时间。常规询问并记录末次月经时间，若末次月经出血情况不同于往常正常月经时，还应询问末次月经前一次月经的首日时间。

（8）婚育史：婚次及每次结婚年龄，是否近亲结婚，有无性病史及性生活史，配偶健康状况。生育史包括足月产、早产和流产的次数及现存子女数，分娩方式，有无难产史，有无产后出血或围产期感染史；询问人工和/或自然流产的时间，有无异位妊娠等；避孕方式及其效果等。

（9）家族史：父母、兄弟姐妹及子女的健康状况，家族成员有无遗传性疾病（如血友病等），可能与遗传有关的疾病（如糖尿病、高血压等）。

问诊结果

患者为青年女性，孕2产2，妊娠38周，体重指数：32.7 kg/m²，患者于1 h前因胎位不正在当地医院于硬膜外麻醉下行择期剖宫产娩出1女婴，胎儿娩出后立即给予缩宫素10 U+0.9%氯化钠注射液100 mL静脉滴注、宫体注射缩宫素10 U，新生儿阿普加（Apgar）评分10分，体重4100 g。胎盘取出后1 h内阴道出血1500 mL，后患者意识模糊、面色苍白、四肢湿冷，考虑：产后阴道大出血，失血性休克。给予心电监护：T 36.0 ℃，P 125 次/min，R 24 次/min，BP 83/54 mmHg，指脉血氧饱和度92%。给予患者0.9%氯化钠注射液输注500 mL，羟乙基淀粉500 mL，经输注后患者血压未见明显好转，留置尿管1 h内尿量10 mL。为进一步诊治，患者转至医院急诊科。患者于妊娠24周时发现妊娠期糖尿病，妊娠期血糖控制在8.0～11.5 mmol/L。患者既往无高血压、糖尿病、心脏病及脑血管疾病等慢性病史，无肝炎、结核、疟疾等传染病史，无外伤及手术史，无食物、药物过敏史，无吸烟及饮酒史。患者已婚，爱人体健，夫妻关系和睦。月经史：15 岁 $\frac{4～7\,d}{27～31\,d}$ 2021 年 1 月 22 日，经量中等，颜色暗红，无痛经、血块。育有1子1女，第一胎足月，阴道分娩，无早产、流产史，无难产史，无产后出血史，无产褥感染史，无阴道炎、盆腔炎病史，无性病史，使用安全套避孕。父母体健，1弟体健，无家族性疾病及遗传病史。

4. 思维引导　产后大出血指胎儿娩出后24 h内，阴道分娩者出血量≥500 mL，剖宫产者≥1000 mL。产后大出血是我国产妇死亡的首要原因，其诱因分为全身因素（如精神高度紧张、虚脱、高龄、肥胖或合并慢性全身性疾病等），产科因素（如前置胎盘、胎盘早剥、胎盘植入、妊娠期高血压和宫腔感染等），子宫因素（子宫过度膨胀、子宫手术史、子宫病变等）和药物因素（如麻醉药过量抑制宫缩等）。上述因素诱发子宫收缩乏力、胎盘异常、软产道损伤和凝血功能障碍等，如不及时干预，常出现产后大出血。

产后大出血应积极寻找病因,首先是查体,明确子宫硬度、宫底高度,判断有无子宫收缩乏力;接着检查胎盘是否娩出,有无副胎盘等。患者胎盘已娩出,可通过床旁超声明确有无副胎盘存在。若考虑软产道撕裂伤,应仔细检查宫颈、阴道及会阴处有无伤口,患者本次分娩为剖宫产,不存在软产道裂伤的致病因素。若考虑凝血功能障碍,查体时可发现全身皮肤瘀血、瘀斑,同时实验室检查可见血小板计数减少、纤溶亢进、凝血酶原时间延长等凝血功能障碍,必要时行血栓弹力图。

(二)体格检查

1. 重点检查内容及目的　产后阴道大出血是分娩的严重并发症,其主要危害是引发休克,产妇死亡。因此,首先应检查患者生命体征(体温、呼吸、脉搏、血压、意识状态和指脉血氧饱和度等)。同时,评估出血量有助于明确诊断和判断原因。此外,休克会有头晕、面色苍白、烦躁、皮肤湿冷、脉搏细速等血流动力学不稳的表现。查体时若发现全身多部位瘀斑,提示可能存在凝血功能紊乱。腹部检查宫底位置和硬度有助于判断有无子宫收缩乏力。正常情况下,在胎盘娩出后,宫底平脐或脐下一横指,子宫收缩呈球状、质硬。宫底升高、子宫质软、轮廓不清等常提示子宫收缩乏力。宫腔检查可明确胎盘及胎膜是否完整,有无残留;仔细检查胎盘的胎儿面有无断裂血管,判断有无副胎盘残留。不易徒手剥离的胎盘,应考虑胎盘植入。对于巨大儿经阴道分娩、手术助产、臀牵引分娩等,应常规检查宫颈有无撕裂伤,由此产生的损害多发生在宫颈的 3~9 点钟处,偶见上延至子宫下段、阴道穹隆者。对于手术助产产妇,应仔细检查会阴切口顶端及两侧有无损伤及损伤程度,判断有无活动性出血。阴道触诊中触及张力大,压痛明显,有波动感,表面皮肤颜色改变的伤口,提示存在阴道血肿等隐匿性软产道损伤。

体格检查结果

T 35.4 ℃,R 30 次/min,P 135 次/min,BP 83/52 mmHg,体重 60 kg

表情淡漠,神志欠佳,急性病容,口唇苍白,四肢湿冷,口渴烦躁。心率 135 次/min,律齐。全身皮肤黏膜无淤血,结膜苍白,双侧瞳孔等大等圆,直径 3 mm,对光反射灵敏。双肺呼吸音清,未闻及干、湿啰音。耻骨联合上方可见一长约 10 cm 横切口,宫底位于脐上两横指,子宫质软,轮廓不清,阴道流暗红色血,无血凝块。触诊宫颈、阴道壁及会阴无损伤。

---

2. 思维引导　经上述查体,患者血压低、心率快、四肢湿冷、口渴烦躁、结膜苍白,提示血容量不足,是休克的表现,但尚需检测中心静脉压和血红蛋白水平明确休克的程度及原因。估测失血量是诊治产后出血的关键:①称重法{失血量(mL)=[胎儿娩出后接血敷料湿重(g)−接血前敷料干重(g)]/1.05(血液密度 g/mL)}。②容积法(用产后接血容器收集血液后,放入量杯测量失血量);③面积法(可按纱布血湿面积估算失血量)。④休克指数法[休克指数(SI)=脉率/收缩压(mmHg),当 SI 为 0.5,血容量正常;SI 为 0.5~1.0,失血量为 10%~30%(500~1500 mL);SI 为 1.0~1.5,失血量为 30%~50%(1500~2500 mL);SI 为 2.0 及以上,失血量为 50%~70%(2500~3500 mL)]。

(三)辅助检查

1. 主要内容及目的

(1)血常规:了解失血严重程度。

(2)中心静脉压:明确循环血量丢失程度及指导补液。

(3)休克指数:协助判断休克程度。

(4)电解质:判断是否存在电解质紊乱。

(5)动脉血气分析:明确有无组织缺氧、缺氧程度及类型。

（6）肝功能、肾功能及尿量：明确有无继发性肝肾功能损害。

（7）血凝试验：明确有无凝血功能紊乱，DIC 等。

（8）血型鉴定：指导输血。

（9）心脏彩超：评估心脏大小及心功能。

辅助检查结果

（1）血常规：Hb 69 g/L，WBC 7.5×10^9/L，N% 53%，PLT 63×10^9/L。

（2）中心静脉压（CVP）：3 cmH_2O。

（3）SI：1.63。

（4）电解质：K^+ 4.1 mmol/L，Na^+ 140 mmol/L，Ca^{2+} 2.33 mmol/L，Cl^- 101 mmol/L。

（5）动脉血气分析：pH 7.30，PaO_2 82 mmHg，$PaCO_2$ 39 mmHg，HCO_3^- 24.6 mmol/L，乳酸 5.3 mmol/L。

（6）肝功能、肾功能及尿量：谷丙转氨酶 8 U/L，谷草转氨酶 14 U/L，血清总胆红素 20.7 μmol/L，非结合胆红素 11.2 μmol/L，结合胆红素 9.5 μmol/L，白蛋白 34.7 g/L。尿素氮 5.32 mmol/L，肌酐 135 μmol/L，尿酸 247 μmol/L，肾小球滤过率 59.6 mL/（min·1.7 m^2）。尿量约 15 mL/h。

（7）血凝试验：凝血酶原时间 21 s，活化部分凝血活酶时间 38.2 s，纤维蛋白原测定 0.8 g/L，凝血酶时间 21.6 s，D-二聚体 8 mg/L，纤维蛋白降解产物 24 μg/mL。

（8）血型鉴定：ABO 血型为 A 型；Rh 血型为 Rh（D）阳性。

（9）心脏彩超：右心房径 43 mm×28 mm，右心室径 20 mm，左心室径 42 mm，三尖瓣反流 1.3 m/s，肺动脉压 15 mmHg，射血分数（EF）65%。

---

2. 思维引导　根据患者剖宫产后阴道出血史，符合产后大出血诊断；患者血压低于 90/60 mmHg，CVP 为 3 cmH_2O，SI=1.63，符合低血容量休克诊断；患者 Hb 69 g/L，符合重度贫血标准；患者存在导致 DIC 的原发病，PLT 63×10^9/L，Fib 0.8 g/L，D-Dimer 8 mg/L，FDP 24 μg/mL，根据中国 DIC 诊断积分系统，符合 DIC 的诊断；患者肾小球滤过率 59.6 mL/（min·1.73 m^2），尿量约 15 mL/h，符合急性肾损伤的诊断。

（四）初步诊断

结合患者病史、体格检查、辅助检查等结果，支持以下诊断：①产后大出血；②失血性休克；③弥散性血管内凝血（DIC）；④急性肾损伤。

二、治疗经过

（一）初步治疗

1. 治疗过程

（1）密切观察患者生命体征，休克体位，保暖，吸氧，建立双静脉通路。

（2）请产科医生、麻醉科医生及重症医学科医生会诊。

（3）交叉配血，通知血库做好紧急输血准备。

（4）按摩子宫：采用腹壁按摩宫底，术者一手拇指在前，其余四指在后，均匀且有节律的按摩下腹部并压迫宫底，挤出宫腔内积血。

（5）缩宫素 20 U+0.9% 氯化钠注射液 500 mL 立即用，静脉滴注。

（6）碳酸氢钠林格注射液 500 mL,静脉滴注。

（7）多巴胺 20 mg+5％葡萄糖注射液 250 mL,静脉滴注(滴速:75 μg/min)。

（8）A 型/Rh(D)阳性悬浮红细胞 4 U,静脉滴注。

（9）肝素钠注射液 10 000 U(4 mL)+0.9％氯化钠注射液 44 mL,微量泵泵入(2 mL/h)。

（10）新鲜冰冻血浆 400 mL,静脉滴注。

（11）冷沉淀 10 U,静脉滴注。

（12）人凝血酶原复合物 300 IU+0.9％氯化钠注射液 100 mL,静脉滴注。

2. 思维引导　结合患者现病史、血压、中心静脉压、休克指数综合分析,患者目前为低血容量休克。对于低血容量休克,首先是快速开放静脉通路,并补液输血扩容,补液的原则是"先晶后胶",故给予补充 0.9％氯化钠注射液、碳酸氢钠林格注射液。本病例的原发疾病为产后大出血,结合查体,考虑由子宫收缩乏力引起。因此,静脉滴注缩宫素能纠正其产后出血的病因,避免继续出血。分娩过程中,子宫的收缩节律具有自发性,按摩子宫可以增强子宫收缩,减少出血。通过血气分析,我们发现患者存在低血容量休克引起的代谢性酸中毒,输注碳酸氢钠林格注射液不仅能扩充血容量,还可纠正代谢性酸中毒。由于低血容量休克,患者肾脏供血不足,出现急性肾损伤表现(少尿,肾小球滤过率降低),通过输注多巴胺,不仅可以扩张外周小动脉改善周围组织氧供,还能扩张肾脏小动脉挽救肾功能。结合患者血红蛋白水平,具有输注悬浮红细胞指征,给予输注同型悬浮红细胞 4 U,改善贫血,增加机体携氧能力。患者血凝指标及血小板计数提示弥散性血管内凝血,给予输注肝素钠对抗微血栓形成,输注冷沉淀、新鲜冰冻血浆、人凝血酶原复合物纠正凝血紊乱。

（二）治疗效果

1. 治疗结果　经积极抢救,2 h 后患者阴道出血停止。

2. 生命体征　T 36.3 ℃,R 20 次/min,P 96 次/min,BP 103/72 mmHg。

3. 查体　神志可,口唇红润,四肢温暖。心率 96 次/min,律齐。双侧瞳孔等大等圆,直径 3 mm,对光反射灵敏。双肺呼吸音清,未闻及干、湿啰音。宫底位于耻骨联合上一横指,子宫质硬、呈球形,阴道无出血。触诊宫颈及阴道壁无损伤。

三、思考与讨论

产后大出血是威胁母婴安全的严重并发症,处理本病在于迅速找到出血原因,快速止血并改善周围循环衰竭。本病往往病史明确,多发生在第三产程。正确预估出血量是抢救的关键,常用的估算方法有称重法、容积法、面积法和休克指数法等。针对失血引起的低血容量休克,应积极扩容,扩容的同时补充凝血因子,纠正原发病引起的凝血功能紊乱或稀释性凝血因子缺乏。血凝监测是输注凝血因子等相关血制品的依据。目前认为,血栓弹力图较血凝试验更能真实反映患者的凝血功能,因此,提倡有条件的医疗机构通过血栓弹力图评估产后大出血的纤维蛋白原、凝血因子、血小板功能及纤维蛋白溶解情况,上述指标对指导成分输血和抗纤溶药物的应用有重要意义。

针对不同原因引起的产后阴道大出血,其处置原则有所不同。本例患者由子宫收缩乏力引起,其治疗方法有按摩子宫,应用缩宫素,宫腔填塞压迫止血,子宫缝合,DSA 引导下责任血管栓塞或结扎等。若上述治疗手段均不奏效,尽早行子宫次全切或全切,有助于挽救患者生命。对于因胎盘因素引起的产后出血,经局部切除、动脉栓塞、药物治疗,往往止血效果确切。只有保守治疗无效时,方采用清宫术。对于胎盘因素所致的活动性出血、病情加重或恶化、穿透性胎盘植入等,应果断考虑切除子宫以挽救产妇生命。软产道撕裂伤分为宫颈撕裂伤和阴道撕裂伤,宫颈撕裂伤根据伤口大小及有无活动性出血决定是否缝扎止血。对于阴道撕裂伤引起的产后大出血,应警惕阴道壁血肿,并采取血肿切开、止血缝合等方式终止出血。对于凝血功能紊乱引起的产后大出血,应尽快补充凝血因子。

综上所述,产后阴道大出血是妇产科常见的急危重症。快速判断病因,准确预估出血量有助于迅速控制产妇病情,挽救生命,改善预后。

四、练习题

1. 产后大出血的急救措施有哪些?
2. 抢救产后大出血过程中如何评估病情变化?
3. 产后大出血的处理原则是什么?

五、推荐阅读

[1]谢幸,孔北华,段涛.妇产科学[M].9版.北京:人民卫生出版社,2018.
[2]杨慧霞,狄文.妇产科学[M].北京:人民卫生出版社,2016.
[3]于凯江,杜斌.重症医学[M].北京:人民卫生出版社,2015.

案例 32　急　产

一、病历资料

(一)门诊接诊

1. 主诉　停经 8 月余,胎儿娩出 1 h 余。

2. 问诊重点　急产可引起产道裂伤、产后出血、胎盘滞留等并发症,问诊时应注意患者怀孕期间及胎儿娩出前后的主要症状及伴随症状特点、疾病演变过程、诊治经过、治疗效果等。

3. 问诊内容

(1)诱发因素:接近临产时有无乘坐车船、过度劳累、运动量大等诱发因素。

(2)主要症状:急产常发生在有贫血、甲状腺功能亢进、高血压等基础疾病或者有胎儿过小、双胎、胎位不正、胎盘异常等情况的孕妇,应注意询问患者有无类似情况存在。急产对产妇和新生儿均易产生不良影响,对于产妇,应注意询问患者有无阴道大出血、产道裂伤等情况,对于胎儿,应注意急产过程中有无因产妇子宫收缩过快过强导致缺氧,有无因院外接产工具消毒不彻底造成脐带污染等情况。

(3)伴随症状:有无伴随阴道大出血,产道裂伤、胎盘滞留等情况。

(4)诊治经过:用药否,用何种药、具体剂量、效果如何。

(5)既往史:有无贫血、甲亢、高血压等病史,有无胎儿过小、胎位不正、胎盘异常等病史。

(6)个人史:产前有无大剂量使用缩宫素,有无吸毒史,有无吸烟史、饮酒史,有无精神、内分泌异常。

(7)月经生育史:月经周期是否规律,月经量、颜色是否正常,有无血块,有无痛经。

(8)家族史:询问患者母亲及姐妹有无类似情况发生。

问诊结果

患者平素月经规律,4/32 d,末次月经:2021.11(具体不详)。月经量、颜色正常,无血块、无痛经,孕5产3,人工流产2次。停经1月余出现恶心、干呕等早孕反应,持续2个月自行消失。停经2月余至当地医院查彩超示:宫内孕(未见单)。孕早期无腹痛、阴道流液史,无射线、化学物质、毒物接触史。孕4月余自觉胎动活跃至今。孕期未规律产检,NT、唐筛、四维不详,OGTT异常(具体不详),给予饮食控制,未监测,自诉产检时查血糖值控制可(具体不详)。孕期产检血压正常。7 d前出现双下肢水肿,右侧较重,休息后缓解。1 h余出现腹部阵发性疼痛,急拨120,于来院途中自娩1男活婴,断脐后急送至产房,新生儿体重4350 g,查胎盘娩出完整,胎膜不全,给予徒手清宫约15 g,会阴 I 度裂伤,给予裂伤缝合,查子宫下段收缩欠佳,给予麦角新碱0.4 mg宫颈注射,产后给予缩宫素20 U+0.9%氯化钠注射液500 mL静脉滴注,阴道出血量少。

4.思维引导　急产是指产程进展快,初产妇宫口扩张速度≥5 cm/h或经产妇≥10 cm/h,总产程<3 h。主要特征是产妇子宫协调性收缩过强,即子宫收缩的节律性、对称性和极性均正常,仅子宫收缩力过强过快,且产道无阻力,导致产程进展很快,产妇的宫颈口在短时间内迅速开全,产妇的全程分娩时间缩短。急产占正常分娩的3%,以经产妇多见。急产属于非正常分娩,对胎儿和产妇都会造成不同程度的伤害。由于急产时产妇的宫缩力度过强、频率过快,子宫收缩舒张的间隔缩短,会导致胎盘血液循环受阻,未娩出的胎儿易在子宫内出现缺血、缺氧状况,进而发生宫内窘迫。在院外环境下娩出的新生儿因接生工具达不到无菌要求,易发生感染,且院前急救专业的接生技术能力相对不足,产妇及新生儿相关医疗风险高于院内分娩。

(二)体格检查

1.重点检查内容及目的　患者急产分娩,应注意检查有无阴道大出血、宫颈或会阴处裂伤及胎盘是否完全娩出,对婴儿应注意检查有无缺氧表现,有无坠地、骨折等。

体格检查结果

T 36.6 ℃,R 21 次/min,P 83 次/min,BP 128/64 mmHg

神志清,精神可,两肺呼吸音清,未闻及干、湿啰音。心率83 次/min,心律齐,各瓣膜听诊区未闻及杂音。腹平软,无压痛及反跳痛,宫底脐下1横指,阴道出血少于月经量,阴道少量血性恶露,会阴无红肿。肝脾肋缘下未触及,肠鸣音正常。四肢肌力、肌张力正常,双侧巴宾斯基征阴性。

2.思维引导　急产发生时,子宫急而快地收缩,高强度和高频率的宫缩将胎儿迅速娩出,容易造成会阴撕裂,也容易出现产后大出血,以及产后感染,应重点查体。急产时,应嘱产妇不要用力屏气,要张口呼吸,同时迅速准备接生用的东西。注意引导产妇用胸式呼吸,慢慢地屏气、使劲。婴儿头部露出时,用双手托住头部,禁止硬拉或扭动。当婴儿肩部露出时,用两手托着头和身体,慢慢地向外提出,等待胎盘自然娩出。对于新生儿,应用干净纱布将婴儿口鼻中的羊水挤出,拍打婴儿双脚及背部,以促使婴儿啼哭和呼吸。用准备好的干净的线在脐带中间两处扎紧,然后用酒精消毒过的剪刀在扎紧的部位中间剪断。如婴儿没有哭声,应做人工呼吸4~5次后,再拍打婴儿双脚及背部,以促使婴儿啼哭和呼吸。重点检查产妇产道是否有裂伤、胎盘胎膜是否完整排出。产妇及新生儿注射破伤风抗毒素,并给予抗菌药物,预防感染。新生儿注射维生素 K_1,预防颅内出血。进行常规的新生儿预防接种及新生儿足跟血筛查。结合急产定义及问诊结果,再完善相关的实验室检查及影像学检查,明确诊断。

(三)辅助检查

1. 主要内容及目的

(1)血常规、PCT、CRP:进一步证实是否存在感染。

(2)凝血功能:明确是否有凝血功能障碍,预防产后大出血。

(3)肝功能、肾功能、电解质:是否有肝功能、肾功能不全,以及电解质紊乱。

(4)心电图:明确是否有心肌缺血、心律失常等。

(5)彩超:心脏大小及心脏内部结构,间接测量评估肺动脉压,排除肺栓塞可能及静脉血栓可能。

辅助检查结果

(1)血常规:WBC 13.45×10^9/L,Hb 82.0 g/L,N% 85.9%。

(2)PCT 0.088 ng/mL,CRP 5.78 mg/L。

(3)心电图:正常范围心电图。

(4)凝血功能:纤维蛋白原测定(Fib)4.67 g/L,D-二聚体 3.28 mg/L,纤维蛋白降解产物(FDP)18.91 mg/L。

(5)肝功能、肾功能及电解质:总蛋白(TP)51.8 g/L,白蛋白(ALB)27.8 g/L。

(6)彩超:产后子宫宫腔内异常回声(建议复查),宫腔积液,右侧附件区无回声;左心室高限值,二尖瓣少量反流,三尖瓣少量反流;肝弥漫性回声改变(脂肪肝),胆囊壁毛糙,胆囊沉积物;泌尿系统及双下肢静脉彩超未见明显异常。

---

2. 思维引导 根据该患者症状及病史,经心电图及彩超检查支持急产产后的诊断。患者阴道出血少于月经量,有停经史、早孕反应、胎动史,查体产后宫底脐下 1 横指,考虑急产产道裂伤出血,不考虑子宫肌瘤等引发的出血。患者肝功能及血肌酐正常,可排除肝肾功能衰竭。患者双下肢静脉彩超及凝血功能正常,不考虑存在羊水栓塞可能。

(四)初步诊断

分析上述病史、查体、辅助检查结果,支持以下诊断:①急产产后;②妊娠期糖尿病;③妊娠合并巨大儿;④孕 36 周+;⑤$G_5P_3A_2$。

二、治疗经过 »»»

(一)初步治疗

1. 治疗过程 ①破伤风抗毒素注射预防破伤风感染。②心电监护,密切关注患者体温及阴道出血情况,预防产褥感染及产后出血。③抗生素预防感染。④应用缩宫素,促进宫缩。⑤补铁剂改善贫血。

2. 思维引导 患者院外急产产后,接生用的物品达不到无菌要求,故需要及时注射破伤风抗毒素预防感染破伤风,给予抗生素预防感染。血常规提示患者中度贫血,给予补铁剂改善贫血。患者阴道出血伴少量恶露,给予缩宫素促进宫缩。

(二)治疗效果

1. 症状 无特殊。

2. **查体** 神志清,精神可,外阴Ⅰ度裂伤,阴道少量血性恶露;宫底脐下1指,宫缩具体,无明显压痛;双乳软,未泌乳。

3. **辅助检查** 血常规:Hb 69.0 g/L,平均红细胞体积(MCV)78.50 fL,平均红细胞血红蛋白含量(MCH)23.90 pg,平均红细胞血红蛋白浓度(MCHC)305.00 g/L。

(三)病情变化

入院第4天,患者出现头晕、乏力,活动受限,心慌、胸闷,阴道间断出血,T 36.5 ℃,P 85 次/min,R 20 次/min,BP (135~148)/(76~100) mmHg,面色苍白,双眼结膜较苍白,甲床苍白,宫缩具体、宫底脐下2指,双乳软,已泌乳,会阴无红肿。

1. **患者病情变化的可能原因及应对**

(1)病情变化可能的原因:失血过多? 血栓栓塞?

(2)应对:急查血常规、铁三项、叶酸 B_{12} 组合、网织红细胞计数+血细胞分析、尿常规等相关检查。

辅助检查结果

(1)血常规:Hb 59.0 g/L,平均红细胞体积(MCV)68.50 fL,平均红细胞血红蛋白含量(MCH)20.90 pg,平均红细胞血红蛋白浓度(MCHC)285.00 g/L。

(2)铁三项:血清铁17.14 μmol/L,铁蛋白269.80 ng/mL,不饱和铁结合力55.50 μmol/L,总铁结合力72.64 μmol/L。

(3)网织红细胞计数+血细胞分析:WBC $9.50×10^9$/L,RBC $3.50×10^{12}$/L,Hb 59.0 g/L,N% 87.1%,L% 10.8%,M% 1.6%,E% 0.2%,中性粒细胞绝对值(Neut#)$8.27×10^9$/L,淋巴细胞绝对值(LYMPH#)$1.03×10^9$/L,HCT 0.288 L/L,平均红细胞血红蛋白含量(MCH)25.50 pg,平均红细胞血红蛋白浓度(MCHC)310.00 g/L,红细胞分布宽度(ROW-SD)17.90%,网织红细胞百分数(Ret%)3.51%,网织红细胞的绝对值(Ret#)$122.80×10^9$/L,平均网织红细胞体积(MRV)134.50 fL。

(4)叶酸和维生素 B_{12} 组合:叶酸(FA)2.82 ng/mL,维生素 B_{12}(VitB$_{12}$)203.00 pg/mL。

(5)尿常规:尿蛋白(±),葡萄糖(±)。

(6)VTE 风险评估总分为3分,评估级别为中危。

---

2. **思维引导** 患者重度贫血,孕期及妊娠前患者贫血(程度不详),未予治疗,入院后给予静脉蔗糖铁、口服补铁药,贫血未得到改善,给予申请悬浮红细胞纠正贫血,输注悬浮红细胞2 U后,患者头晕、心慌、乏力、胸闷及精神状态明显好转。患者血压监测显示血压较高,给予拉贝洛尔口服,1 片/次,3 次/d。患者VTE 风险评估为中危,嘱患者适量活动,按摩双下肢。

治疗5 d 后

无发热,精神可,饮食可,大小便无异常。查体:神志清,会阴无明显红肿,双乳软,已泌乳,宫底脐下3指,宫缩具体,阴道少量血性恶露。血常规:WBC $10.84×10^9$/L,Hb 90.0 g/L,N% 87.6%。

三、思考与讨论

患者急产产后,入院后完善相关检查,患者会阴Ⅰ度撕裂、重度贫血,给予抗生素预防感染、缩宫素促进宫缩、静脉输血等治疗,监测患者血糖平稳,血压波动于 133～148/76～100 mmHg,给予口服降压药治疗。新生儿转新生儿科进一步检查及治疗。患者入院第 4 d,血常规提示重度贫血,建议检查血栓弹力图评价出血或贫血原因,如果结果异常,根据结果结合临床症状及时输注补充相应血液制剂或血液制品。患者出院后应注意定期复查血、尿常规,如有异常,及时就诊。保持会阴清洁,注意体温及阴道出血情况,禁房事、盆浴 42 d;产后 42 d 至产科门诊复诊,避孕半年。

四、练习题

1. 急产的治疗原则是什么?
2. 急产发生的诱因有哪些?
3. 急产的并发症有哪些?

五、推荐阅读

[1]谢幸,苟文丽. 妇产科学[M]. 8 版. 北京:人民卫生出版社,2013.

[2]SHEINER E,LEVY A,MAZOR M. Precipitate labor:higher rates of maternal complications[J]. Eur J Obstet Gynecol Reprod Biol,2004,116(1):43-47.

第七章 创 伤

案例 33 多发伤

一、病历资料

（一）门诊接诊

1. 主诉（代） 外伤致肢体活动障碍 3 d，突发呼吸困难 1 d。

2. 问诊重点 肢体活动障碍、呼吸困难为创伤常见症状，问诊时应注意损伤原因，受伤情景，创伤严重程度，是否合并胸腹及其他部位损伤等，以及院外救治、转运、记录其他医院救治中已明确或怀疑的损伤、已给予的处理及效果等。

3. 问诊内容

（1）受伤情况：创伤患者致伤因素复杂（车祸、外伤、高空坠落等），可能同时存在不同机制所致损伤，如交通事故所致创伤，可同时存在高能量撞击、挤压等；受伤情景，损伤部位，损伤严重程度，是否合并胸腹及其他部位损伤等。

（2）主要症状：在致伤因素的作用下，机体能迅速产生各种局部和全身防御性反应。不同创伤部位，伤后表现及其演变过程不尽相同。如神经系统损伤，应了解是否有意识丧失、持续时间及肢体瘫痪等；胸部损伤应了解是否有呼吸困难、咳嗽及咯血等；腹部创伤应了解最先疼痛的部位，疼痛的程度和性质及疼痛范围等情况。肢体损伤应了解是否有疼痛、肢体活动障碍。疼痛部位有指示受伤部位或继发损伤的诊断意义。对开放性损伤失血较多者，应询问大致的失血量、失血速度。需注意，多发伤患者意识障碍可能是头部、颈部、胸部、腹部、四肢损伤等共同作用的结果，主要症状不能用单因素解释，其特点常被严重的病情掩盖，需与伴随症状、系统全面的体格检查相结合，才能做出准确判断。

（3）伴随症状：有无低血压，若有低血压，考虑各种原因导致的休克，如低血容量性休克（外伤失血、骨折及挤压伤所致创伤性休克）、心源性休克（急性心包压塞）、神经源性休克（外伤所致剧痛、脊髓损伤）等；有无咯血，若有咯血表明有血管的破坏，应考虑创伤性窒息、肺损伤、气管损伤，当胸腔、纵隔内积气，放置胸腔引流管见大量气体漏出，纤维支气管镜检查有时可以看到断裂处，则考虑支气管断裂；有无呕血，若有呕血表明有上消化道出血，考虑应激性溃疡、食管损伤等；有无胸痛，若有胸痛，表明有胸部损伤，考虑气胸、血胸、多发肋骨骨折、主动脉夹层等；有无呼吸困难，若有呼吸困难表明呼吸系统、心血管系统和中枢神经系统损伤，考虑气胸、血胸、多发肋骨骨折、创伤性窒息、肺损伤、心脏损伤、心包压塞、气管损伤、膈肌损伤、脑出血等。有无伤后立即出现的短暂性意识丧失，一般持续数分钟至十几分钟，有的仅表现为瞬间意识混乱或恍惚，并无昏迷。意识恢复后如有逆行性遗忘，多考虑脑震荡，多有头痛、头晕、疲乏无力等症状，一般持续数日、数周，少数持续时间较长，神经系统检查多无阳性体征,CT检查颅内无异常,腰椎穿刺颅内压力正常,脑脊液无红细胞。需注意,对于多发伤患者伴上腹部挤压伤或钝性撞击伤,只要有上腹部损伤症状或体征,无论轻重,均应考虑有内脏损伤的可能;对腹部创伤后出现腹膜刺激征者应高度警惕内脏损伤的可能;对于昏迷患者在伤后出现腹膜刺激征、腹水、感染性休克等表现时要考虑到有内脏损伤的可能性。

（4）诊治经过:院外救治、转运、记录中其他医院救治已明确或怀疑的损伤、已给予的处理及效果等相关情况。

（5）既往史:有无高血压、心脏疾病病史,有无糖尿病、脑血管疾病病史,有无肝炎、结核、疟疾病史。有高血压病史者,应根据原有血压水平评估伤后的血压变化,如患者既往有高血压,创伤所致休克收缩压仍有可能≥90 mmHg,收缩压在原有基础上下降≥30%也可以作为休克的辅助诊断。有糖尿病、肝硬化、慢性尿毒症、血液病等病史,或长期使用皮质激素类、细胞毒性类药物患者,伤后就较易并发感染或延迟愈合,应作为诊治时的参考。有无其他手术、外伤、输血史,有无食物、药物过敏史。

（6）个人史:包括出生地、居住地区和居留时间、受教育程度、经济生活和业余爱好等;不同传染病有不同潜伏期,应根据考虑的疾病,询问过去某段时间是否去过疫源地;职业及工作条件,包括工种、劳动环境、对工业毒物的接触情况及时间;习惯与嗜好,起居与卫生习惯、饮食的规律与质量,烟酒嗜好时间与摄入量,以及其他异嗜物和麻醉药品、毒品等。需注意伤员有无饮酒史,这对判断意识情况有重要意义,一些肺部疾病与吸烟有很大关系。

（7）家族史:双亲与兄弟、姐妹及子女的健康与疾病情况,特别应询问是否有与患者同样的疾病,有无与遗传有关的疾病,如家族性甲状腺功能减退、糖尿病、精神病、骨质疏松等。

问诊结果

患者以"外伤致肢体活动障碍3 d,突发呼吸困难1 d"为代主诉入院。3 d前不慎从高处坠落,出现四肢活动障碍,颈部活动受限(具体情况家属叙述不清),伴胸痛、头晕头痛,伴面部、四肢多处擦伤,伴额部皮肤裂伤出血,无意识障碍、呼吸困难、四肢抽搐、大小便失禁等症状,就诊于某市人民医院急诊科,给予"额部清创缝合止血、颈托制动、心电监护"等,并行CT检查示:脑挫裂伤,额面部多发骨折,颈椎骨折,多发肋骨骨折,右侧胸腔积液、积气,双肺挫伤,考虑患者多发伤,病情重,收入重症监护室给予"吸氧、抗感染、抑酸护胃、胸带固定"等对症支持治疗。1 d前突发呼吸困难,烦躁,复查CT提示胸腔积液、积气较前增多,给予经口气管插管呼吸机辅助呼吸、胸腔闭式引流术等对症治疗。考虑病情危重,今为求进一步诊治120救护车接至医院,急诊完善头胸全腹部CT检查后以"①坠落伤:头、颌面、颈椎、肋骨多发骨折;②气管插管术后"为诊断收入院。自发病来,意识如上所述,现呈镇静状态,未进食水,大小便正常,体重无减轻。既往史:无特殊。

---

4. 思维引导　患者3 d前不慎从高处坠落,出现四肢活动障碍,颈部活动受限(具体情况家属叙述不清),伴胸痛、头晕头痛,伴面部、四肢多处擦伤,伴额部皮肤裂伤出血,无意识障碍、呼吸困难、四肢抽搐、大小便失禁等症状,故排除弥漫性轴索损伤。CT检查示:脑挫裂伤,额面部多发骨折,颈椎骨折,多发肋骨骨折,右侧胸腔积液、积气,双肺挫伤,考虑患者多发伤,初步检查应注意呼吸、脉搏、血压、体温等生命体征,以及意识状态、体位姿势等。如发现下列任何一项或多项表现,必须进一步深入检查:体温过低、意识障碍、呼吸急促或困难、脉搏微弱、脉率过快或心律不齐、收缩压或脉压过低、面色苍白或口唇、肢端发绀等。1 d前突发呼吸困难,伴烦躁,需进一步完善相关检查,复查CT提示胸腔积液、积气较前增多。患者头部伤需检查头皮、颅骨、瞳孔、耳道、鼻腔、口腔、神经反射、肢体运动和肌张力等;胸部伤需注意肋骨是否有叩痛、胸廓是否存在反常运动、气管是否居中、双侧

呼吸音是否减低及对称、肺叩诊浊音等;腹部伤需观察触痛、腹肌紧张、反跳痛、移动性浊音、肝区浊音和肠鸣音等;四肢需检查肿胀、畸形或异常活动、骨擦音或骨导音、肢端脉搏、感觉及运动等。对于开放性损伤,必须仔细观察伤口或创面,注意伤口形状、大小、边缘、深度及污染情况、出血的性状、外露组织、异物存留及伤道位置等。但对伤情较重者,伤口的详细检查应在手术室进行,以保障伤员安全。由于多发伤可发生在身体任何部位,在不耽误必要抢救时机的前提下,应采用简便的诊断方法,在最短时间内明确脑、胸、腹等部位是否存在致命性损伤,患者于外院已行"剖腹探查术+脾切除术",转至医院后仍需进行细致全面的体格检查,发现潜在的阳性体征,以免漏诊。针对体格检查结果及外院 CT 结果,进一步安排针对性影像学检查和治疗。

(二)体格检查

1. 重点检查内容及目的　因多发伤患者损伤部位多、伤情复杂、伤势重,病史收集困难,很容易造成漏诊与误诊。伤者可同时有开放性伤和闭合性伤、明显创伤和隐匿创伤;这些创伤可能互相掩盖,以及各专科会诊时存在专业的局限性,救治中只注意发现主要和显而易见的创伤,而容易忽视深在和隐蔽部位创伤;病情危重时不允许作详细相关的辅助检查,均是常见的漏诊原因。

对于多发伤患者,在密切监测患者生命体征,判断有无致命伤的同时,推荐按照"CRASH PLAN"顺序检查,以免漏诊。其中,C 代表心脏(cardiac),R 代表呼吸(respiration),A 代表腹部(abdomen),S 代表脊柱(spine),H 代表头部(head),P 代表骨盆(pelvic),L 代表四肢(limb),A 代表动脉(arteries),N 代表神经(nerves)。

格拉斯哥昏迷评分(GCS)是划分颅脑损伤严重程度的工具,具体内容包括睁眼反应、语言反应和运动反应 3 个部分,有助于评估患者意识,定位脑损伤部位。维持意识清醒需要有完整的脑干网状系统和大脑皮层,以及两者之间的联系结构功能正常,不同层面受损会出现不同水平的 GCS 评分结果,最高分值 15 分为正常响应,最低分值是 3 分为无反应,3~8 分为重度意识障碍,9~11 分为中度意识障碍,12~14 分为轻度意识障碍。

损伤严重度评分(ISS)用于院前分类、急诊患者入院后状态和预后的判断,同时也是院内救治评分中使用最多、最广的评分。ISS 把人体区域分为 6 个部分:头颈部(包括颅骨和颈椎)、面部(包括口腔、眼、耳、鼻和面骨)、胸部(包括膈肌、肋骨和胸椎)、腹部(包括腰椎和盆腔脏器)、四肢/骨盆(不包括脊椎)、体表(包括任何部位的皮肤损伤)。ISS≤16 分为轻伤,ISS>16 分为重伤,ISS>25 分为严重伤。

患者头部外伤史,外院 CT 检查提示脑内无明显血肿,脑内组织结构基本无明显异常,但可疑有迟发性颅内出血、脑水肿加重、脑疝形成等风险,神经系统体格检查不容忽视;患者高处坠落病史,1 d 前突发呼吸困难,外院 CT 检查提示,多发肋骨骨折,右侧胸腔积液、积气较前增多,需明确胸壁是否存在创口、胸腔内是否存在活动性出血;患者高处坠落病史,需排除肝脾损伤等可能,腹部体征变化尤为重要,有无腹膜刺激征、脏器出血等;患者受伤时间短,全身多处损伤严重,存在隐匿性骨折、损伤无法确诊等情况,注意四肢活动、肌力、肌张力、神经反射等相关检查。

体格检查结果

T 37.8 ℃,P 93 次/min,R 14 次/min,BP 124/67 mmHg

血氧饱和度98%(呼吸机辅助呼吸,压力控制模式 FiO_2 35%,PEEP 5 mmH_2O,R 14 次/min,PC above PEEP 15 mmH_2O)。镇静状态,RASS 评分−1 分,查体欠合作。额部纱布覆盖,有少量渗出,鼻部、上唇有擦伤,未见明显渗出。双侧瞳孔等大等圆,直径2.5 mm,对光反射迟钝,调节反射迟钝,眶周可见瘀紫。颈托固定,右胸部皮下可触及握雪感,胸部胸带固定,右侧锁骨中线第2肋间有一引流管,固定良好,引流瓶可见气泡流出;右侧胸部腋中线可见一引流管,固定良好,引流通畅,引流出血性引流液;呼吸运动减弱,右下肺未闻及呼吸音,左肺呼吸音粗,无干、湿啰音。律齐,心脉率一致,各瓣膜听诊区未闻及杂音。留置胃管内可见淡红色胃液引出,腹平坦,肝脾肋缘下未触及,移动性浊音阴性,肠鸣音1次/min,无气过水声,无血管杂音。四肢无肿胀、畸形或异常活动、骨擦音,肌张力正常,四肢肌力检查不配合,双侧巴宾斯基征阴性,双侧霍夫曼征阴性,克尼格征阴性。

2. 思维引导　系统全面的体格检查结果如下。①心脏:脉搏93次/min,血压124/67 mmHg,表明无休克存在。②呼吸:右胸部皮下可触及握雪感,胸部胸带固定,右侧锁骨中线第2肋间有一引流管,固定良好,引流瓶可见气泡流出;右侧胸部腋中线可见一引流管,固定良好,引流通畅,引流出血性引流液;呼吸运动减弱,右下肺未闻及呼吸音,左肺呼吸音粗,无干、湿啰音,表明存在严重胸部创伤。③腹部:腹平坦,肝脾肋缘下未触及,移动性浊音阴性,肠鸣音1次/min,无气过水声,无血管杂音,未见明显腹部损伤;④颈椎:颈托固定。⑤头部:额部纱布覆盖,有少量渗出,鼻部、上唇有擦伤。对光反射迟钝,调节反射迟钝,眶周可见瘀紫。⑥骨盆:骨盆分离试验与挤压试验阴性,双下肢等长。⑦四肢:四肢无肿胀、畸形或异常活动、骨擦音。⑧动脉:无活动性出血。⑨神经:四肢肌力检查不配合,双侧巴宾斯基阴性,双侧霍夫曼征阴性,克尼格征阴性。经上述检查,可见明显颅脑损伤体征,右胸部皮下可触及握雪感,引流管引流出血性引流液、右下肺未闻及呼吸音提示创伤性血气胸,腹部体格检查未见明显异常,但不排除迟发性脏器损伤,四肢查体不能配合,存在隐匿性骨折、损伤无法确诊等情况,进一步行实验室及影像学检查以明确诊断。

(三)辅助检查

1. 主要内容及目的

(1)血常规、ESR、CRP:进一步证实感染性疾病。

(2)尿常规:明确有无泌尿系统损伤。

(3)动脉血气分析:明确是否有呼吸衰竭,判断病情的严重程度。

(4)血培养:明确是否有血流感染。

(5)心电图:明确是否有心肌缺血、心律失常等。

(6)肝肾功能、电解质:是否有肝肾功能的损害、电解质紊乱。

(7)凝血功能:排除活动性出血等。

(8)头颈、胸、全腹部CT:明确颅脑、颈椎、胸部、腹部损伤情况及病情变化。

辅助检查结果

(1)血常规:WBC 12.78 × 10^9/L,Hb 78.0 g/L,PLT 116 × 10^9/L,N% 85.3%;CRP 61.20 mg/L;PCT 0.877 ng/mL;超敏肌钙蛋白T 0.021 ng/mL,NT-proBNP 230.0 pg/mL,CK-MB(质量法)5.34 ng/mL,肌红蛋白630.00 ng/mL。

(2)尿常规自动分析:尿胆原正常,胆红素(-),隐血(++),酸碱度7.00,黏液丝少量。

(3)动脉血气分析:pH 7.5,血氧饱和度98.8%,$PaCO_2$ 35.0 mmHg,PaO_2 91.0 mmHg,Na^+ 136.0 mmol/L,K^+ 3.7 mmol/L,Ca^{2+} 1.1 mmol/L,Glu 7.1 mmol/L,lac 0.7 mmol/L,剩余碱 2.6 mmol/L。

(4)心电图:T波改变(T波Ⅱ、Ⅲ、aVF导联平坦及倒置),建议做动态心电图。

（5）血培养：结果未回。

（6）血生化：谷丙转氨酶 46 U/L，谷草转氨酶 81 U/L，白蛋白 29.8 g/L，肌酸激酶 3967 U/L，肌酸激酶同工酶 49.7 U/L，乳酸脱氢酶 490 U/L；淀粉酶 361.00 U/L。

血凝试验：凝血酶原时间 23.00 s，凝血酶原时间活动度 35.80%，国际化标准比值 2.06，活化部分凝血活酶时间 33.50 s，纤维蛋白原测定 6.11 g/L，D-二聚体 12.13 mg/L，纤维蛋白降解产物 25.74 μg/mL。

（7）头颈部 CT：左侧额叶脑挫裂伤，左侧额窦前后壁骨折，左侧额部头皮下软组织肿胀。全组鼻旁窦积血可能。双侧鼻骨、左侧上颌骨额突及鼻中隔、右侧上颌窦前壁、左侧上颌窦内侧壁及双侧翼突多发骨折，C_3 椎体横突骨折。

（8）胸部 CT：T_1 右侧横突、$T_8 \sim T_{11}$ 棘突多发骨折。右侧气胸，右肺压缩约 50%，右侧胸壁及颈部皮下积气。双肺炎症，双侧胸腔积液、胸膜增厚。右侧第 3～10 肋骨、左侧第 1 肋骨、右侧肩胛骨骨折。

（9）腹部 CT：胆囊增大，余未见明显异常。

2. 思维引导　根据患者外伤病史及 CT 检查，肺挫伤、创伤性血气胸、胸腔闭式引流术后、多处骨折等诊断明确，血常规及炎症指标、胸部 CT 提示存在肺部感染，肝功能检查提示肝功能异常，凝血功能提示血栓风险较高，后续治疗需注意。现患者血培养结果未回，故经验性抗感染治疗，待血培养及药敏试验结果，再调整抗感染药物使用。

（四）初步诊断

多发伤（ISS 36 分）：①闭合性颅脑损伤重型；②颈椎脊髓损伤？③肺挫伤，创伤性血气胸，胸腔闭式引流术后；④多处骨折，颈椎横突骨折，胸椎棘突骨折，多根肋骨骨折，肩胛骨骨折，鼻骨骨折，颌面部多处骨折；⑤多处皮肤浅表擦伤。呼吸衰竭。贫血。肝功能损伤。

二、治疗经过

（一）初步治疗

1. 治疗过程

（1）呼吸机辅助呼吸（依据动脉血气分析结果调整）。

（2）20% 甘露醇 30 g，静脉滴注，间隔 8 h。

（3）奥美拉唑 40 mg，静脉滴注，间隔 12 h。

（4）吸入用乙酰半胱氨酸溶液+吸入用盐酸氨溴索溶液+布地奈德混悬液+吸入用复方异丙托溴铵压缩雾化吸入，每日 2 次。

（5）氨溴索注射液 30 mg，静脉滴注，间隔 12 h；多索茶碱注射液 0.30 g，静脉滴注，每天 1 次。

（6）10% 葡萄糖注射剂 250 mL+多种微量元素注射液 40 mL，静脉滴注，每天 1 次；复方氨基酸 18AA-Ⅳ 针 8.70 g，静脉滴注，间隔 12 h。

（7）复方甘草酸苷 60 mL，静脉滴注，每天 1 次。

（8）西维来司他钠 0.30 g+0.9% 氯化钠注射液 250 mL 输液泵泵入，每天 1 次。

（9）醒脑静注射液 20 mL+5% 葡萄糖注射液 250 mL，静脉滴注，每天 1 次；0.9% 氯化钠注射 100 mL+神经节苷脂 100 mg，静脉滴注，每天 1 次。

（10）头孢哌酮钠舒巴坦钠针（舒普深）3 g+0.9% 氯化钠注射液 100 mL，静脉滴注，间隔 12 h。

（11）莫沙必利片 5 mg，鼻饲，每日 3 次；肠内营养剂混悬液 500 mL，鼻饲，每日 2 次。

（12）输注悬浮红细胞 4 U。

2. 思维引导　患者伤后有迟发性颅内出血、脑水肿加重、脑疝形成等风险，治疗上暂给予脱水、降颅压、减轻细胞水肿、开窍醒脑、营养神经等治疗，注意维持脑灌注，密切监测患者瞳孔、血压等变化。患者外伤后出现四肢活动障碍，现因昏迷状态，查体不能配合，追问病史，外院住院期间第 2 天肢体可见活动，结合病史及相关辅助检查，不排除脊髓损伤可能，暂给予减轻脊髓水肿、营养神经治疗；患者肺挫伤严重，创伤性血气胸，继续给予患者呼吸机支持呼吸，留置胸腔闭式引流，促进肺部恢复，患者外伤后有肺水肿、ARDS 等可能，注意监测患者出入水量平衡，减少肺水肿发生可能，并注意加强气道管理；入院后监测患者感染指标较高，结合患者外伤病史及血气胸，胸腔置管引流术后，给予头孢哌酮钠舒巴坦钠抗感染治疗，西维来司他钠减轻炎症反应，同时注意复查炎症指标变化情况，必要时调整抗生素应用；患者留置胃管内可见淡红色胃液引出，不排除应激性溃疡等情况，给予抑酸护胃药物应用；监测患者肝功能异常，给予保肝药物应用，卧床患者有深静脉血栓形成风险，及时复查双下肢超声，必要时可行气压泵治疗。入院急查血常规提示 Hb 78.0 g/L，给予输血治疗。余治疗上给予稳定内环境、维持电解质平衡等处理。

（二）治疗效果

1. 症状　4 d 后，患者意识恢复，呼吸困难改善，体温维持在 36.1～36.7 ℃。

2. 查体　额部纱布覆盖，敷料干燥无渗出。双侧瞳孔等大等圆，直径 2.5 mm，对光反射、调节反射均未见明显异常，眶周瘀紫。颈托固定，右胸部皮下可触及握雪感，胸部胸带固定，右侧锁骨中线第 2 肋间有一引流管，固定良好，引流瓶可见气泡流出；右侧胸部腋中线可见一引流管，固定良好，引流通畅，引流出淡红色血性引流液；呼吸运动减弱，右下肺未闻及呼吸音，左肺呼吸音粗，无干、湿啰音。胃管引流少量胃内容物。

3. 辅助检查　动脉血气分析：血氧饱和度 99.7%，pH 7.37，$PaCO_2$ 36.0 mmHg，Na^+ 138.0 mmol/L，K^+ 3.6 mmol/L，Ca^{2+} 1.1 mmol/L，lac 0.6 mmol/L。

血常规：WBC $8.73×10^9$/L，RBC $2.46×10^{12}$/L，Hb 87 g/L，PLT $367×10^9$/L，N% 74.2%，LYM% 13.7%。CRP 20.12 mg/L；PCT 0.401 ng/mL。

血凝试验：纤维蛋白原测定 4.42 g/L，D-二聚体 6.63 mg/L，余未见异常。

复查 CT：左侧额叶脑挫裂伤，较前变化不大；左侧额窦前后壁骨折，左侧额部头皮下软组织肿胀。全组鼻旁窦积血可能，较前相仿。双侧鼻骨、左侧上颌骨额突及鼻中隔、右侧上颌窦前壁、左侧上颌窦内侧壁及双侧翼突多发骨折，较前变化不大。右侧气胸较前减少，右侧胸壁及颈部皮下积气，较前略少。双肺炎症，双侧胸腔积液、胸膜增厚。右侧第 3～10 肋骨、左侧第 1 肋骨、右侧肩胛骨骨折，C_3 横突骨折。T_1 右侧横突、T_8～T_{11} 棘突多发骨折。

痰培养回示：大肠埃希菌（+++）（中量），铜绿假单胞菌（+++）（中量），对"头孢哌酮钠舒巴坦钠、哌拉西林钠他唑巴坦钠"等敏感，抗感染药物暂不调整。

行"上颌骨骨折切开复位内固定术+右侧肩胛骨骨折切开复位钢板内固定术+右侧肋骨骨折切开复位内固定"，术后恢复可。

（二）病情变化

术后第 3 天患者右侧小腿后侧胀痛，肿胀和浅静脉曲张，压痛，皮温略高，肌张力增高，踝关节被动背伸时小腿后侧有牵拉痛。体温正常。

1. 患者病情变化的可能原因及应对

（1）原因：下肢深静脉血栓形成？急性动脉栓塞？淋巴水肿？急性下肢弥散性淋巴管炎？急性小腿肌炎？急性小腿纤维组织炎？

（2）应对：急查双下肢血管超声、凝血功能等。

辅助检查结果

超声:右侧小腿深静脉可见管腔显著加宽,血栓信号呈实质性低回声,血栓部位的静脉管径显著扩张,管腔无法被压瘪,血栓可自由漂浮;凝血功能:D-二聚体 0.51 mg/L,纤维蛋白原 5.4 g/L。

2. 思维引导 凝血功能显示 D-二聚体、纤维蛋白原明显增高,超声:右侧小腿深静脉可见管腔显著加宽,血栓信号呈实质性低回声考虑下肢深静脉血栓形成,立即行抗凝疗法和溶栓疗法,使用药物有低分子量肝素、低分子右旋糖酐、尿激酶等,同时抬高患肢并湿热敷,停止对患肢的按摩等物理治疗。

治疗 1 周后

小腿后侧胀痛,肿胀和浅静脉曲张,压痛缓解,皮温、肢张力降低,踝关节被动背伸时小腿后侧牵拉痛等症状明显缓解。凝血功能:D-二聚体、纤维蛋白原下降。

三、思考与讨论 »»»

结合患者外伤病史,影像学检查及体格检查,诊断为:多发伤(ISS 36 分):①闭合性颅脑损伤重型;②颈椎脊髓损伤;③肺挫伤,创伤性血气胸,胸腔闭式引流术后;④多处骨折,颈椎横突骨折,胸椎棘突骨折,多根肋骨骨折,肩胛骨骨折,鼻骨骨折,颌面部多处骨折;⑤多处皮肤擦伤。

颅内损伤作为治疗重点,不能排除轴索损伤等可能,且伤后有迟发性颅内出血、脑水肿加重、脑疝形成等风险,故给予脱水降颅内压、减轻细胞水肿、营养神经等治疗,同时密切监测患者瞳孔、血压等变化,若长时间昏迷不醒,不能排除轴索损伤等可能,待病情允许时行头颅 MRI 检查排查诊断。患者外伤后出现四肢活动障碍,不排除颈胸髓损伤可能,需严密监测,并给予减轻脊髓水肿、营养神经治疗;病情允许时可行脊柱 MRI 检查明确诊断,CT 提示颌面部、鼻骨、颈胸腰椎、肋骨等多处骨折,给予骨折保护措施,患者外伤后有肺水肿、ARDS 等可能,注意监测患者出入水量平衡,减少肺水肿发生可能,并注意加强气道管理。

入院后监测患者感染指标较高,结合患者外伤病史、血气胸,胸腔置管引流术后及痰培养结果,给予头孢哌酮钠舒巴坦钠抗感染治疗,西维来司他钠减轻炎症反应,治疗后体温稳定,感染指标下降。患者留置胃管内可见淡红色胃液引出,不排除应激性溃疡等情况,给予胃肠减压,抑酸护胃药物应用。监测患者肝功能异常,给予保肝药物应用,并定期复查。多发伤患者设计多个系统损伤,需多学科诊疗,外科治疗后,患者制动,深静脉血栓形成风险大,下肢深静脉血栓形成的治疗应从以下两方面进行:①预防肺栓塞的发生;②减轻或避免静脉功能不全后遗症,尽可能保全肢体于最佳的功能状态。此患者病情危重,受伤时间短,全身多处损伤严重,昏迷状态,查体不能配合,存在隐匿性骨折、损伤无法确诊等情况,并且病程中有迟发性脏器损伤、颅内迟发性出血、脑疝形成、ARDS、双下肢静脉血栓形成、肺栓塞、呼吸心跳骤停等风险,密切关注患者如神志、呼吸、心率、血气等,避免遗漏病情变化。

本例患者因突发呼吸困难,伴意识障碍,呈烦躁状态,复查 CT 提示胸腔积液、积气较前增多考虑创伤性血气胸,需立即呼吸机支持呼吸,行胸腔闭式引流术,以解除呼吸困难、促进肺部恢复。

知识拓展

胸腔闭式引流术(closed thoracic drainage)是将引流管一端放入胸腔内,而另一端接入比其位置更低的水封瓶,以便排出气体或收集胸腔内的液体,使得肺组织重新张开而恢复功能。作为一种治疗手段广泛地应用于血胸、气胸、脓胸的引流及开胸术后,对于疾病的治疗起着十分重要的作用。

【适应证】

1. 中大量气胸、血胸、开放性气胸、张力性气胸。

2. 胸膜腔穿刺术治疗后气胸增加者。

3. 需要机械通气或人工通气的气胸或血气胸者。

4. 拔出胸膜腔引流管后气胸或血胸复发者。

5. 开胸术后常规闭式引流。

【禁忌证】

结核性脓胸

【操作方法】

1. 体位　依病情轻重,患者可采取坐位或半坐位,头略转向对侧,上肢抬高抱头或置于胸前。

2. 切口部位　依病变部位和引流物性质决定切口部位。一般情况下,引流气体时,切口宜选择在锁骨中线第2肋间;引流脓胸、血胸、乳糜胸等积液液体时,切口常选择腋中线或腋后线第6~8肋间;如系包裹性胸腔积液,应借助X线或超声检查,确定切口部位和引流管入路。

3. 消毒、麻醉　切口部位周围15 cm范围常规消毒,铺无菌孔巾。局部浸润麻醉,并将针尖刺入胸腔试抽,以确定有无积液、气体等。

4. 插管方法　可选用肋间切开插管法、套管针插管法、肋骨切除插管法。

(1)肋间切开插管法:沿肋间或皮纹方向切开皮肤2.0~3.0 cm,在肋骨上缘处用中弯血管钳钝性分离肋间组织,用钳尖刺入胸膜腔内,撑开血管钳,扩大创口。用血管钳夹住引流插管末端,再用另一血管钳纵行夹持引流管前端,经切口插入胸腔内,引流管进入胸膜腔的长度以侧孔进入胸膜腔0.5~1.0 cm为宜。将引流管末端与盛有液体的水封瓶相连接,松开末端血管钳,嘱患者咳嗽或做深呼吸运动,可见气体或液体自引流管内流出,玻璃管内液体随呼吸上下运动。如上述现象不出现,应重新调整胸膜腔内引流管位置。切口缝合1~2针,用引流管旁缝合皮肤的两根缝线将引流管固定在胸壁上。

(2)套管针插管法:局部麻醉处切开皮肤约2 cm,紧贴肋骨上缘处,用持续的力量转动套管针,使之逐渐刺入胸壁,进胸膜腔时有突破感。先将引流管末端用血管钳夹住,拔出针芯,迅速将引流管自侧壁插入套管腔,送入胸腔内预定深度,缓慢退出套管针套管,注意勿将引流管一并退出。缝合皮肤并固定引流管,末端连接水封瓶。

(3)肋骨切除插管法:在手术室进行,可插入较粗的引流管,适用于脓液黏稠的脓胸患者。手术切除一段肋骨,长约4 cm。术中切开脓腔,吸出脓液,手指伸入脓腔,剥离粘连,以利引流。

四、练习题

1. 创伤患者体格检查注意事项有哪些?

2. 创伤处理的急救程序与一般原则是什么?

3. 损伤控制外科的适应证有哪些?

4. 多发伤患者"CRASH PLAN"顺序检查的内容及意义是什么?

5. 气胸、液胸胸腔闭式引流的位置在哪里?

五、推荐阅读

[1]张连阳,白祥军.多发伤救治学[M].北京:人民军医出版社,2010.

[2]MORAN C G,FORWARD D P. The early management of patients with multiple injuries:an evidence-based,practical guide for the orthopaedic surgeon[J]. J Bone Joint Surg Br,2012,94(4):446-453.

[3]KOUROUCHE S,BUCKLEY T,MUNROE B,et al. Development of a blunt chest injury care bundle:an integrative review[J]. Injury,2018,49(6):1008-1023.

案例 34　严重颅脑损伤

一、病历资料

(一)急诊接诊

1. **主诉(代)**　发现患者呼之不应伴呕吐 6 h。

2. **问诊重点**　意识障碍演变过程、伴随症状、诊治经过、治疗效果等。

3. **问诊内容**

(1)发病因素:有无外伤史,情绪激动等。

(2)症状:意识障碍的演变过程(有无中间清醒期),有无伴随肢体抽搐、大小便失禁等。

(3)有无辅助检查:方便快速判断病情。

(4)诊治经过:用药否,用何种药、具体剂量、效果如何,以便于为对症处理提供参考。

(5)既往史:是否有神经系统基础疾病、有无相关用药史等,有无高血压、糖尿病、心脏疾病史。有无药物、食物过敏史。

问诊结果

患者,男性,30 岁,家属代诉于入院前 6 h 骑车不慎摔倒,左颞部着地,患者摔倒后约有 8 min 左右的昏迷,清醒后,自觉头痛,恶心,无呕吐,无大小便失禁。在随后的 6 h 中,患者头痛逐渐加重,伴呕吐,呕吐物为胃内容物,无咖啡色液体,有烦躁不安,后即出现意识昏迷,呼之不应。120 救护车急送至当地医院急诊科就诊,查头颈胸及全腹 CT 示:左侧颞部硬膜外血肿,未做处理,今为进一步治疗,急诊转入医院急诊科,急诊以"左侧颞部硬膜外血肿"收入住院治疗。入院以来,患者昏迷,未进食水。患者平素体健,无高血压、糖尿病、冠心病;无外伤史及手术史;无过敏史;平素未服用任何药物。

---

4. **思维引导**　患者有明确外伤史,有颅内压增高症状,意识障碍的演变过程有明确的"中间清醒期",即"昏迷-清醒-昏迷",因此,首先考虑急性硬膜外血肿的可能,头部 CT 可进一步明确诊断。颅脑 CT 平扫为首选辅诊方法,不但可明确有无颅内血肿及是否合并脑损伤,而且能准确反应血肿部位、大小、占位效应及脑损伤的程度等,为手术提供可靠依据,但同时不可忽略其他系统的损伤以免耽误治疗,故行头颈胸及全腹 CT 检查以免漏诊。

(二)体格检查

1. **重点检查内容及目的**　患者颅脑损伤,应判断是否为开放性损伤,重点检查有无头皮出血,头皮缺损,硬脑膜和脑组织外露等;判断是否有颅底骨折,重点检查有无脑脊液鼻漏、耳漏,双眼睑有无淤青、肿胀等;神经系统查体,对于单纯硬膜外血肿,早期一般无神经受损的体征,仅在血肿形成对脑功能区造成压迫时,才表现出相应的阳性体征。当血肿不断增大引起颞叶钩回疝时,患者不仅有生命体征紊乱,意识障碍加重,同时相继出现患侧瞳孔散大,对侧肢体偏瘫等典型表现。有时由于血肿进展迅速,导致早期脑干移位、扭曲而嵌压在对侧小脑幕切迹缘上,则可出现不典型体征,如同侧瞳孔散大伴同侧肢体偏瘫;对侧瞳孔散大伴对侧肢体偏瘫;或对侧瞳孔散大伴同侧肢体偏瘫等。

体格检查结果

T 38 ℃,R 20 次/min,P 60 次/min,BP 120/85 mmHg

呼吸道通畅,呼吸平静;左侧颞顶部有头皮挫伤,大小约 6 cm×5 cm,无皮肤裂伤口,未见脑脊液鼻漏,耳漏、双眼睑无淤青,无肿胀;昏迷,GCS 评分 8 分,双侧瞳孔不等大,左侧 5 mm,右侧 4 mm,对光反应消失,四肢肌力检查不合作,双侧肌张力增高,去脑强直,膝反射、腱反射、跟腱反射均亢进,双侧巴宾斯基征、奥本海姆征、戈登征均阳性。

2.**思维引导** 经上述检查患者无开放性颅脑损伤及颅底骨折体征,神经系统查体有脑疝征象,应及时给予对症处理及手术治疗,积极完善相关术前检查及术前准备。

(三)辅助检查

1. 主要内容及目的

(1)头颈 CT:明确有无颅骨骨折、颅内血肿及是否合并颈椎损伤,准确反应血肿部位、大小、占位效应及脑损伤的程度等,为手术提供可靠依据。

(2)胸腹 CT:明确有无其他急性损伤如脾破裂等以免耽误治疗;术前评估肺部情况。

(3)心电图:明确是否有心肌缺血、心律失常等。

(4)血常规:明确有无贫血、血小板情况等。

(5)凝血功能:评估凝血功能,为手术做准备。

(6)ABO 血型:为术中备血做准备。

(7)肝功能、肾功能、电解质:是否有肝肾功能的损害、电解质紊乱。

(8)传染病:明确有无传染病。

辅助检查结果

头 CT:左侧颞部梭形高密度影,提示硬膜外血肿,余检查检验无明显异常(图 7-1)。

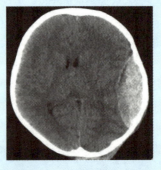

图 7-1 CT 示硬膜外血肿

2. 思维引导 结合 CT 检查结果,左侧颞部硬膜外血肿诊断明确。

(四)初步诊断

分析上述病史、查体、辅助检查结果,支持以下诊断:①左侧颞部硬膜外血肿;②左侧颞顶部头皮挫伤。

二、治疗经过

(一)初步治疗

1. 治疗过程

(1)术前对症治疗:立即给予甘露醇 50 g(250 mL)静脉滴注脱水降颅内压;0.9%氯化钠注射液 500 mL+维生素 C 1.0 g+氯化钾 1.5 g,静脉滴注补液维持水、电解质平衡;同时积极行术前准备。

(2)手术治疗:气管插管全身麻醉成功后,行骨瓣开颅硬膜外血肿清除术。术中见硬膜外暗红色血凝块,清除血肿,妥善固定颅骨,逐层缝合头皮并包扎,手术过程顺利。

(3)术后对症治疗:20%甘露醇(250 mL∶50 g)静脉滴注,每 8 h 1 次;0.9%氯化钠注射液 500 mL+维生素 C 1.0 g+氯化钾 1.5 g 静脉滴注,每天 1 次;5%葡萄糖注射液 500 mL+维生素 C 1.0 g静脉滴注,每天 1 次;0.9%氯化钠注射液 100 mL+注射用奥美拉唑 40 mg 静脉滴注,每天 2 次;0.9%氯化钠注射液 10 mL+尖吻蝮蛇血凝酶 2 IU 静脉注射,每天 2 次;复方氨基酸 500 mL 静脉滴注,每天 1 次。

2. 思维引导 急性硬膜外血肿的治疗,原则上一经诊断且具备手术指征时即应施行手术,清除血肿以缓解颅内高压,术后根据病情给予适当的对症治疗措施。手术方式包括骨窗/骨瓣开颅硬膜外血肿清除术、钻孔穿刺清除硬膜外血肿。骨窗开颅硬膜外血肿清除术适用于病情危急,已有脑疝来不及行影像学诊断及定位,直接送入手术室抢救的患者,先行钻孔探查,然后扩大成骨窗清除血肿,钻孔顺序应先在瞳孔散大侧颞部骨折线附近;骨瓣开颅硬膜外血肿清除术适用于血肿定位明确的病例;硬膜外血肿清除术适用于特急性硬膜外血肿的紧急抢救,为暂时缓解高颅内压赢得时间,先行锥孔或钻孔排出部分液态血肿。非手术治疗的适应证为:神志清楚,病情平稳,血肿量小于<15 mL 的幕上急性硬膜外血肿可采取保守治疗,但必须动态观察患者神智、临床症状和进行动态 CT 扫描,一旦发现血肿扩大,立即改为手术治疗。急性硬膜外血肿,无论施行手术与否,均应给予及时、合理的非手术治疗,特别是伴有严重原发性或继发性脑损伤的患者。

(二)治疗效果

1. 症状 术后患者清醒,诉头痛、恶心,无呕吐。

2. 查体 神志清,精神可,双侧瞳孔等大等圆,直径 3.0 mm,对光反射灵敏,四肢肌力及肌张力正常,病理征阴性。

3. 辅助检查 术后复查头颅 CT 示血肿清除满意(图 7-2)。

三、思考与讨论

硬膜外血肿是位于颅骨内板与硬脑膜之间的血肿,好发于幕上半球凸面,十分常见,约占外伤性颅内血肿 30%,其形成与颅骨损伤有密切关系,骨折或颅骨的短暂变形,撕破位于骨沟的硬脑膜动脉或静脉窦引起出血或骨折的板障出血,90%的硬脑膜外血肿与颅骨线形骨折有关。临床表现主要为意识障碍(大多数患者有中间清醒期),瞳孔改变,锥体束征,以及生命体征的变化。其临床诊断主要根据头部外伤史,临床表现及必要的影像学检查。随着 CT 的普及,头颅 CT 扫描的精确定位和动态观察为临床诊断和治疗提供了可靠的依据,但其早期诊断尤为重要,只要早期诊断,适时手术,预后多良好,目

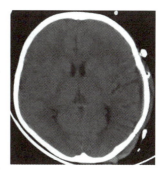

图 7-2 复查 CT 图

前死亡率已降至10%左右。本例患者依据外伤史、临床表现及头颅CT检查,从而明确诊断及精确定位硬膜外血肿的位置,及时采取适当的对症处理及手术方式而取得满意的效果。

四、练习题

1. 简述急性硬膜外血肿意识障碍的典型表现。
2. 急性硬膜外血肿的治疗原则有哪些?

五、推荐阅读

[1]王忠诚,张玉琪.王忠诚神经外科学[M].2版.武汉:湖北科学技术出版社,2015.
[2]罗慈伟,卓蕴雄.微创术用于颅内血肿并发脑疝开颅术前的急救意义[J].中华神经医学杂志,2007,6(1):81-82.

案例 35 脊柱脊髓损伤

一、病历资料

(一)门诊接诊

1. **主诉** 外伤致腰背部疼痛伴双下肢活动、感觉障碍 3 h 余。

2. **问诊重点** 受伤时间、致伤因素、主要症状(如疼痛、出血等)及伴随症状(如感觉障碍、活动受限等)、伤情演变过程、诊治经过、治疗效果等。

3. **问诊内容**

(1)致伤因素:受伤时间、坠落高度、受伤体位、主要的受伤部位。

(2)主要症状:本患者主要表现为疼痛,应着重询问患者疼痛的部位,疼痛部位是否有创口,疼痛在伤后即刻发生还是延迟发生,下肢活动障碍是否为疼痛导致不愿活动,若排除疼痛所致,提示脊髓损伤;既往是否有腰背部疼痛及下肢活动障碍病史,如有,提示可能存在腰椎间盘突出。

(3)伴随症状:有无出血、头晕、心慌,有助于评估失血量;有无意识障碍,判断是否伤及颅脑;有无腹痛、恶心、呕吐,有助于判断是否有腹腔脏器损伤;下肢感觉障碍的部位、大小便是否正常,有助于判断脊髓损伤的节段,如足跟外侧感觉障碍提示 S_1 脊髓损伤、大腿前中部感觉障碍提示 L_2 脊髓损伤等。

(4)诊治经过:现场急救措施,如止血、固定、搬运方法,搬运方法不恰当可能导致脊柱骨折患者脊髓损伤或加重原有损伤;止血带连续应用时间过长、夹板固定过紧易发生肢体缺血坏死,导致肢体运动和感觉障碍;用药否,用何种药、具体剂量、效果如何,以利于迅速选择药物及进一步处理创伤。

(5)既往史:有无高血压、糖尿病、心脑血管疾病、肝炎、结核病史,有无手术、外伤、输血史,以利于手术时机的选择、手术及输血准备。

(6)个人史:吸烟史、饮酒史,有利于了解患者肺功能、心脑血管状态,制定更加合理的个体化治疗方案。

(7)家族史:有无家族遗传病史。

问诊结果

患者为中年男性,无高血压、糖尿病、心脑血管疾病、肝炎、结核病史,无手术、外伤、输血史;吸烟20年,平均20支/d,饮酒10年,白酒为主,平均50 g/d,未戒烟酒。3 h前高空坠落伤致腰背部疼痛伴双下肢活动、感觉障碍,无头晕、呕吐,急至某市人民医院就诊,给予药物对症支持治疗(具体治疗不详),症状无明显缓解,由120送至医院。自受伤以来,患者大便未排,小便排出障碍,精神正常。

4. 思维引导 患者为坠落致伤,主要表现为腰背部疼痛,伴有双下肢活动障碍、感觉异常。高处坠落可造成身体各部位严重损伤,肾破裂可有腰背部疼痛,多有血尿、局部包块、休克等表现,本患者无类似表现,结合辅助检查可进一步排除;颈髓损伤可致截瘫,上胸髓损伤可有胸背部感觉障碍,下胸髓及腰髓损伤可有腰背部感觉障碍、下肢活动及感觉障碍,大小便障碍可能与脊髓圆锥的马尾神经损伤有关,CT检查可明确骨折损伤部位;四肢活动、感觉异常可能提示脊髓损伤、肢体骨折、神经受损,X线可明确骨折部位。本患者为闭合性损伤,无明显出血,无休克表现,主要表现为腰背部疼痛,应考虑胸腰段脊柱骨折损伤,伴有双下肢活动障碍、感觉异常,大便未排,小便障碍,提示骨折伤及脊髓。下一步查体时应着重神经系统检查,如四肢肌力、肌张力是否正常,反射是否存在,感觉障碍的类型等。

(二)体格检查

1. 重点检查内容及目的 患者脊柱骨折可能性大,应注意相关查体。有无骨折特异性体征,如是否有畸形,提示有无骨折移位;是否有腰背部皮下瘀斑,提示有无软组织损伤出血;脊柱骨折可能伤及脊髓,应注意神经系统查体,是否有四肢活动障碍、肌力和肌张力改变,是否感觉障碍,如痛觉、触觉、温度觉,肢体活动及感觉障碍的具体部位,如下背部和腹股沟以下感觉障碍提示 $L_1 \sim S_1$ 损伤、会阴部感觉障碍提示脊髓圆锥损伤等;肛门括约肌松弛,提示马尾神经损伤。

体格检查结果

T 36.8 ℃,R 22 次/min,P 88 次/min,BP 138/85 mmHg

神志清,被动体位,急性面容,表情自如,查体合作。颈软、无抵抗;脊柱活动受限,有叩击痛,双上肢活动自如,无畸形,双下肢活动障碍,双足本体感觉障碍,双髋叩击痛,骶尾部压痛;腹壁反射正常,双上肢肌张力正常,肌力5级,双侧肱二、三头肌腱反射正常,双下肢瘫痪。余查体正常。

2. 思维引导 经上述检查有脊柱活动受限,有叩击痛,提示有脊柱骨折损伤;双下肢活动障碍,双足本体感觉障碍,提示骨折伤及脊髓神经;双髋叩击痛,骶尾部压痛,提示有骨盆或骶尾部损伤;双上肢正常,双下肢有瘫痪,提示胸腰段脊髓损伤。进一步行 CT 等影像学检查,明确骨折部位,确定脊髓受损节段。

(三)辅助检查

1. 主要内容及目的

(1)血常规:明确有无贫血、感染。

(2)血型:为输血做准备。

(3)降钙素原:进一步明确有无感染。

（4）传染病筛查：明确有无常见传染病，便于后续治疗方案制定。

（5）血凝试验：明确凝血功能，评估手术风险。

（6）肝功+肾功：判断是否有肝、肾功能损害，是否耐受手术。

（7）肌红蛋白：判断有无肌肉坏死。

（8）心电图：明确是否有心肌缺血、心律失常等。

（9）CT：判断有无脊柱骨折，明确骨折部位。

辅助检查结果

（1）血常规：WBC 20.99×10^9/L，N% 94.5%，L% 2.0%，RBC 1.92×10^{12}/L，Hb 56.2 g/L，PLT 193×10^9/L。

（2）血型：A1 型，Rh(D)阳性。

（3）PCT：1.09 ng/mL。

（4）传染病筛查：阴性(−)。

（5）血凝试验：D−二聚体 112.82 mg/L，纤维蛋白降解产物 301 μg/mL。

（6）血生化：谷丙转氨酶 93 U/L，谷草转氨酶 112 U/L；肌酸激酶 1827 U/L，肌酸酶同工酶 81.1 U/L，乳酸脱氢酶 865 U/L，K^+ 3.35 mmol/L，Ca^{2+} 0.9 mmol/L。

（7）肌红蛋白：563.3 ng/mL。

（8）心电图：正常心电图。

（9）CT：T_6、T_{12}、L_1 椎体压缩性骨折，L_5 左侧横突骨折，胸骨骨折，骶尾骨骨折。

---

2. 思维引导　根据该患者高空坠落病史及伤后腰背部疼痛表现，结合 CT 结果可明确脊柱骨折诊断，骨折部位如 CT 提示；患者伴有双下肢感觉、运动障碍，可明确双下肢不完全性瘫痪诊断；患者大、小便障碍，考虑因脊髓受压引起；红细胞计数降低，血红蛋白低，提示存在贫血；白细胞计数显著增加，以中性粒细胞升高为主，降钙素原升高，提示继发急性感染；心电图未提示心肌坏死及心律失常，肌红蛋白显著升高，提示创伤导致骨骼肌坏死；肝肾功能相关指标暂未提示肝肾功能严重损伤。

（四）初步诊断

分析患者病史、查体、辅助检查结果，支持以下诊断：①T_6、T_{12} 胸椎压缩性骨折；②L_1 腰椎压缩性骨折；③胸骨骨折；④骶骨骨折；⑤双下肢不完全性瘫痪；⑥L_5 腰骶横突骨折；⑦重度贫血；⑧低钾血症。

二、治疗经过

（一）初步治疗

1. 治疗过程

（1）心电、血压、指脉氧监测，建立静脉补液通道。

（2）美索巴莫注射液 1 g，静脉滴注；地佐辛 5 mg，静脉滴注。

（3）0.9% 氯化钠注射液 500 mL、5% 葡萄糖注射液 500 mL，静脉滴注；钠钾镁钙葡萄糖注射液 250 mL，静脉滴注。

（4）悬浮红细胞 4 U、冰冻血浆 800 mL 输血。

（5）20% 甘露醇 25 g，静脉滴注。

（6）罗沙替丁醋酸酯针 75 mg，静脉滴注。

（7）禁食，导尿，留置导尿管。

（8）入院第 2 天于全身麻醉下行"胸腰椎骨折切开复位内固定术+椎管扩大减压术"。

（9）术后给予呼吸机辅助通气，瑞芬太尼、咪达唑仑镇静止痛，头孢唑肟抗感染，奥美拉唑、罗沙替丁抑酸护胃，氨溴索化痰，布地奈德、异丙托溴铵舒张气道，二氯醋酸二异丙胺保肝，补液维持内环境稳定等对症支持治疗。

（10）常规换药，预防压疮护理。

2. 思维引导　患者坠落伤来诊，应监测血压、心电、指脉氧等，及时掌握生命体征变化；患者因创伤入院，主要表现为疼痛，予以美索巴莫、地佐辛镇痛；患者脊柱骨折，脊髓受压，大便未排，小便排出障碍，应禁食水预防肠梗阻，导尿解除尿潴留；同时予以罗沙替丁护胃，预防应激性溃疡；患者内环境稳态失衡，予以盐水、糖水补液，补充电解质，维持内环境稳态并预防休克；患者重度贫血，静脉输血改善贫血；患者脊柱多处骨折，应行切开复位内固定手术；患者双下肢感觉、运动障碍，大小便障碍，提示脊髓受压，予以甘露醇降低椎管内压力，进一步治疗行椎管减压术；患者术后换药，降低感染可能，促进伤口愈合；患者需长期卧床，应预防深静脉血栓形成，注意褥疮护理。

（二）治疗效果

1. 症状　入院第 4 天，术后第 3 天，患者疼痛明显减轻，右下肢可活动，感觉恢复，左下肢痛温觉未完全恢复，大小便正常。

2. 查体　神志清，精神可，患肢表面伤口表面敷料清洁干燥，伤口表面肿胀，可见明显渗出，活动受限，余无明显异常。

3. 辅助检查　血常规：WBC 10.85×10^9/L，RBC 2.96×10^{12}/L，Hb 98.1 g/L，PLT 181×10^9/L；肾功能+肝功能+电解质：K^+ 3.64 mmol/L，Ca^{2+} 2.02 mmol/L，尿素氮 6.9 mmol/L，肌酐 64.8 μmol/L，尿酸 184 μmol/L，谷丙转氨酶 89 U/L，谷草转氨酶 52 U/L，白蛋白 39.4 g/L，总胆红素 26.00 μmol/L，未结合胆红素 20.50 μmol/L；余结果基本正常；DR 示胸腰椎术后改变。

（三）病情变化

入院第 7 天，术后第 6 天，患者 T 37.8 ℃，R 24 次/min，咳嗽，咳痰，双肺底呼吸音降低，可闻及少许湿啰音，伤口敷料清洁干燥。

1. 患者病情变化的可能原因及应对

（1）可能原因：坠积性肺炎？呼吸道感染？

（2）应对：复查血常规、胸部 CT。

辅助检查结果

（1）血常规：WBC 14.85×10^9/L，N% 84.2%，RBC 3.1×10^{12}/L，Hb 108 g/L，PLT 181×10^9/L。

（2）CT：双侧胸腔积液，两肺下叶膨胀不全；T_6、T_{12} 椎体压缩性骨折，胸骨骨折；下段胸椎术后改变。

---

2. 思维引导　患者术后长期卧床，有发热、咳嗽、咳痰症状，血常规显示患者白细胞升高，中性粒细胞为主，坠积性肺炎可能性大；胸部 CT 示双侧胸腔积液，两肺下叶膨胀不全，可明确诊断。目前应及早引流胸腔积液、控制肺部感染，经与患者及家属沟通后行超声引导下右侧胸腔穿刺置管引流术，并予以抗生素抗感染。

治疗3 d后

体温正常,无咳嗽、咳痰。查体:神志清,呼吸平稳,口唇无发绀,双肺底偶闻及少许湿啰音,双下肢肌力减弱,感觉平面:双侧 L_3 及以上正常,L_4、L_5、S_2、S_3、S_4 感觉减退。血常规:WBC $9.2×10^9$/L,N% 71%,L% 22%,RBC $3.56×10^{12}$/L,Hb 120 g/L,PLT $256×10^{12}$/L。转入康复医学科继续行康复治疗。

三、思考与讨论

患者主要表现为腰背部疼痛,伴有双下肢活动及感觉障碍,有明确受伤史,结合查体及 CT 可明确脊柱骨折诊断。应与腰椎间盘突出症鉴别:腰椎间盘突出症典型患者可有腿痛症状,以及下肢感觉、肌力、反射异常等表现,是因椎间盘变性,纤维环破裂,髓核突出刺激或压迫神经根、马尾所表现的一种综合征,是腰腿痛最常见的原因之一。应与腰肌劳损鉴别:腰肌劳损为腰部肌肉及其附着点筋膜,或骨膜的慢性损伤性炎症,以无明显诱因的慢性疼痛为主要症状,腰痛为酸胀痛。此患者坠落史与 CT 可排除腰椎间盘突出症与腰肌劳损。

患者因创伤入院,应予心电监护,尽早补液抗休克治疗;腰椎活动度较大,骨折易压迫、损伤脊髓,一经明确,若无手术禁忌证应及早手术治疗,切开复位内固定可达到解剖复位、坚强固定,且可同时行椎管减压术,解除脊髓压迫,促进下肢功能与大小便恢复;此患者胸椎、胸骨骨折为稳定性骨折,未压迫脊髓神经,且不影响呼吸活动,故保守治疗;术后患者需长期卧床,应预防深静脉血栓形成,防止压疮,勤翻身拍背,鼓励咳痰,预防坠积性肺炎;并发肺炎者,可行痰培养加药敏试验,积极应用敏感抗生素控制感染,中、大量胸腔积液时可行胸腔穿刺抽液或置管引流;创伤患者术后应注重康复治疗,科学地进行功能恢复锻炼,促进肢体功能恢复,提高生存质量。

本例患者因脊柱不稳定性骨折,实施了脊柱固定术。

知识拓展

脊柱固定术(spinal fixation)

脊柱固定术是指通过合成的“脊柱固定装置”实现两个或多个椎骨彼此锚固,目的是矫正脊柱畸形,或减少椎骨活动度,从而避免可能的脊髓、神经损伤。脊柱固定方法主要分为外固定和内固定,外固定一般使用颈托、支架等对脊柱进行支撑固定;内固定术式较多,如前路钢板固定、后路钉棒系统固定、经皮椎弓根螺钉固定等。本例采取切开复位椎弓根螺钉内固定术,下文结合本病例进行阐述。

【适应证】

1.椎体压缩程度超过1/3或后凸成角大于30°者。

2.胸腰段脊椎不稳定性骨折脱位。

3.伴有脊髓、神经损伤的脊柱骨折。

4.脊柱畸形矫正或脊柱肿瘤病变椎体切除后维持脊柱稳定。

【禁忌证】

1.无法耐受手术者,如高龄、心肺功能差、金属过敏等。

2.椎弓根直径太小,无法置入椎弓根螺钉。

3.陈旧性骨折、病理性骨折及严重骨质疏松。

【手术操作】

1. 根据骨折节段,于病变椎体上方做纵行切口约 12 cm,逐层切开皮肤、皮下、深筋膜。

2. 分离两侧椎旁肌至两侧关节突关节外侧,充分显露椎板及关节突关节。

3. 分别于 T_{11}、T_{12}、L_1、L_2 两侧椎弓根打入定位针,C 臂透视见位置可。

4. 于胸 T_{11}、T_{12}、L_1、L_2 两侧椎弓根内各打入 1 枚椎弓根螺钉,C 臂透视见固定位置良好,长短合适。

5. 将两根长短合适,预弯后钛合金棒连接 8 根椎弓根螺钉并固定,C 臂透视见内固定位置良好,椎体序列良好。

6. 咬除 T_{12}、L_1 棘突,以及椎板、黄韧带,充分暴露硬膜,术中见硬膜欠饱满,硬膜外有淤血,行椎管扩大减压后,见硬膜囊膨起良好。

7. 冲洗切口,充分止血,放置引流管 1 根,逐层关闭切口,敷料包扎。

四、练习题

1. 脊柱骨折现场急救的搬运方法有哪些?

2. 脊柱骨折保守治疗与手术治疗如何选择?

五、推荐阅读

[1]沈洪,刘中民.急诊与灾难医学[M].3 版.北京:人民卫生出版社,2018.

[2]中华医学会.临床诊疗指南:骨科分册[M].北京:人民卫生出版社,2009.

案例 36 严重腹部创伤

一、病历资料

(一)门诊接诊

1. **主诉** 腹部被三轮车挤压致腹痛、腹胀 2 d。

2. **问诊重点** 腹部创伤可分为开放性损伤和闭合性损伤两大类,开放性损伤又可根据是否有腹膜破损分为穿透伤和非穿透伤。闭合性损伤需要仔细判断是否有内脏损伤,如不能及时确诊,可能延误手术时机而导致严重后果。问诊时应注意详细询问受伤史,重视观察生命体征,了解伤情和伤情发展、主要症状及伴随症状特点、疾病演变过程、外院及院前急救处理经过、治疗效果等,高效完成院前急救与院内救治衔接,并做好术前准备。

3. **问诊内容**

(1)致伤因素:创伤患者致伤因素复杂,可能同时存在不同机制所致损伤,对于交通事故所致创伤,可有高能量撞击、挤压等。该患者被机械三轮车尾部挤压腹部。

(2)主要症状:由于致伤原因及伤情的不同,腹部损伤后的临床症状差异极大。应重点询问患者腹痛的起始部位以及腹痛最明显的部位。通常腹痛起始处及最明显的部位与受损脏器所在位置一致。

(3)伴随症状:有无低血压,外伤患者若有低血压多考虑失血性休克或感染性休克。有无发热,外伤患者若有发热多考虑空腔脏器破裂或者严重实质脏器及管道(胆管、胰管等)破裂伤。有无消化道出血,若有多考虑空腔脏器破裂出血。除此之外,还应仔细询问患者有无头疼、胸痛、胸闷、肢体感觉及活动障碍等症状以排除有无其他部位损伤。

(4)诊治经过:受伤现场及外院治疗措施,院前治疗措施,病情变化如何。用药否,输血否,具体药物及剂量、输血成分及量,是否有过敏反应,治疗效果如何等,以利于迅速安排下一步诊疗计划。

(5)既往史:既往是否存在基础疾病,创伤时出现的症状或体征,可能是创伤导致基础疾病恶化共同作用的结果。

(6)过敏史:患者既往有无食物、药物过敏史。

(7)家族史:父母、兄弟姐妹、子女健康状况。有无家族性遗传病史。

问诊结果

患者为中年男性,患者2 d前被机械三轮车尾部挤压腹部致腹痛、腹胀,伴恶心、呕吐,呕吐物为胃内容物,伴发热,最高体温39.2 ℃,无咳血、头痛、头晕、意识障碍等症状,遂至当地医院就诊,行腹部CT平扫提示"胰腺损伤",给予输液治疗(具体用药不详)无明显好转,建议转上级医院行手术治疗,为求进一步治疗,遂由外院120救护车送入医院,急诊以"腹部闭合伤"为诊断收入我科。自发病以来,患者未进食水,睡眠欠佳,大便未解,小便正常,精神差,体重无减轻。既往体健,无不良嗜好,无家族性遗传病史。

---

4. 思维引导　患者有明确腹部外伤史,出现腹痛、腹胀,并伴恶心、呕吐,呕吐物为胃内容物,伴发热,最高体温39.2 ℃,考虑腹部脏器损伤并造成腹腔感染。患者未发现肝脾破裂,未发现腹腔游离气体,临床多可排除空腔脏器破裂,结合外院影像学检查提示胰腺损伤,可初步考虑胰腺损伤并创伤性胰腺炎可能。但应注意创伤早期的检查可能漏诊误诊,应根据病情变化及创伤后的病理生理变化及时复查是否有迟发性的脏器破裂,以及是否有其他部位合并伤等。

(二)体格检查

1. 重点检查内容及目的　该患者单纯腹部损伤可能性大,应重点注意腹部体征,是否有腹膜炎表现,全腹压痛、反跳痛多提示空腔脏器破裂。应注意患者生命体征,是否有休克的体征,如心率加快,血压低,皮肤、结膜苍白,四肢厥冷多提示实质脏器破裂并失血性休克。是否有头、面、颈、胸、四肢骨盆等其他部位损伤,避免误诊漏诊。

体格检查结果

T 38.2 ℃,P 113 次/min,R 25 次/min,BP 117/77 mmHg

神志清、精神差,双肺呼吸音清,无干湿啰音。心脏瓣膜各听诊区未闻及杂音。上腹部腹壁多处皮肤擦伤。腹部膨隆,腹肌紧张,上腹部压痛、反跳痛。肝脾肋缘下未触及,移动性浊音阴性,肠鸣音消失。余查体正常。

---

2. 思维引导　经上述体格检查,患者有上腹部腹膜炎体征,无失血性休克表现,结合当地影像学检查,考虑实质性脏器损伤所致,应急诊进一步行实验室检查及影像学检查,明确诊断并做术前准备。

(三)辅助检查

1. 主要内容及目的

(1)血常规、降钙素原:用于监测患者是否失血及是否存在感染并发症并指导输血等术前准备。

（2）肝肾功能、电解质、胰酶：用于监测是否有肝肾功能的损害、电解质紊乱及创伤性胰腺炎等。

（3）凝血功能：用于监测和发现凝血功能障碍，及时发现并防治创伤"致死三联征"等。

（4）心电图：明确是否有心肌缺血、心律失常等。

（5）腹部CT：了解腹部脏器及血管损伤情况等。

辅助检查结果

（1）血常规：WBC $26.6×10^9$/L，N% 82%，RBC $4.93×10^{12}$/L，Hb 154.2 g/L，PLT $233×10^9$/L。

（2）降钙素原：16.400 ng/mL。

（3）肝功能、肾功能、电解质、胰酶：K^+ 3.44 mmol/L，Na^+ 148.0 mmol/L，Cr 66 μmol/L，Ur 4.5 mmol/L，ALT 33 U/L，AST 42 U/L，ALB 18 g/L，TBiL 9 μmol/L，DBiL 4.2 μmol/L，LIP 925.10 U/L，AMY 840 U/L。

（4）凝血功能：PT 10.5 s，APTT 22.20 s，D-Dimer 0.19 mg/L。

（5）心电图：窦性心动过速。

（6）腹部影像学：胰腺损伤（断裂），创伤性胰腺炎考虑，腹水（图7-3）。

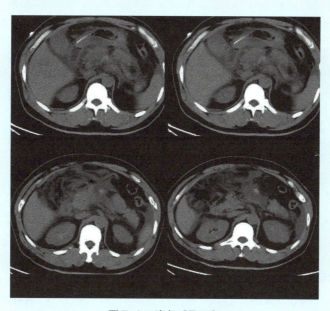

图7-3　腹部CT平扫

2. 思维引导　根据该患者腹部外伤史，上腹部压痛、反跳痛体征，外院和医院CT均提示胰腺损伤、断裂可能，并结合胰酶指标，支持胰腺损伤合并创伤性胰腺炎诊断，不考虑空腔脏器破裂。血红蛋白、肝功能、肾功能、凝血功能正常，不考虑失血性休克及创伤性凝血病。

（四）初步诊断

分析上述病史、查体、辅助检查结果，支持以下诊断。

1. 交通事故致腹部闭合伤　①Ⅲ级胰腺损伤（AIS 5）；②腹壁挫伤（AIS 1）。

2. 损伤并发症　①创伤性胰腺炎；②低蛋白血症。

二、治疗经过

(一)初步治疗

1. 支持治疗

(1)持续心电监护并低流量吸氧(2 L/min)。

(2)头孢曲松注射液 3 g+0.9% 氯化钠注射液 500 mL,每日 1 次,静脉滴注。

(3)生长抑素 6 mg,微量泵持续泵入。

(4)维持水、电解质、酸碱平衡:0.9% 氯化钠注射液 500 mL+10% 氯化钾注射液 10 mL,5% 葡萄糖注射液 500 mL+10% 氯化钾注射液 10 mL,分别每日 1 次,静脉滴注。

(5)注射用兰索拉唑 40 mg+0.9% 氯化钠注射液 100 mL,每日 2 次,静脉滴注。

(6)交叉配血,术前充分沟通谈话签字,急诊剖腹探查。

2. 手术治疗

手术过程:取腹部正中切口,逐层进腹,可见腹壁各层弥漫性出血改变,腹腔内约 2000 mL 褐色浑浊积液。胰腺于肠系膜上动脉左侧离断约 3/4,主胰管横断,仅胰腺上缘少量胰腺组织相连接,胰腺断端挫伤严重,伴持续渗血(图 7-4);经胰腺断裂处行胰体尾切除+脾切除(图 7-5)。术区放置黎氏套管持续负压吸引,盆腔放置引流管。手术过程顺利,麻醉清醒后转入病房观察室继续治疗。

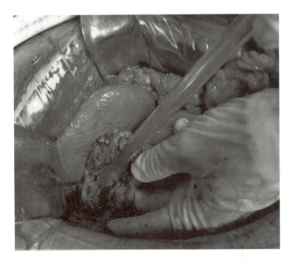

图 7-4　术中胰腺情况

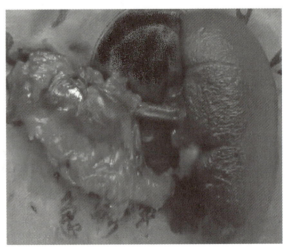

图 7-5　胰脾离体标本

3. 思维引导

患者影像学提示胰腺损伤合并创伤性胰腺炎,血常规及降钙素原检查提示腹腔感染,选用第三代头孢菌素加胰酶抑制剂。创伤患者易出现应激性溃疡并消化道出血,应给予 PPI 预防。Ⅲ级胰腺损伤合并胰管断裂,保守治疗并发症多,死亡率高,目前应积极术前准备并急诊手术治疗。术中证实肠系膜上动脉左侧胰体部断裂,为Ⅲ级胰腺损伤,可行胰腺体尾部切除加脾切除术,术后应留置黎氏套管持续负压吸引预防胰瘘及胰周感染。

(二)治疗效果

术后患者病情平稳,黎氏套管及盆腔引流管引流通畅,未发现出血及胰瘘等异常,术后第 4 天肠功能恢复后逐渐恢复饮食,术后第 7 天淀粉酶、脂肪酶逐渐恢复正常,术后第 10 天出院。

三、思考与讨论

闭合性损伤的诊断中需要仔细判断是否有内脏损伤,如不能及时确诊,可能贻误手术时机而导致严重后果。患者有明确的外伤史,结合全面的体格检查、实验室检查和影像学检查结果,明确了胰腺损伤、创伤性胰腺炎、低蛋白血症等诊断。腹部闭合性损伤的患者实质脏器损伤较易通过影像学如 CT 等确诊,空腔脏器损伤往往结合弥漫性腹膜炎的体征及影像学的间接征象如腹腔游离气体等来诊断,有时必须通过剖腹探查才能明确诊断,比如肠系膜撕裂等。因此,要求我们在诊断时要注意有无内脏损伤,何种脏器受到损伤,是否存在多发性损伤。如果诊断有困难不能明确有无内脏损伤且生命体征平稳的患者可予以严密观察。如病情恶化,应及时剖腹探查,尽管剖腹探查结果可能为阴性,但如果腹腔内脏器损伤被漏诊,有导致患者死亡的可能。对于胰腺损伤特别是有腹膜刺激征的患者,应立即手术探查。手术原则是彻底止血,控制胰液外漏并保证充分引流,充分而有效的腹腔及胰腺周围的引流是保证手术效果和预防术后并发症的重要措施,因此,我们常使用可持续冲洗并负压吸引的黎氏套管,术后密切观察引流液变化,适时拔除引流管。

四、练习题

1. 简述腹部损伤的诊断思路。
2. 胰腺损伤的分类及治疗原则是什么?

五、推荐阅读

[1]戴睿武.胰腺损伤救治中的几个重要问题[J].创伤外科杂志,2017,19(4):241-243.

[2]VERTREES A, ELSTER E, JINDAL R M, et al. Surgical management of modern combat-related pancreatic injuries: traditional management and unique strategies [J]. Mil Med, 2014, 179 (3): 315-319.

[3]BASSI C, MARCHEGIANI G, DERVEVIS C, et al. The 2016 update of the International Study Group (ISGPS) definition and grading of postoperative pancreatic fistula: 11 years after [J]. Surgery, 2017, 161(3):584-591.

案例 37　颌面部损伤

一、病历资料

(一)门诊接诊

1. **主诉(代)**　车祸致头面部疼痛、咬合错乱、意识障碍 10 d。
2. **问诊重点**　受伤时间、致伤因素、主要症状(如疼痛、出血等)及伴随症状(如口腔活动受限、意识障碍等)、伤情演变过程、诊治经过、治疗效果等。
3. **问诊内容**

(1)致伤因素:受伤时间及原因,利于明确诊断及判断伤情;直接致伤因素,如车窗玻璃、地面等,判断是否需要清创。

(2)主要症状:创伤的常见表现为疼痛和出血,应着重询问患者疼痛的部位,是否向其他部位放射,疼痛处是否有创口、出血,了解疼痛的特点和出血量,有助于快速制定治疗方案;此患者咬合错乱,应询问是否因疼痛而不愿恢复正常咬合关系。

(3)伴随症状:有无头晕、心慌,提示失血性休克;有意识障碍考虑伤及颅内;有无面部感觉障碍,提示脑神经损伤;有无发热,发热提示发生感染。

(4)诊治经过:做过何种检查、结果如何、用何种药、效果如何,是否行清创缝合术,以利于迅速选择药物及进一步处理创伤。

(5)既往史:有无高血压、糖尿病、心脑血管疾病、肝炎、结核病史,有无手术、外伤、输血史,以利于手术时机的选择、手术及输血准备。

(6)个人史:有无吸烟史、饮酒史,便于制订更加合理的个体化治疗方案。

(7)家族史:有无家族遗传病史。

问诊结果

患者,女性,61岁,10 d前患者骑行时被货车撞倒致头面部皮肤破裂出血,咬合错乱,全身多处疼痛,头面部为重,随即出现意识模糊(具体表现家属描述情况不详),无呕吐、大小便失禁等。急拨120急救人员至现场给予头部伤口包扎、补液等处理,送至某县人民医院急诊科查CT提示:大脑镰密度稍显增高(少量出血?);肺挫伤? 炎性改变? 颌面部多处骨折,急诊给予头部伤口缝合包扎。其间呕吐2次,为胃内容物(具体量不详),伴有暗红色血性液,意识障碍较前加重,呈昏迷状态,不能配合指令动作,收入重症监护室给予气管插管、呼吸机辅助呼吸,抗感染等对症支持治疗,1 d前患者意识清醒,拔除气管插管予以鼻导管吸氧。因患者住院期间完善肺泡灌洗液检查,培养出铜绿假单胞菌,由当地救护车转入医院。现鼻饲饮食,留置尿管状态。既往患"2型糖尿病"10年余,口服"二甲双胍",血糖控制可;3年前行"胆囊切除手术"。

4.思维引导　患者因车祸致伤,主要表现为头面部疼痛、咬合错乱。车祸可造成身体各部位骨折、损伤,颅脑损伤有头部撞击史且多伴有意识障碍。此患者有头面部创伤,伤后意识障碍,颅脑损伤可能性大,需进一步检查明确;短暂性脑缺血发作(TIA)好发于中老年人,发病突然,迅速出现局限性神经功能或视网膜功能障碍,多于5 min内达到高峰,持续时间短,恢复快,不留后遗症状,可反复发作,每次发作的症状相对较恒定。此患者有明确外伤史,症状不符。此患者病程较长,其间行气管插管辅助呼吸,存在感染高危因素,肺泡灌洗液培养出多重耐药铜绿假单胞菌,提示肺部感染。下一步查体时应注重头面部、胸部检查。

(二)体格检查

1.重点检查内容及目的　患者因伤入院,头面部创伤严重,应进行全面细致的体格检查,特别注意头面部查体。注意查看有无皮下瘀斑、血肿,有无开放性伤口,创口有无渗血、发红或脓性渗出,提示有无出血、感染;注意查看意识、瞳孔、眼球活动等,提示有无颅脑损伤、脑疝、脑神经损伤;是否有畸形,提示有无骨折移位;患者肺部感染,注意肺部体征,如桶状胸、肋间隙增宽、呼吸音减弱,肺部是否有啰音,是湿啰音还是干啰音。

体格检查结果

T 37.4 ℃,R 22 次/min,P 98 次/min,BP 140/82 mmHg

神志清,表情痛苦,查体欠合作;患者面部左右不对称,双侧眼睑水肿明显,眶周淤血成青紫色,双侧瞳孔等大等圆,直径3 mm,瞳孔对光反射迟钝。鼻背部水肿,眉心右侧见一长约2.0 cm,斜行不规则创口,右侧眶下至颊部见一不规则挫裂伤,表面可见血性结痂,重度张口受限,开口型无法检查,未见明显软组织缺失;胸廓饱满、对称,胸骨压痛,双肺呼吸音粗,可闻及散在湿啰音;腹平坦,右侧季肋区有一长约 8 cm 陈旧瘢痕,腹部无压痛、反跳痛;余查体未见明显异常。

2. 思维引导　经上述检查,患者面部创口两处,伴局部肿胀、瘀斑,提示有颌面部损伤;咬合关系错乱,可能存在骨折;双肺呼吸音粗,可闻及湿啰音,提示肺部感染。进一步行血常规、炎症指标、CT 影像学等检查,明确感染、骨折诊断。

(三)辅助检查

1. 主要内容及目的

(1)血常规:明确有无贫血、感染。

(2)血型:为可能输血做准备。

(3)降钙素原+C 反应蛋白:进一步明确有无感染。

(4)血凝试验:明确凝血功能,评估手术风险。

(5)葡萄糖:患者既往有糖尿病,需了解其血糖水平。

(6)肝功能、肾功能:判断是否有肝、肾功能损害,是否耐受手术。

(7)动脉血气分析:判断内环境稳态,明确是否有呼吸衰竭。

(8)心肌损伤标志物:判断有无心肌梗死。

(9)心电图:明确是否有心肌缺血、心律失常等。

(10)CT:判断有无骨折,明确骨折部位;颌面部骨折宜选用 CT,诊断价值较 X 线大。

辅助检查结果

(1)血常规:WBC 19.23×10^9/L,N% 73.7%,L% 20%,RBC 2.36×10^{12}/L,Hb 77.1 g/L,PLT 436×10^9/L。

(2)血型:AB 型,Rh(D)阳性。

(3)降钙素原+C 反应蛋白:PCT 0.41 ng/mL,CRP 32.27 mg/L。

(4)血凝试验:活化部分凝血活酶时间 33.3 s,D-二聚体 11.26 mg/L,纤维蛋白降解产物 32.13 μg/mL。

(5)葡萄糖+肝功能+肾功能:葡萄糖 8.66 mmol/L,余均无异常。

(6)动脉血气分析:pH 7.47,K^+ 3.34 mmol/L,实际 HCO_3^- 31.8 mmol/L,BE 8.1 mmol/L。

(7)心肌损伤标志物:NT-proBNP 558 ng/mL,余均正常。

(8)心电图:正常心电图。

(9)CT:①左侧颞枕交界部可疑出血灶,大脑镰局部密度增高,左侧基底节区腔梗考虑,双侧额颞部硬膜下积液考虑;②右侧眶外侧壁、右侧颧弓、右侧喙突、左侧髁突骨折,髁突向内侧移位,右侧蝶窦积液(血)考虑,右侧面部及眶周软组织肿胀;③两肺炎症并挫伤考虑,右肺上叶前段肺大疱,纵隔及左肺门稍大淋巴结,双侧胸膜腔积液,两侧胸膜局限性增厚。

---

2. 思维引导　该患者有明确外伤史,主要表现为头面部疼痛、咬合错乱,结合查体及 CT 检查,可明确颌面部多发骨折诊断;距受伤已 10 d,CT 提示双侧肺炎改变、双侧胸膜腔积液,考虑为伤后长期卧床继发坠积性肺炎;血气分析提示低钾血症;根据患者既往史及血糖检测结果,可明确 2 型糖尿病诊断;心电图未提示心肌坏死及心律失常,肝肾功能相关指标暂未提示肝肾功能受损。

　　患者面部骨折所致疼痛须与三叉神经痛鉴别,后者表现为三叉神经分布区域内反复发作的短暂性点击样、刀割样剧痛,可伴有咀嚼肌瘫痪、咬合无力等,突发突止,每次疼痛持续数秒至数十秒,间歇期完全正常。此患者有明确外伤史,查体见面部外伤,CT 提示颌面部骨折,可排除三叉神经痛。

(四)初步诊断

　　分析患者病史、查体、辅助检查结果,支持以下诊断:①颌面部多发骨折:右侧眶外侧壁骨折、右侧颧弓骨折、右侧喙突骨折、左侧髁突骨折;②闭合性颅脑损伤,皮下血肿;③肺挫伤;④肺部感染;⑤胸腔积液;⑥低钾血症;⑦2 型糖尿病。

二、治疗经过

(一)初步治疗

1. 治疗过程　①心电、血压、指脉氧检测,建立静脉补液通道;②禁食,胃肠减压;③鼻导管吸氧;④头孢哌酮钠舒巴坦钠、米诺环素抗感染;⑤0.9% 氯化钠注射液、5% 葡萄糖注射液静脉滴注,多种微量元素注射液静脉滴注;⑥地佐辛 5 mg 静脉注射;⑦二羟丙茶碱 0.75 g 静脉滴注,每日 1次;氨溴索 30 mg 静脉滴注,每日 2 次;⑧奥美拉唑钠 40 mg 静脉滴注,每日 1 次;⑨脑肽节苷脂10 mL 静脉滴注,每日 1 次;⑩吸入用乙酰半胱氨酸溶液 0.6 g,布地奈德 1 mg 雾化吸入,每日两次;⑪肠内营养乳剂 TP-HE 500 mL 鼻饲,每日 1 次;莫沙必利片 5 mg、双歧杆菌四联活菌片 1.5 g 鼻饲,每日 3 次。⑫入院第 5 天在全身麻醉下行"颌面部骨折切开复位内固定术+筋膜组织瓣成形术",术后给予抗感染、雾化祛痰、补液、营养支持等对症治疗。

2. 思维引导　患者因车祸致全身多处损伤、颌面部多处骨折,且病程较长,继发肺部感染,病情危重,应监测血压、心电、指脉氧等,及时掌握生命体征变化;患者疼痛明显,给予地佐辛镇痛;患者胃肠功能正常,应禁食、胃肠减压;给予肠内营养补充营养,同时予以奥美拉唑抑酸护胃、莫沙必利片促进胃动力、双歧杆菌调节胃肠道菌群;患者肋骨骨折、肺挫伤,并发肺部感染、胸腔积液,鼻导管吸氧改善氧合;同时予以二羟丙茶碱舒张气道,乙酰半胱氨酸、氨溴索溶解痰液,促进排痰;外院检查提示患者铜绿假单胞菌感染,结合药敏试验予以头孢哌酮钠舒巴坦钠+米诺环素抗感染治疗;患者颅脑损伤,给予脑肽节苷脂改善脑循环、营养脑神经;患者颌面部多发骨折,手术指征明确,病情稳定可耐受手术时及早行手术治疗,以利于功能恢复;患者内环境稳态失衡,注意补液、补充微量元素维持平衡。

(二)治疗效果

1. 症状　入院第 3 天,患者精神好转,疼痛明显减轻,咳嗽减轻,痰量减少。

2. 查体　神志清,精神可,伤口表面肿胀,可见淡黄色渗出。

3. 辅助检查

(1)血常规:WBC $10.85×10^9$/L,RBC $2.7×10^{12}$/L,Hb 71.1 g/L,PLT $181×10^9$/L。

(2)肾功能+肝功能+电解质:K^+ 3.64 mmol/L,Ca^{2+} 2.02 mmol/L,尿素氮 6.9 mmol/L,肌酐64.8 μmol/L,尿酸 184 μmol/L,谷丙转氨酶 89 U/L,谷草转氨酶 52 U/L,白蛋白 39.4 g/L,总胆红素26.00 μmol/L,未结合胆红素 20.50 μmol/L。

(3)余结果基本正常。

(三)病情变化

1. 入院第 3 天　复查患者血红蛋白 71.1 g/L。

(1)可能原因:失血性贫血?造血功能障碍?

(2)应对:①全面查体,明确有无活动性出血、慢性渗血;②申请 2 U 悬浮红细胞输血,输血后复查血常规。

2. 治疗9 d后　生命体征平稳,主动咳嗽、排痰能力可,大小便正常。

(1)查体:神志清,呼吸平稳,眼球活动自如,口唇无发绀,牙齿咬合关系恢复,双肺底偶闻及少许湿啰音。

(2)血常规:WBC 9.0×10^9/L,N% 70% ,L% 21% ,RBC 3.56×10^{12}/L,Hb 120 g/L,PLT 256×10^9/L。

3. 思维引导　患者既往无贫血,造血功能障碍可能性较小;患者因车祸致伤,现病史已 10 d,出现贫血,患者全身多处损伤,头面部损伤重,头面部血供丰富,损伤时出血较多,可造成失血性贫血;未见活动性出血,可能存在慢性出血或形成深部血肿。患者中度贫血,可输悬浮红细胞改善贫血症状,输血后应复查血常规评估疗效;待病情稳定后应尽早手术修复创伤、复位及固定骨折。

三、思考与讨论

该患者有明确外伤史,主要表现为头面部疼痛,咬合错乱,伤后有意识障碍、昏迷,CT 检查示颌面部多处骨折,以上均支持颌面部多发骨折的诊断。患者入院后血红蛋白降低,由于头面部血供丰富,损伤时出血较多,而此患者头面部损伤重,可能存在失血性贫血,发生贫血时可根据贫血程度选择血制品输血治疗。

颌面部骨折的治疗:在治疗上首先要处理危及生命的合并伤,待生命体征平稳后,及时进行口腔颌面的治疗,避免延误最佳治疗时机而造成骨和软组织的畸形愈合。颌面部骨折的治疗方法有很多种,主要根据患者骨折类型、移位程度及一般情况而定。闭合性、简单的线状骨折,骨折轻且稳定的采用保守治疗;对于相对较轻的移位,可以采取闭合复位联合颌间牵引术,对于移位明显或损伤严重的骨折,现广泛采取手术切开复位内固定。

四、练习题

1. 清创缝合术的适应证与禁忌证有哪些?
2. 简述颌骨骨折的分型。

五、推荐阅读

[1]沈洪,刘中民.急诊与灾难医学[J].3 版.北京:人民卫生出版社,2018.
[2]FONSECA R J,WALKER R V,BARBER H D,等.口腔颌面创伤[M].安金刚,译.4 版.北京:人民卫生出版社.2017.
[3]AKHILESH K S,NARESH K S. Maxillofacial Trauma[M].Singapore:Springer Singapore,2021.

案例 38　四肢开放性创伤

一、病历资料

(一)急诊接诊

1. 主诉　高处坠落后左小腿疼痛伴活动障碍 2 h。

2. 问诊重点　受伤时间、致伤因素、受伤机制、意识情况及现场救治情况;最后一次进食时间及食物种类。

3.问诊内容

(1)致伤因素:受伤时间及原因,利于明确诊断及判断伤情;根据致伤因素等情况分析受伤机制,如坠落伤应着重询问身体着地部位,同时应想到多发伤的可能性。

(2)主要症状:首先根据意识状态判断患者是否存在颅脑损伤、休克等危及生命的情况。患者生命体征稳定的情况下,再仔细了解患者的症状。创伤的常见表现为疼痛和出血,应着重询问患者疼痛的部位,是否向其他部位放射,疼痛处是否有创口、出血,了解疼痛的特点和出血量。另外,明确四肢及躯干有无麻木,判断有无神经系统的损伤。

(3)伴随症状:有无头晕、心慌,提示失血性休克;有无意识障碍,有意识障碍考虑伤及颅内。

(4)诊治经过:做过何种检查、在外院做过什么处理,病情有无变化及处理过程。最后一次进食时间及食物种类。

(5)既往史:了解患者是否有高血压、糖尿病、心脑血管疾病、肝炎、结核病史,手术、外伤、输血史,以利于手术时机的选择、手术及输血准备;另外,应明确有无服用对手术有影响的药物。

(6)过敏史:有无与手术和用药安全有关的过敏史。

问诊结果

患者,男性,35岁。以"高处坠落后左小腿疼痛伴活动障碍2 h"为主诉就诊。2 h前从3 m高房顶不慎坠落,左下肢着地,后发现左小腿畸形、肿胀伴疼痛,出血。无意识障碍、无恶心呕吐、无心慌胸闷;无四肢麻木。遂拨打120,救护车送至医院,于现场给予包扎及夹板固定。患者被平车推入急诊室,意识清醒,表情痛苦。既往无高血压、糖尿病、心脑血管疾病、肝炎、结核病史,无手术、外伤、输血史,无服用特殊药物史;无药物、食物过敏史。

4.**思维导引** 该患者是因坠落导致的左小腿外伤。胫骨前近1/3面积直接位于皮下,缺少肌肉覆盖。在高能量损伤后,皮肤极易被骨折断端穿破,出现开放性骨折。由于患者从高空坠落,应先遵循"ABCDE"原则对患者进行初步创伤评估,确认患者生命体征稳定的情况下,行相关检查和局部伤情的处理。在询问和检查患者骨折情况的同时,还应特别留意患者是否伴有其他脏器系统的损伤。同时询问进食时间、药物服用及过敏情况,为急诊手术做准备。

(二)体格检查

1.重点检查内容及目的

(1)明确局部是否有皮肤破溃、出血、肢体肿胀情况。确定是闭合性骨折还是开放性骨折;明确肿胀程度,明确有无骨筋膜室综合征。

(2)评估骨折周围软组织情况。视软组织损伤情况,选择合适的手术方案。

(3)足背动脉搏动情况,皮肤温度,足部感觉及运动情况。评估患肢的血运情况,确定是否存在血管损伤;另外评估运动及感觉,确定是否合并神经系统损伤。

(4)判断患者的意识状态及生命体征,明确有无颅脑损伤、休克等情况。

体格检查结果

T 36.4℃，R 22 次/min，P 100 次/min，BP 100/72 mmHg

查体：神志清、表情痛苦。患者左小腿绷带包扎，拆开后可见患者左胫骨近折端向外刺穿皮肤，局部肿胀，局部创面污染，伴暗红色血液间断渗出；伤口长约 10 cm，挫伤严重，周围皮肤广泛脱套；左足背动脉可扪及，足部运动感觉未见明显异常。双侧瞳孔等大等圆，直径 3 mm，对光反射灵敏；余查体未见阳性体征（图7-6）。

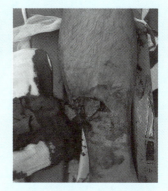

图 7-6　患者左小腿皮肤破溃，骨折端突出

2. 思维引导　患者小腿骨折畸形严重，且受伤暴力较大，易发生动脉及神经损伤。所以在评估骨折及软组织的同时，一定要注意评估肢体远端的血运、感觉及运动情况以排除血管和神经的损伤，必要时可以辅助影像学检查明确诊断。骨筋膜室综合征是指骨、骨间膜、肌间隔和深筋膜形成骨筋膜室，骨筋膜室内的肌肉和神经由于急性缺血、缺氧而导致的一系列症状和体征。明确有无骨筋膜室综合征非常重要，必要时要及时行切开减压手术。

（三）辅助检查

1. 主要内容及目的

（1）血常规：明确有无贫血、查看血小板水平。

（2）血型：为可能输血做准备。

（3）血凝试验：明确凝血功能，评估手术风险。

（4）葡萄糖：了解其血糖水平。

（5）肝肾功能及电解质：判断是否有肝、肾功能损害，是否耐受手术。

（6）血气分析：判断内环境稳态。

（7）心电图：明确是否有心肌缺血、心律失常等。

（8）头、颈、胸部及腹部 CT：患者坠落伤，应行 CT 判断有无其他部位的损伤。

（9）X 线片：左小腿及相邻关节部位（膝、踝关节）的 X 线片检查。

（10）彩超或 CTA 检查：必要时可辅助彩超或 CTA 检查明确有无血管损伤。

辅助检查结果

血常规、电解质、肝肾功能、血凝试验、血型和血气分析等实验室化验检查，结果基本正常。CT 检查显示：颈胸腹部未见明显异常；患者左胫腓骨中下段骨折，断端移位明显，肢体短缩（图7-7）。

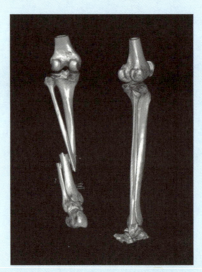

图7-7   CT检查：患者左胫腓骨骨折

2. 思维引导   血常规、电解质、肝肾功能、血凝试验、血型和血气分析，判断患者是否存在休克、电解质紊乱及凝血功能障碍等情况，必要时进行红细胞、血浆及冷沉淀的输注以纠正贫血及凝血功能障碍。X线检查是胫腓骨骨折首选影像学检查，常用正位和侧位摄片，同时应包括膝关节和踝关节。CT平扫作为X线的有效补充，结合三维重建技术可以逼真再现骨折断端周围的空间关系。

（四）初步诊断

分析上述病史、查体、辅助检查结果，支持以下诊断：①左侧胫腓骨开放性骨折；②左小腿皮肤脱套伤。

二、治疗经过 ⟫⟫⟫

（一）初步治疗

1. 治疗过程

（1）术前处理：给予患者吸氧、镇痛、止血等对症治疗，建立静脉通路，补液并尽早应用抗生素。清除患者左小腿事故现场的包扎和夹板，发现骨折断端处存在活动性出血，遂更换敷料对伤口进行加压包扎并再次进行夹板固定。随后联系手术室，进行急诊手术准备。

（2）手术处理：患者全身麻醉下行"左小腿清创术+胫腓骨骨折切开复位外固定术"。使用肥皂水刷洗皮肤，根据Gustilo-Anderson分型使用大量的0.9%氯化钠注射液冲洗伤口，可遵循"3 L、6 L、9 L"原则。在清创过程中要仔细清除所有可见异物并清除坏死组织。清创的具体范围取决于软组织损伤程度，可以通过检查肌肉出血、收缩反应、颜色和张力来确定其活力。Ⅰ型损伤需要清创范围较小，Ⅱ、Ⅲ型损伤则需延长伤口，暴露骨质，并打开室间隔进行仔细清创。骨折的固定可以减少无效腔，控制血肿，减少局部刺激，改善组织血供，为骨及软组织的愈合创造有利条件。外固定支架固定是一种临床常用的骨折固定方法，其具有操作简单、创伤小，以及对骨折局部干扰小的特点，同时可将复位、牵引、加压等治疗手段融为一体。本例患者采用外固定支架进行了骨折固定。骨折固定稳定性良好，未进行跨关节固定（图7-8）。

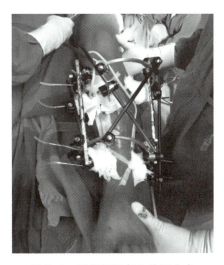

图 7-8 骨折切开复位外固定术

（3）术后处理：术后给予患者患肢抬高，抗炎、止痛、补液药物应用；术后 12 h 给予抗凝药物应用；术后 1 d 嘱患者进行患肢无负重状态下功能锻炼。术后 5 d 患者可无负重状态下，拄拐行走。

2. 思维导引　开放性骨折在生命体征允许的情况下，需要尽早手术。在等待手术的期间，止血、止痛、液体复苏和抗生素的尽早应用是基本要求。正确且及时的包扎固定是减少出血和避免二次损伤的有效手段。在加压包扎无法控制出血的情况下，止血带是有效的止血方式。而对于液体复苏，坚持损伤控制性复苏是基本策略。

手术中仔细且全面的清创，对于控制感染至关重要。足量的冲洗对于清创尤为重要。而骨折周围软组织的情况和创面污染程度决定了骨折固定的方式。对于创面污染轻且骨质有良好覆盖的骨折，内固定是可以考虑的，但要和家属进行充分的沟通。而对于感染可能较大，且局部创面污染重，软组织损伤严重的骨折，外固定是一种有效的解决方式。外固定可以作为临时固定，但固定时要避开手术操作的范围；也可以作为终极固定，但往往存在护理不便、固定针孔渗液感染，不同程度影响相邻关节活动等缺点。

如果骨折固定牢固，术后允许早期活动及负重，当然我们建议等待患肢肿胀高峰基本过去后再活动。另外，外固定是一种弹性固定，适当且早期的负重，可以促进骨折的愈合和预防血栓的形成。同时，及时抗凝是预防血栓的重要手段。

（二）治疗效果

患者术后伤口愈合良好，未发生感染及坏死。骨折对位对线满意，固定牢固。患者对外固定架耐受度良好。

三、思考与讨论

开放性骨折的骨折端经过软组织和皮肤破口与外界相通，由于伤口细菌的污染和局部软组织的损伤容易并发感染，感染常导致畸形愈合、不愈合，以及功能丧失。由于开放性骨折常由高能量损伤导致，故患者常伴有其他部位和器官的损伤，应将其作为一个整体来处理。其急诊室处理流程包括：患者病情的全面评估，包括骨折本身和同时存在的威胁生命的其他部位损伤；伤口感染的预防；伤口的清创与覆盖；骨折的固定。

对于活动性出血，应及时使用止血带或加压包扎法止血。为避免加重损伤和伤口污染风险，原则上不在急诊室对伤口进行探查；对存在骨折移位导致血管压迫，足背动脉搏动消失者，即使存在污染风险,也应及时复位;自患者到达急诊室开始,就应及时使用抗生素,同时预防破伤风的发生。

在满足"原始伤口污染轻;异物和坏死组织确保清除;伤口血供良好;伤口闭合时无明显张力;不存在死骨"的情况下可以进行一期闭合,否则需敞开伤口。对于敞开的伤口可用油纱覆盖或0.9%氯化钠注射液纱布覆盖,有条件的也可使用负压吸引装置覆盖伤口,为二期闭合创造条件。但应遵循尽早闭合伤口的原则。

外固定支架固定适应证:①开放性骨折;②伴有严重软组织损伤的闭合性骨折;③涉及关节面的不稳定骨折(软组织条件不好且石膏或牵引无法维持复位的患者);④合并感染或骨折不愈合;⑤不稳定骨盆骨折。对于 Gustilo-Anderson 分型 Ⅰ 型、Ⅱ 型及部分 Ⅲ 型的开放骨折,可根据创面的污染及损伤程度选择一期内固定(包括髓内钉、螺钉、克氏针及钢板等),大部分 Ⅲ 型的开放性骨折建议使用外固定或者有限内固定加外固定来固定骨折。而外固定可作为临时固定,二期再更换为内固定。部分也可以作为终极固定,直至骨折愈合。本例患者伤口周围广泛撕脱,且创面内污染严重,遂采用外固定架一期固定。

四、练习题

1. 简述 Gustilo-Anderson 分型的具体内容。
2. 创伤初次评估中的"ABCDE"具体内容是什么?

五、常用操作技术

(一)止血包扎术

根据不同的出血情况,采取有效的止血措施,达到迅速止血的目的,使失血量降至最低程度,避免严重后果的发生。出血按部位可分为外出血和内出血。常用的止血术包括:指压动脉止血法、直接压迫止血法、加压包扎止血法、填塞止血法,止血带止血法,其中加压包扎止血法最为常用。可以根据情况选择一种,或者几种结合起来达到更快速、更有效的止血的效果。本部分重点讨论加压包扎止血的相关内容。

【适应证】

1. 指压动脉止血法　试用于头部和四肢某些部位的大出血。
2. 直接压迫止血法　适用于较小伤口的出血。
3. 加压包扎止血法　适用于各种伤口,是一种比较可靠的非手术止血法。
4. 填塞止血法　适用于颈部和臀部较大而深的伤口。
5. 止血带止血法　只适用于四肢大出血,当其他止血法不能止血时才用此法。

【操作要点及注意事项】

1. 指压动脉止血法　用手指压迫伤口近心端动脉,将其压向深部的骨头,阻断血液流通。不需任何器械、简便、有效,但止血时间短暂,常需要与其他方法结合进行。

2. 加压包扎止血法　①找出并暴露伤口,必要时可以剪开或撕开衣服;②迅速检查损伤部位末梢的血运和神经功能;③消毒后用灭菌纱布(受伤现场也可直接覆盖伤口),灭菌医用无纺布(也可用清洁毛巾、布料、手帕等代替),覆盖伤口,再用手掌在上面直接压迫,或用绷带、三角巾或布带加压包扎;包扎范围应该比伤口稍大;接触伤口面的敷料必须保持无菌,以免增加伤口感染的机会;手腕部,以及粗细变化不大的肢体部位可以环形包扎;大腿、小腿、上臂、前臂等部位可以绷带螺旋形包扎或者螺旋反折包扎;手脚及关节处可以"8"字绷带包扎。

3. 止血带止血法　上肢要放在上臂的上 1/3 处;下肢放在大腿的中上 1/3 处;使用止血带的部位应该有衬垫;止血带的松紧应以出血停止、远端摸不到脉搏为合适;一般不超过 2 h,每小时要放松 1 次,时间 1 ~ 2 min;使用止血带者应有明显标识且写明时间,必须当面向交接人员说明扎止血带的时间和部位。

4.其他　遇到开放骨折的患者,切勿直接将暴露的骨质直接复位然后进行包扎。宜原位固定,止血包扎后至医院处理。

(二)清创缝合术

清创缝合术是外科最基本的创口处理手术,首先清除坏死或严重污染的组织,然后缝合创口,使之达到一期愈合。

【适应证】

1.伤后 6 ~ 8 h 以内的新鲜伤口。

2.污染较轻,不超过 12 h 的伤口。

3.头面部伤口,可以适当延长清创缝合的时间至 24 h。

【禁忌证】

污染严重或已化脓的伤口(清创后不宜一期缝合)。

【操作要点及注意事项】

1.签署相关知情同意书　准备相关器械:无菌清创包、肥皂水、0.9% 氯化钠注射液、碘伏或其他伤口清洗液、无菌注射器、2% 利多可因、绷带、宽胶布、止血带等。

2.清洗去污　①用无菌纱布覆盖伤口。②剪去毛发,除去伤口周围的污垢油腻,毛刷蘸肥皂水刷洗干净伤口周围正常皮肤。③0.9% 氯化钠注射液冲洗伤口,清除较为明显的异物、血凝块、组织碎片等。

3.消毒清创　由外向内依次消毒伤口周围皮肤和伤口,铺无菌巾,换手套,穿无菌手术衣;麻醉成功,然后处理伤口:首先清除血凝块和异物;清除失活,以及污染严重的组织;可扩大伤口,方便处理深部的组织;注意彻底止血;最后再次大量无菌 0.9% 氯化钠注射液反复冲洗。

4.缝合创口　更换手术单、器械和手套;按组织层次缝合创缘,以单纯间断缝合法最为常用;污染严重或者留有死腔的伤口,建议放置引流或者延期缝合;伤口覆盖无菌纱布或棉垫,用胶布或者绷带固定。

5.其他　在清创缝合术中,如果探查到有血管、神经、肌腱损伤,应该尽量保留并修复。

(三)骨折复位固定术

骨折固定可减轻伤员的疼痛,防止因骨折端移位而刺伤邻近组织、血管、神经,也是防止创伤休克的有效急救措施,并有利于下一步伤员的转运。此部分的骨折复位固定术是指骨折患者手术前进行的复位及临时固定。

【适应证】

1.四肢长骨、骨盆及脊柱闭合性骨折。

2.四肢长骨、骨盆及脊柱开放性骨折。

【目的】

避免骨折断端刺伤皮肤、血管和神经;固定肢体使伤员安静以减轻疼痛,便于运送,避免在搬运与运送中增加受伤者痛苦。

【操作要点及注意事项】

1.对于现场或者急诊室的骨折患者,除非骨折严重畸形、压迫皮肤、影响远端血运,不要急于进行复位。特别是开放性骨折,复位断端的暴露骨质,有可能加重创面污染或者不利于后续清创术的实施。大部分情况下,原位固定是最好的处理原则。

2.对于肢体严重畸形,影响固定的骨折患者,可沿伤肢的长轴方向适当牵引以矫正畸形。

固定材料不能与皮肤直接接触,要用棉花等柔软物品垫好,尤其骨突出部和夹板两端更要垫好。

3.固定四肢骨折时,将骨干的上、下两个关节固定住;同时应露出指(趾),随时观察血液循环,如有苍白青紫、发冷、麻木等情况,立即松开重新固定。

4.不同部位的骨折固定方法　具体如下。

(1)上臂骨折固定:将夹板放在骨折上臂的内外侧,用绷带固定;再固定肩肘关节,用一条三角巾折叠成燕尾式悬吊前臂于胸前,另一条三角巾围绕患肢于健侧腋下打结。

(2)前臂骨折固定:将夹板置于前臂四侧,然后固定腕、肘关节,用三角巾将前臂屈曲悬吊于胸前,用另一条三角巾将伤肢固定于胸廓。

(3)股骨骨折固定:用绷带或三角巾将双下肢绑在一起,在膝关节、踝关节及两腿之间的空隙处加棉垫。也可以用两块夹板放于大腿内、外侧。外侧由腋窝到足跟,内侧由腹股沟到足跟(只有一块夹板则放到外侧),将健肢靠向伤肢,使两下肢并列,两脚对齐。关节及空隙部位加垫,用三角巾或布带将骨折上下两端先固定,然后分别在腋下、腰部及膝、踝关节等处扎牢固定。

(4)小腿骨折固定:用长度由脚跟至大腿中部的两块夹板,分别置于小腿内外侧,再用三角巾或绷带固定。亦可用三角巾将患肢固定于健肢。

(5)脊柱骨折固定:将伤员仰卧于木板上,用绷带将颈、胸、腹、髂及脚踝部等固定于木板;需要翻身时,一定要轴线翻身;怀疑颈椎损伤或者骨折时,建议用颈托或者头颈胸支具固定颈椎。

(6)骨盆骨折的患者,可用骨盆带、床单等固定。有条件者,可使用骨盆外固定架(骨盆前环骨折)或者C型钳(骨盆后环骨折)进行固定。进行骨盆带或者床单固定时,注意捆绑双膝,纠正双下肢外旋并固定。

六、练习题

1.怎么在四肢创伤中使用止血带?
2.不同类型伤口清创缝合的处理原则?

七、推荐阅读

[1]唐佩福,王岩.骨折手术学[J].北京:人民军医出版社,2013.

[2]Thomas P R,Richard E B,Christopher G M.骨折治疗的AO原则[M].危杰,刘璠,吴新宝,等,译.上海:上海科学技术出版社,2010.

[3]P V GIANNOUDIS,C PAPAKOSTIDIS,C ROBERTS. A review of the management of open fractures of the tibia and femur[J]. The J Bone Joint Surg,2006,88(3):281-289.

第八章 中 毒

案例 39 有机磷中毒

一、病历资料

（一）急诊接诊

1. 主诉（代） 口服甲拌磷后意识障碍、呼吸困难6 d,加重1 d。

2. 问诊重点 昏迷、呼吸衰竭均为有机磷中毒常见急性临床症状,患者急性发病,问诊时应注意诱因、毒物摄入途径、摄入剂量、接触时间、初期发病症状、主要症状及伴随症状特点、脏器损伤过程、诊治经过、治疗效果等。

3. 问诊内容

（1）诱发因素:有无情绪异常、饮酒、精神异常等诱发因素。情绪的影响可能会导致毒物摄入量的差别;上一次进食到毒物摄入的时间、胃肠道内是否有食物,是否酒后摄入毒物都是影响急性有机磷中毒预后的因素。

（2）毒物接触史:询问毒物接触时间、接触途径、接触剂量和中毒环境,询问毒物剂型、浓度、接触持续时间,推测与症状或体征的关系。但在少数情况下无法全面真实地采集到毒物接触史,例如:蓄意中毒者常隐瞒或歪曲病史;十分隐匿的零散性故意投毒,被害人完全不知情;儿童误服误用后不能讲述病史,而家长又不清楚时;精神病患者发生中毒时;应询问其亲属、同事和目击者,了解病前精神状态、嗜好、经济情况和社会关系,了解发病现场和患者身边的物品,如残留药物、盛药器具、大小便等,对全面掌握病情具有十分重要的诊断意义。

（3）主要症状:有机磷农药在体内与胆碱酯酶形成磷酰化胆碱酯酶,胆碱酯酶活性受抑制,使酶不能起分解乙酰胆碱的作用,致组织中乙酰胆碱过量蓄积,使胆碱能神经过度兴奋,引起毒蕈碱样、烟碱样和中枢神经系统症状。

（4）伴随症状:典型的中毒症状包括呼出气体呈大蒜味、瞳孔缩小（针尖样瞳孔）、大汗、流涎、气道分泌物增多、肌纤维颤动及意识障碍等。如有腹胀腹泻,应考虑中毒导致的胃肠道损伤、电解质失调、肠道菌群紊乱等引发的胃肠功能异常,急性重度有机磷中毒可出现胃肠功能紊乱甚至衰竭,以难以纠正的腹胀为主要表现。

（5）诊治经过:有无催吐、洗胃,用什么溶液洗胃,效果如何;有无导泻、利尿等促进毒物排出措施;是否用药,用何种药、具体剂量,效果如何;治疗过程中是否采集样本,结果如何。

（6）既往史:急性有机磷中毒患者多见于青、中年人,以自服为主,具有初期可无明显症状、病情进展快、病死率高等特点。进入体内后可引起肺、肾、肝、心等多脏器损伤,重症患者多死于呼吸衰竭或多脏器功能障碍综合征（MODS）。既往存在严重的心、肝、肺、肾、血液系统等基础疾病患者预后差。

　　（7）家族史：无特殊影响。

问诊结果

　　患者女性,50 岁,农民,无高血压、心脏疾病病史,3 年前因"子宫肌瘤"行手术治疗,无从事有毒有害工种史,无放射性物质接触史,无吸烟,无嗜酒。6 d 前情情绪激动后口服"甲拌磷"约 450 mL,后出现呕吐,呕吐物为药液及胃内容物,家属紧急送往当地镇医院给予清水约 20 000 mL 洗胃(口服药物至洗胃时间间隔约 20 min),同时给予药物应用(具体药名、药量不详),洗胃期间患者意识逐渐模糊,洗胃结束后紧急送至当地医院重症监护室就诊,急查胆碱酯酶<100 U/L,患者呼吸困难及意识昏迷,在重症监护室给予紧急气管插管接呼吸机辅助呼吸,同时给予"盐酸戊乙奎醚注射液(长托宁)"16 mg,肌内注射;碘解磷定 12 g,静脉注射药物应用。4 d 前患者意识逐渐恢复,可行简单遵嘱动作。1 d 前患者再次出现意识障碍,烦躁不安,家属为求进一步治疗由当地急救车送入医院急诊科。

---

　　4. 思维引导　患者无明确目击下毒物接触史,但其朋友随即在现场追问并发现装有残留药物的农药瓶,标识、浓度和产地清楚,初步诊断为急性有机磷中毒,但对于中毒的患者,追问药物真实性很关键,不同的产品浓度很重要,需等待进一步的毒物检查结果;患者院外经洗胃、导泻、补液等治疗后,医院门诊查胆碱酯酶 100 U/L,远低于正常值,急性重度有机磷中毒诊断明确;患者口腔烧灼感,恶心、呕吐是有机磷临床常见的消化系统症状,呕吐物中未伴暗红色血性液,洗胃后呕吐物为稀薄白色黏液,可排除急性上消化道出血;入科时瞳孔缩小、胸闷、气短、呼吸困难,恶心、呕吐、腹痛、腹泻,气道分泌物明显增多,为有机磷中毒的毒蕈碱样(M)样症状,如腹痛持续不缓解,需要考虑中毒导致 Oddi 括约肌痉挛促发急性胰腺炎。

　　(二)体格检查

　　1. 重点检查内容及目的　有机磷引起毒蕈碱样症状(muscarinic signs)即"M"样症状,毒蕈碱样症状为中毒后最早出现的症状,主要是副交感神经末梢过度兴奋,表现为平滑肌痉挛和腺体分泌增加。烟碱样症状(nicotinic signs)即"N"样症状,主要由乙酰胆碱在横纹肌神经肌肉接头处蓄积过多所致,主要表现为肌纤维颤动(面、眼睑、舌、四肢和全身骨骼肌肌束震颤),甚至全身肌肉强直性痉挛,也可出现肌力减退或瘫痪,严重者因呼吸肌麻痹可引起呼吸衰竭。交感神经节后交感神经纤维末梢释放儿茶酚胺,可表现为血压增高和心律失常。

体格检查结果

　　T 37.1 ℃,R 23 次/min,P 103 次/min,BP 123/50 mmHg

　　气管插管接呼吸机辅助呼吸(呼吸机模式 V/C 模式;潮气量 450 mL;PEEP 3 cmH$_2$O;R 12 次/min;吸氧浓度 60%),患者呈昏迷状,呼出气体呈大蒜味,鼻腔可见淡黄色液体流出;口角可见抽搐,双侧瞳孔等大等圆,直径约 3 mm,对光反射迟钝;皮肤干燥,皮温正常;双肺未闻及明显湿啰音;心脏听诊未闻及明显异常杂音;神经系统查体:生理反射、病理反射均未引出。

---

　　2. 思维引导　经上述检查患者意识昏迷,为有机磷中毒引起的中枢神经系统症状,需行影像学检查排除脑出血、脑水肿、缺血缺氧性脑病等,意识好转后再次出现意识障碍,应考虑中间综合征、胆碱受体阻断剂过量等;呼出气体呈大蒜味,为有机磷中毒特有的临床表现;双肺未闻及明显湿啰

音,可能与当地治疗实现"阿托品化"有关。要动态观察是否达到"阿托品化"。阿托品化的五大表现:一大(瞳孔散大)二干(口干、皮肤干燥)三红(面部潮红)四快(心率增快)五消失(肺部啰音消失)。口角可见抽搐,要考虑患者表现的烟碱(N)样症状;患者气管插管接呼吸机辅助呼吸,为有机磷中毒并发呼吸衰竭,是因为胆碱能危象引起中枢抑制、呼吸肌麻痹、导致肺损伤而导致的,需继续给予呼吸支持,保持气道通畅。如有肺水肿,要继续静注阿托品,不能应用氨茶碱和吗啡。要警惕病情进展出现肺纤维化,甚至呼吸心跳骤停等情况危及生命的情况。

(三)辅助检查

1. 主要内容及目的

(1)胆碱酯酶:进一步明确有机磷中毒情况。

(2)动脉血气分析:明确是否有呼吸衰竭,判断病情的严重程度。

(3)胸部影像学:明确病变部位。

(4)肺功能:有利于诊断、评估病情的严重程度及预后。

(5)痰涂片、抗酸染色、痰细菌培养加药敏试验:以针对病原菌调整药物。

(6)痰脱落法细胞学检查:查找肿瘤细胞以排除肺部肿瘤。

(7)血清支原体抗体、军团菌抗体、病毒抗体系列等查找致病源。

(8)心电图:明确是否有心肌缺血、心律失常等。

(9)心脏彩超:心脏大小及心脏内部结构,评估心功能,排除其他心脏疾病。

(10)肝肾功能、电解质:是否有肝肾功能的损害、电解质紊乱。

辅助检查结果

(1)血常规:WBC $7.1×10^9$/L,RBC $2.98×10^{12}$/L,Hb 89.0 g/L,PLT $60×10^9$/L,N% 77.8%,HCT 0.27。

(2)生化常规:CRP 26.3 mg/L;PCT 9.430 ng/mL。

(3)动脉血气分析:pH 7.36,$PaCO_2$ 47 mmHg,PaO_2 69 mmHg,Na^+136 mmol/L,4.3 mmol/L,Ca^{2+} 1.17 mmol/L,Lac 0.8 mmol/L,血氧饱和度92.8%。

(4)电解质:K^+ 4.31 mmol/L,Na^+ 141 mmol/L,Cl^- 108.2 mmol/L,Ca^{2+} 2.10 mmol/L。

(5)肝肾功能:尿素氮 6.91 mmol/L,肌酐 56 μmol/L,尿酸 113 μmol/L,谷丙转氨酶 109 U/L,谷草转氨酶 210 U/L,谷氨酰转移酶 20.7 U/L,碱性磷酸酶 46.8 U/L,总蛋白 55.5 g/L,白蛋白 34.8 g/L,总胆红素 18.2 μmol/L,结合胆红素 7.2 μmol/L,非结合胆红素 11.0 μmol/L,胆碱酯酶 0.35 KU/L。

(6)凝血功能:D-二聚体 7.399 mg/L,纤维蛋白降解产物 58.8 mg/L,凝血酶原时间 9.70 s,国际标准化比值(INR)0.89。

(7)心脏彩超:右心房内径48 mm×35 mm,右心室内径23 mm,左心室内径45 mm,三尖瓣轻度反流,间接测量肺动脉压力为56 mmHg,EF 46%。

(8)CT:双肺斑片状改变,肺纹理粗,双下肺实变,可见局部支气管充气征。

---

2. 思维引导　患者为50岁女性,通过病史及查体,急性有机磷中毒明确,为"甲拌磷"中毒。当地给予洗胃、气管插管,长托宁、碘解磷定等药物治疗后,呼吸衰竭难以逆转,意识障碍再次出现,前来医院。血气分析示吸入氧浓度60%的情况下,氧分压69 mmHg,血氧饱和度92.8%,呼吸衰竭仍存在;降钙素原9.430 ng/mL,CT见双肺斑片状改变,双下肺实变,为肺部感染表现;胆碱酯酶为判

断有机磷中毒特异性指标,并能帮助判断中毒程度、疗效和预后,目前为 0.35 KU/L,远小于正常的 5 KU/L;谷丙转氨酶(ALT)、谷草转氨酶(AST)、胆红素、凝血功能等可作为肝功能损害的判断指标;

(四)初步诊断

分析上述病史、查体、化验室检查结果,支持以下诊断:①急性重度有机磷农药中毒;②呼吸衰竭;③肺部感染;④中毒性心肌病? ⑤阿托品中毒? ⑥低蛋白血症;⑦电解质代谢紊乱。

二、治疗经过

(一)初步治疗

1. 治疗过程

(1)阻止毒物吸收:早期洗胃是重要的措施,洗胃后全肠灌洗,使用口服吸附剂漂白土及膨润土、活性炭和泻剂,用法为 20% 漂白土悬液 300 mL,活性炭 60 g,20% 甘露醇 100 ~ 150 mL,硫酸镁 15 g,该患者早期已洗胃,且病程已 6 d,无须再洗胃,可仅给予导泻,持续 1 周。

(2)复能剂:碘解磷定缓慢静脉注射或静脉滴注:轻度中毒 0.4 g、中度中毒 0.8 ~ 1.2 g、重度中毒 1.0 ~ 1.6 g。使用原则早期、足量、足疗程。

(3)抗胆碱能药:阿托品使用原则为早期、适量、反复、个体化。直至"M"样症状明显好转或达到"阿托品化"。

(4)迟发性周围神经病变治疗:早期、及时应用 B 族维生素以及神经生长因子,中药调理,并配合针灸、理疗及肢体功能训练,可有助于神经功能恢复。

2. 思维引导   患者急性重度有机磷中毒合并 MODS,继续心电监护,在治疗有机磷中毒的基础上,保护重要脏器、维持水、电解质平衡等治疗,告知其家属患者病情危重。

(二)治疗效果

1. 症状   T 37.2 ℃,P 125 次/min,R 35 次/min,BP 123/75 mmHg。

2. 查体   咽部及口腔黏膜溃烂,呼吸急促,听诊双肺呼吸音粗,未闻及湿啰音。

3. 辅助检查   谷丙转氨酶 448 U/L;谷草转氨酶 261 U/L;谷氨酰转移酶 204.4 U/L;胆碱酯酶 0.56 KU/L;白细胞计数 29.9×10^9/L;肌酐 689 μmol/L。

(三)病情变化

入院第 1 天,患者出现意识不清、烦躁,间断抽搐,双侧瞳孔散大,对光反射迟钝,血氧饱和度波动于 90% 上下,心率 125 次/min,给予地西泮缓慢静推控制抽搐,调整呼吸机参数改善氧合。

1. 患者病情变化的可能原因及应对

(1)患者在当地住院期间有短暂意识清醒,什么原因导致再次意识障碍?

(2)患者入住我科后出现呼吸衰竭症状加重,是什么原因引起的?

辅助检查结果

(1)肝功能:谷丙转氨酶 372 U/L,谷草转氨酶 1 100 U/L,碱性磷酸酶 109 U/L,总蛋白 41.6 g/L,白蛋白 20.8 g/L,胆碱酯酶 0.50 KU/L,总胆红素 241.80 μmol/L,结合胆红素 189.60 μmol/L,非结合胆红素 52 μmol/L。

(2)生化常规:CRP 26.3 mg/L;PCT 11.32 ng/mL。

（3）动脉血气分析：pH 7.543，$PaCO_2$ 24.10 mmHg，PaO_2 74.8 mmHg，总血红蛋白91.00 g/L，Ca^{2+} 1.03 mmol/L，乳酸4.9 mmol/L，实际碳酸氢根20.70 mmol/L。

（4）头颅SCT平扫未见明显异常。两肺炎症，双肺实变。双侧胸腔积液。纵隔内及双侧腋下多发肿大淋巴结。心包下积液。肝实质密度减低，肝损伤？请结合临床。

（5）彩超：心包积液（少量），左心室后壁之后深约5 mm，右室前壁之前深约3 mm，心尖处深3 mm，侧壁旁深约7 mm。双侧胸腔积液，双侧胸腔内可探及不规则液性暗区，左侧深约35 mm，右侧深约30 mm。

（6）心电图：窦性心动过速，QRS波肢体导联低电压。

2. 思维引导 头颅SCT平扫未见明显异常，可排除脑出血、脑梗死等引起意识障碍的急性脑血管病；患者意识烦躁，间断抽搐，治疗期间曾出现意识转醒情况。中间综合征（IMS）又称为中间期肌无力综合征，在有机磷中毒后1~4 d，个别患者7 d后出现的以曲颈肌、四肢近端肌肉、第3~7和第9~12对脑神经所支配的部分肌肉，以及呼吸肌麻痹为特征性的临床表现，表现为腱反射减弱或消失，不伴感觉障碍，不符合目前表现。患者在当地治疗期间给予大剂量阿托品，后用长托宁维持治疗，当大量应用胆碱受体阻断剂可出现阿托品中毒，表现为瞳孔明显扩大、颜面绯红、皮肤干燥，原意识清楚的患者出现神志模糊、谵妄、幻觉、狂躁不安、抽搐或昏迷、体温升高、心动过速等，目前该患者表现应考虑阿托品中毒可能。

多数有机磷中毒并发生呼吸衰竭是胆碱能危象引起中枢抑制、呼吸肌麻痹、急性肺水肿或肺部感染导致的，该名患者在当地前期治疗实现了"阿托品化"，中枢抑制排除，呼吸肌麻痹往往出现在长期使用有创通气后期；听诊双肺呼吸急促，呼吸音粗，未闻及湿啰音，肺部CT也未见肺水肿情况，但显示双肺实变较前加重，胸腔积液增多，考虑为肺部感染加重导致呼吸衰竭，需给予纤维支气管镜治疗，并加强抗生素方案，尤其是多重耐药致病菌的可能。

治疗结局

给予镇静镇痛，维持浅镇静；间断纤维支气管镜治疗，根据肺泡灌洗液培养情况调整抗生素方案；给予毛果芸香碱拮抗阿托品中毒，持续CRRT治疗清除体内过量阿托品。经治疗后，患者肺部感染好转，双肺呼吸音清，呼吸机参数下调，并最终脱机拔除气管插管，意识好转，未再烦躁，逐渐转醒，治疗10 d后，转入普通病房。

三、思考与讨论

有机磷中毒常因呼吸衰竭、急性肺水肿、休克、心肌损害、意识障碍而死亡，昏迷、呼吸困难均为有机磷中毒常见急性临床症状，而呼吸衰竭是首要死亡原因，问诊时应注意诱因、毒物摄入途径、摄入剂量、接触时间、初期发病症状、主要症状及伴随症状特点、脏器损伤过程、诊治经过、治疗效果等。典型的中毒症状包括毒蕈碱样（M）样症状和烟碱样（N）样症状：呼出气大蒜味、瞳孔缩小（针尖样瞳孔）、大汗、流涎、气道分泌物增多、肌纤维颤动及意识障碍等，要格外注意中枢神经系统症状，早期可表现出头晕、头痛、疲乏、无力等症状，后出现烦躁不安、谵妄、运动失调、言语不清、惊厥、抽搐，严重者可出现昏迷、中枢性呼吸循环功能衰竭。

有机磷中毒应与中暑、急性胃肠炎或脑炎、脑血管意外、阿片类中毒等鉴别，尚需与氨基甲酸酯类杀虫剂、沙蚕毒素类、毒蕈中毒等鉴别。除此之外，在诊断过程中应注意合并症的鉴别诊断，如吸入性肺炎、外伤、合并其他毒物中毒等。

有机磷中毒应常规、尽早、彻底洗胃,肟类复能剂和抗胆碱能药物是目前主要特效解毒剂,解毒剂的应用遵循"早期、联合、足量、重复,以复能剂为主、抗胆碱能药为辅"的原则。

在治疗过程中要注意中间综合征、迟发性多神经病、反跳等并发症的出现,更要警惕急性有机磷农药中毒抢救中阿托品中毒的发生。盲目大量应用阿托品可出现阿托品中毒,表现为瞳孔明显扩大、颜面绯红、皮肤干燥、原意识清楚患者出现意识模糊、谵妄、幻觉、狂躁不安、抽搐或昏迷、体温升高、心动过速、尿潴留,严重时可直接呈现中枢抑制而出现中枢性呼吸、循环功能衰竭。

四、练习题

1. 哪些指标和急诊有机磷中毒的预后相关?
2. 急诊有机磷中毒治疗原则有哪些?
3. 如何避免有机磷中毒抢救中阿托品中毒?

五、推荐阅读

[1] 田若辰,黄昌保,张锡刚.有机磷中毒机制研究现状[J].中华劳动卫生职业病杂志,2013,31(9): 713-714.

[2] 张翠萍,王胜武,李丽.白细胞及中性粒细胞对急性有机磷患者预后的意义[J].中国医药,2012, 7(9):1173-1175.

[3] 葛均波,徐永健.内科学[M].8版.北京:人民卫生出版社,2013.

案例 40　一氧化碳中毒

一、病历资料

(一)急诊接诊

1. 主诉(代)　意识模糊 8 h。

2. 问诊重点　意识障碍为常见的临床症状,患者急性发病,问诊时应注意发生的场景、诱因、有无外伤,初期发病症状、主要症状及伴随症状特点、诊治经过、治疗效果等。

3. 问诊内容

(1)诱发因素:有无高血压、糖尿病、高血脂、心脏病等心脑血管病的高危因素;有无药物或酒精滥用;有无室内通风不良、冬季寒冷、煤炭燃烧不充分、液化气管道老化漏气等诱发因素。

(2)毒物接触史:无色、无臭、无味的毒性气体,易于忽略而致中毒。询问毒物接触时间、接触途径、中毒环境,询问同室人有无中毒、接触持续时间,推测与症状或体征的关系。

(3)主要症状:意识障碍根据程度分为嗜睡、意识模糊、昏睡、谵妄、昏迷等不同程度。意识模糊指意识水平轻度下降,较嗜睡为深的一种意识障碍,患者出现对时间、地点和人物的定向力障碍,多提示原发性大脑疾病、全身性疾病(中毒、药物成瘾或戒断、代谢性疾病的各类危象)。

(4)伴随症状:病情严重性和伴随症状与吸入 CO 的浓度和暴露时间密切相关。轻度中毒,表现为有不同程度头痛、头晕、恶心、呕吐、心悸和四肢无力等。原有冠心病的患者可出现心绞痛。中度中毒患者出现胸闷、气短、呼吸困难、幻觉、视物不清、判断力降低、运动失调、嗜睡、意识模糊或浅昏迷。重度中毒患者迅速出现昏迷、呼吸抑制、肺水肿、心律失常或心力衰竭。患者可呈去皮质综合征状态,由大脑皮质广泛病损所致,又称醒状昏迷。有肢体活动障碍、言语不利、面瘫等症状时,应考虑急性脑血管疾病,如脑出血、脑梗死;有无四肢抽搐、舌咬伤、癫痫等伴随症状等,应考虑脑水肿和颅内压增高可能;有咳嗽、咳痰、呼吸困难者,提示肺部疾患,如吸入性肺炎、肺栓塞、气胸等疾病。

（5）诊治经过:是否用药、用何种药、具体剂量、效果如何。

（6）既往史:应特别注意与神经系统疾病有关的病史,着重询问以下及既往史:①头部外伤、脑肿瘤、内脏肿瘤,以及手术史等;②感染病史如脑炎、结核病、寄生虫病、上呼吸道感染,以及腮腺炎等;③心脑血管病、高血压、糖尿病、风湿病、甲状腺功能亢进和血液病等;④颈椎病和腰椎管狭窄病史等;除了曾经明确诊断的疾病,还应注意询问曾经发生但未接受诊治的情况。

（7）个人史:有无疫区、疫情接触史、有无化学性物质,放射性物质接触史,有无家庭性遗传病史。

（8）家族史:无特殊影响。

问诊结果

　　患者为老年男性,退休教师,"冠心病"14 年,10 年前在某人民医院住院治疗,彩超检查提示二尖瓣、三尖瓣重度关闭不全,左心、右房大;5 年前诊断为"高血压",血压最高可达 160/90 mmHg,未规律口服药物治疗,血压控制尚可。无从事有毒有害工种史,无放射性物质接触史。8 h 前家属于其房间内发现患者呼之不应,意识模糊,平躺于地上,口周流出咖啡色胃内容液体(具体量不详),伴呼吸浅慢、无发热、四肢抽搐、大小便失禁,急呼 120 至医院,抢救室查血气分析:碳氧血红蛋白 12%,给予经口气管插管、洗胃、补液及对症治疗,插管期间气道内负压吸痰可见大量咖啡色胃内容物。

4. 思维引导　患者无明确的目击下毒物接触史,追问家属,老年独居,现场有煤气味道,并发现有未燃烧尽的煤球。初步诊断急性一氧化碳(CO)中毒,患者有急性发生的中枢神经损害的症状和体征,结合血液 COHb 测定的结果,并排除其他病因后,可作出急性 CO 中毒诊断。患者胃肠减压可见胃内容物为咖啡色,考虑应激性溃疡可能,需排除急性消化道出血;患者为独居老人,突发意识障碍,有降压药服用史,其他毒物如镇静安眠药、降压药物过量或中毒需排除,做毒物检测可明确;患者无糖尿病病史,糖尿病酮症酸中毒引起意识障碍可能性小,血气分析及尿酮体检测可排除;患者高龄,脑血管意外不能排除,待头颅 CT 及 MRI 检查结果回示可明确,需在查体时重点关注瞳孔反射、肢体活动及病理征变化;患者无吸烟饮酒、肝炎、发热、咳嗽、咳痰病史,肺性脑病及肝性脑病可能性小,可行肺部 CT 及血氨监测排除诊断。

(二)体格检查

1. 重点检查内容及目的　CO 中毒的典型表现为口唇、指甲、皮肤黏膜出现樱桃红色,多见于重度中毒患者。应对患者进行皮肤黏膜查体,有无面色潮红、多汗、皮肤黏膜樱桃红色等改变;重点对意识状态进行的检查,包括大脑觉醒状态和意识内容;精神状态和高级皮质功能检查,明确精神症状背后的神经疾病基础,并协助确定是局灶性脑损害还是弥漫性脑损害;脑神经检查对疾病进行定位诊断;运动系统检查,检测患者主动运动或者对抗阻力的能力,观察肌肉的运动幅度和运动持续时间,判断病变来自锥体外系或者锥体系症状;脑膜刺激征检查判断有无脑膜炎症、蛛网膜下腔出血等颅内病变。

体格检查结果

T 38.1 ℃,R 28 次/min,P 110 次/min,BP 175/90 mmHg

神志模糊,间断烦躁,全身皮肤黏膜无黄染,皮温高有细汗,双侧瞳孔等大等圆,对光反射迟钝,调节反射不配合。呼吸运动增强,双肺呼吸音清,无干、湿啰音,无胸膜摩擦音,心尖搏动正常,心率 110 次/min,律齐,心脉率一致,各瓣膜听诊区未闻及杂音,无心包摩擦音。神经系统:颈项无强直,腹壁反射未引出,肌张力增强,肢体肌力不配合,双侧巴宾斯基征弱阳性。

2. 思维引导　全身皮肤黏膜无黄染,皮温高有细汗,神志模糊,间断烦躁,肌张力增强,肢体肌力不配合,颈项无强直,双侧巴宾斯基征弱阳性,查体患者有皮肤黏膜的改变、意识障碍,结合 CO 的接触史,符合急性 CO 中毒的表现,应与脑血管意外、脑膜炎、糖尿病酮症酸中毒,以及其他中毒引起的昏迷相鉴别,实验室检查及影像学检查有助于明确诊断。

(三)辅助检查

1. 主要内容及目的

(1)血碳氧血红蛋白(COHb)测定:进一步明确中毒的程度。

(2)动脉血气分析:明确是否有呼吸衰竭,判断病情的严重程度。

(3)头部影像学:头部 CT 或磁共振检查能排除合并脑梗死、脑出血或脑水肿等。

(4)脑电图检查:脑电图常出现弥散低波幅慢波,协助诊断。

(5)监测血糖:明确是否存在糖尿病。

(6)尿酮体、渗透压:鉴别排除糖尿病酮症酸中毒和高渗性昏迷引起的意识障碍。

(7)血尿胃液等标本毒物检测:排除其他毒物引起的意识障碍。

(8)心电图、心肌酶谱:明确缺氧时心肌损伤程度。

(9)心脏彩超:心脏大小及心脏内部结构,测量评估心功能,排除心脏疾病。

(10)肝功能、肾功能、电解质:是否有肝肾功能的损害、电解质紊乱。

辅助检查结果

(1)COHb:12%。

(2)血气分析(面罩吸氧,8 L/min):pH 7.36,$PaCO_2$ 43 mmHg,PaO_2 55 mmHg,SpO_2 88%,Lac 1.9 mmol/L。

(3)头部影像学:头部 CT 示脑沟、脑回变浅,轻度脑水肿。左肺下叶胸膜下小结节,左肺底炎性渗出。

(4)血糖:葡萄糖 8.4 mmol/L。

(5)尿常规:酮体阴性。血浆渗透压 295.2 mmol/L。

(6)血尿等标本毒物检测:未检出。

(7)心电图、心肌酶谱:ST-T 改变,性质待定,建议做动态心电图或运动负荷试验;左心室高电压;肌酸激酶 2332 U/L,肌酸激酶同工酶 25.4 U/L,超敏肌钙蛋白 T 0.021 ng/mL,NT-proBNP 1748.00 pg/mL。

(8)肾功能:尿素氮 7.41 mmol/L;肌酐 32 μmol/L;尿酸 89 μmol/L。肝功能:谷丙转氨酶 21 U/L,谷草转氨酶 24 U/L,谷氨酰转移酶 20.7 U/L,碱性磷酸酶 16.8 U/L,总蛋白 67.4 g/L,白蛋白 34.2 g/L。电解质:Na^+ 136 mmol/L,K^+ 4.1 mmol/L,Ca^{2+} 1.34 mmol/L。

2.思维引导　患者为老年男性,退休教师,独居,8 h前家属于房间内发现呼之不应,意识模糊,现场有煤气味道,并发现有未燃烧尽的煤球,碳氧血红蛋白(HbCO)12%,皮温高有细汗的皮肤黏膜改变,急性CO中毒诊断明确,血尿胃液标本中未检测出其他毒物,血糖轻度增高,血渗透压正常,尿酮体阴性,排除高渗高血糖状态或糖尿病酮症酸中毒引起的意识障碍;头部CT示脑沟、脑回变浅,轻度脑水肿,未见脑出血、脑占位,排除出血性脑卒中,双侧巴宾斯基征弱阳性,颈项无强直,需行头颅磁共振鉴别脑梗死、脑炎等;血气分析示在面罩吸氧情况下氧分压<60 mmHg(55 mmHg),诊断呼吸衰竭,结合查体、胸部影像学检查提示:左肺肺炎;患者肝肾功能正常,可排除急性肝功能不全、急性肾功能不全;患者心电图ST-T改变,肌酸激酶、肌酸激酶同工酶、超敏肌钙蛋白都增高,既往有"冠心病"病史14年,需考虑中毒缺氧导致心肌细胞的水肿、坏死等心肌损伤可能,同时鉴别急性心肌梗死等情况,与急性心肌梗死、急性冠脉综合征相比,急性CO中毒时心肌酶谱、心肌钙蛋白、心电图改变均恢复较快,一般3~5 d后复查均明显好转,或恢复正常。

(四)初步诊断

分析上述病史、查体、辅助检查结果,支持以下诊断:①急性一氧化碳中毒;②Ⅰ型呼吸衰竭;③肺炎;④应激性溃疡;⑤心肌损伤。

二、治疗经过

(一)初步治疗

1.治疗过程
(1)经口气管插管接呼吸机辅助呼吸,维持指脉氧饱和度>94%。
(2)高压氧舱治疗,每日1次。
(3)20%甘露醇125 mL静脉滴注,每8 h 1次。
(4)哌拉西林钠他唑巴坦4.5 g,静脉滴注,每8 h 1次。
(5)注射用还原型谷胱甘1500 mg,静脉滴注,每日1次;维生素C 3 g,静脉滴注,每日1次。
(6)胞磷胆碱注射液1000 mg,静脉滴注,每日1次。
(7)盐酸钠美芬注射液100 mg,肌肉注射,每日1次。
(8)奥美拉唑注射液40 mg,静脉滴注,每日1次。

2.思维引导　氧疗是治疗CO中毒最佳方法,能加速血COHb解离和CO排出。神志清醒患者可以通过鼻导管、密闭重复呼吸面罩等无创方法持续吸入纯氧(氧流量10 L/min),该患者存在呼吸衰竭给予有创机械通气迅速纠正低氧血症;患者出现意识障碍、心血管症状,符合中、重度CO中毒,首选高压氧治疗,通常3个大气压下氧分压超过1600 mmHg时,能增加血物理溶解氧,提高氧含量,缩短昏迷时间和病程,预防CO中毒引发的迟发性脑病;中毒引起缺氧时,脑内酸性代谢产物蓄积,使血管通透性增加而产生脑细胞间质水肿,故该患者出现脑水肿,脑水肿在24~48 h达高峰,给予快速输注甘露醇脱水降颅内压,待2~3 d后脑水肿现象好转可减量;给予三磷酸腺苷、辅酶A、细胞色素C和大量维生素C、胞磷胆碱等能量合剂药物增加脑供氧;患者应激性溃疡,给予奥美拉唑抑酸护胃。

(二)治疗效果

1.生命体征　T 37.1 ℃,P 87次/min,R 17次/min,BP 145/75 mmHg。
2.查体　经3次高压氧治疗后,意识转醒,间断烦躁,经口气管插管接氧气吸入(6 L/min),指端生命体征血氧饱和度96%。全身皮肤干燥温暖,双肺呼吸音清,无干、湿啰音,无胸膜摩擦音,心尖搏动正常,心率87次/min,律齐,心脉率一致,各瓣膜听诊区未闻及杂音。神经系统:肌张力增强,肌力4级,双侧巴宾斯基征阴性,双侧霍夫曼征阴性,克尼格征阴性。

3. 辅助检查　血气分析：pH 7.51，PaCO$_2$ 46 mmHg，PaO$_2$ 104 mmHg，Lac 1.2 mmol/L，COHb 0.4%，血氧饱和度98%。血生化：肌酸激酶713 U/L，肌酸激酶同工酶7.3 U/L，超敏肌钙蛋白T 0.023 ng/mL，NT-proBNP 643.00 pg/mL。

（三）病情变化

患者高压氧治疗2个疗程(24 d)后，意识转醒，肌力恢复正常，言语逐渐清晰，计算力好转，仍有肌张力高的情况。治疗到26 d时，渐渐出现痴呆症状，失忆，失认，失语，计算能力差，注意力差，四肢肌力、肌张力明显增高，偶有小便失禁等。

1. 患者病情变化的可能原因及应对

(1)迟发性脑病? 脑梗死? 脑出血?

(2)急查动脉血气分析、头胸部CT、头颅磁共振。

辅助检查结果

(1)血气分析：pH 7.45，PaCO$_2$ 38 mmHg，PaO$_2$ 145 mmHg，血氧饱和度99%，Lac 0.9 mmol/L，Na$^+$ 138 mmol/L，K$^+$ 4.2 mmol/L，Ca^{2+} 1.32 mmol/L。

(2)头胸部CT(入院第26 d)诊断意见：①双侧基底节区、半卵圆中心脑梗死考虑。②脑白质脱髓鞘。③双侧胸膜局限性增厚。④左肺上叶钙化灶。⑤肝内钙化灶。

(3)MRI：①双侧基底节区、右侧岛叶腔隙性脑梗死。②脑室系统增宽，脑沟、脑池及脑裂增宽加深。③脑白质缺血灶。④双侧基底节区、脑室周围、皮层下白质斑片状缺血灶，一氧化碳中毒性脑病? 请结合临床。

---

2. 思维引导　一氧化碳中毒的患者，经过积极治疗症状明显好转后，突然出现类似于痴呆的临床症状，一定要警惕迟发性脑病的可能；迟发性脑病的症状较多，主要表现为记忆力障碍、语言功能障碍、精神行为异常、肌张力增高、意识障碍和大小便失禁等。患者头部CT可排除脑出血、大面积脑梗死、颅脑占位等；血气分析排除肺性脑病、电解质紊乱、酸碱失衡等；患者在急性中毒症状恢复后又出现严重的神经精神和意识障碍症状，磁共振结果符合一氧化碳中毒迟发性脑病的影像学特征，故该患者病情变化是迟发性脑病导致的。

治疗结局

针对患者出现的CO中毒迟发性脑病，请神经内科、康复科、中医科制定集束化治疗方案，包括高压氧治疗、脑保护治疗、糖皮质激素、中医中药治疗、重复经颅磁刺激及康复治疗等方面。经治疗后，患者神志清，精神可，计算力、记忆力好转，能简单流畅对话，仍有肌张力偏高、反应稍迟钝情况，出院后继续在门诊做康复训练。

三、思考与讨论

意识障碍为急诊常见临床表现，病因却千差万别，需结合年龄、性别、发病情况形式、既往史、生化及影像学检查综合判断，鉴别颅内病灶或代谢性脑病。老年患者，独居，有急性发生的中枢神经损害的症状和体征，事发现场有煤气味道，并发现有未燃烧尽的煤球，血液COHb远高于正常，以上均支持急性CO中毒的诊断；血尿、胃液标本中未检测出其他毒物，血糖轻度增高，血渗透压正常，尿酮体阴性，排除高血糖高渗状态或糖尿病酮症酸中毒引起的意识障碍；头部CT示脑水肿，未见脑出血、脑占位,排除出血性脑卒中;血气分析示在面罩吸氧情况下氧分压<60 mmHg(55 mmHg),呼吸衰竭成立;该患者存在呼吸衰竭给予有创机械通气迅速纠正低氧血症,给予高压氧治疗,增加血物理溶解氧,提高氧含量,缩短昏迷时间和病程,预防 CO 中毒引发的迟发性脑病;给予快速输注甘露醇脱水降颅内压,预防脑水肿;给予能量合剂药物增加脑供氧;经治疗后,意识转醒,肌力恢复正常,言语逐渐清晰,计算力好转,但治疗到 26 d 时,渐渐出现痴呆症状,失忆,失认,失语,计算能力差,注意力差,四肢肌力、肌张力明显增高,磁共振符合一氧化碳中毒迟发性脑病的影像学特征,故该患者病情变化是迟发性脑病导致的,针对患者出现的 CO 中毒迟发性脑病,请神经内科、康复科、中医科制定集束化治疗方案,包括高压氧治疗、脑保护治疗、糖皮质激素、中医中药治疗、重复经颅磁刺激及康复治疗等方面。经治疗后,患者神志清,精神可,计算力、记忆力好转,能简单流畅对话,仍有肌张力偏高、反应稍迟钝情况,出院后继续在门诊做康复训练。

四、练习题 ▶▶▶

1. 哪些指标和急诊一氧化碳中毒的预后相关?
2. 急诊一氧化碳中毒治疗原则有哪些?
3. 迟发性脑病的临床表现有哪些?

五、推荐阅读 ▶▶▶

[1]陈灏珠,林果为,王吉耀.实用内科学[M].14 版.北京:人民卫生出版社,2013.

[2]David M.Cline.急诊医学综合学习指南[M].5 版.崔书章,柴艳芬,寿松涛,译.天津:天津科学技术出版社,2003.

[3]任引津,张寿林,倪为民,等.实用急性中毒全书[M].北京:人民卫生出版社,2003.

[4]BERTOLOTE M,FLEISCHMANN A,EDDLESTON M,et al. Deaths from pesticide poisoning:a global response[J].B J Psychiatry,2006,189(3):201-203.

案例 41 鼠药中毒

一、病历资料 ▶▶▶

(一)急诊接诊

1. **主诉(代)** 突发昏厥、抽搐 4 h 余,意识丧失 3 h 余。
2. **问诊重点** 昏厥、抽搐、意识丧失是急诊科常见的临床症状,患者急性发病,被公交司机及外院院前医生送入,告知在携带的背包中找到装有残留药物的袋子(标识为"鼠药"),鼠药中毒的可能性大。问诊时要重点询问意识障碍发作的性质、持续时间及伴随症状,同时鉴别鼠药中毒的类型。患者昏厥、抽搐、意识丧失等意识障碍的突出表现,以中枢神经兴奋剂(即致惊厥的杀鼠剂)中毒可能性大。此类杀鼠剂有毒鼠强、氟乙酰胺、毒鼠碱和鼠立死,前两种多见,后两种较少。此类杀鼠剂口服后迅速吸收(有报道可通过口腔和咽部黏膜吸收),于 0.5~1.0 h 内发病,主要症状为头痛、头晕、乏力、恶心、呕吐、腹痛、不安,严重者出现神志模糊、抽搐、强直性惊厥及昏迷,以抽搐、惊厥症状最为突出。问诊时应注意诱因、毒物摄入途径、摄入剂量、接触时间、初期发病症状、主要症状及伴随症状特点、诊治经过、治疗效果等。

3. 问诊内容

（1）诱发因素：有无情绪激动、醉酒、精神异常等诱发因素；有无误服、蓄意投毒或自杀因素。

（2）毒物接触史：询问毒物接触时间、接触途径、接触剂量和中毒环境，询问毒物剂型、浓度、接触持续时间，推测与症状或体征的关系。

（3）主要症状：晕厥是指一过性广泛大脑灌注不足或缺氧而发生短暂性意识丧失状态；询问发作前情况，如体位、活动（静息、姿势改变、运动中、运动后、排便、咳嗽或吞咽）、诱因（环境、情绪、长时间站立、餐后、疼痛、颈部活动），有无前驱期症状；询问发作时摔倒的方式（跌倒、跪倒）、皮肤颜色、意识丧失持续时间、呼吸节律频率、伴随症状及其持续时间、有无咬舌等；询问发作结束时有无后遗症状；应询问晕厥时意识丧失的时间和深度，区分为晕厥样感觉、真性晕厥、惊厥样晕厥、癫痫大发作等四种。抽搐是全身或局部骨骼肌群非自主的抽动或强烈收缩，属于不随意运动，应询问抽搐与惊厥发生的年龄、病程、发作的诱因、有无先兆、与体力活动有无关系，是否为孕妇；应询问抽搐时是全身性还是局限性、呈持续强直还是间歇阵挛性；应询问患者意识丧失发生的诱因、发生的频率和持续时间。由于患者发作时大多数有意识障碍，难以描述发作情形，故应详尽询问患者的亲属或目击者。病史需包括起病年龄、发作的详细过程、病情发展过程、发作诱因、是否有先兆、发作频率和治疗经过。

（4）伴随症状：若有剧烈头痛，要鉴别蛛网膜下腔出血、颅脑外伤、颅内占位性病变等；若有出血点、瘀斑和紫癜、血尿、鼻出血、齿龈出血、皮下出血，重者咯血、吐血、便血及其他重要脏器出血，要考虑抗凝血类杀鼠剂中毒；若有心律失常和 ST 段改变，要考虑中毒性心肌炎；恶心、呕吐、腹痛明显，并有流涎、流泪、多汗、多痰、瞳孔缩小、视力模糊，重症者"口吐白沫"和肺水肿等毒蕈碱样症状，首先考虑有机磷类杀鼠剂中毒。同时伴有肌震颤、肌无力等烟碱样症状及痉挛、昏迷等中枢症状。

（5）诊治经过：催吐、洗胃否，用什么溶液洗胃，效果如何；有无导泻、利尿等促进毒物排出措施；用药否，用何种药、具体剂量，效果如何；治疗过程中是否采集样本，结果如何。

（6）既往史：有无猝死、先天性致心律失常性心脏病或晕厥家族史；心脏病史、神经病史、代谢性疾病史、用药史。食物药物过敏史。

（7）个人史：无特殊影响。

（8）家族史：无特殊影响。

问诊结果

患者为年轻女性，4 h 余前于乘坐公交车途中无明显诱因突发昏厥，伴全身强直性痉挛性抽搐，由公交车司机就近送至当地医院，入院时患者血压 56/33 mmHg，心率 35 次/min，大动脉波动微弱，意识丧失，呈癫痫持续状态，双侧瞳孔 4.5 mm，对光反射迟钝，立即给予心肺复苏术、气管插管、呼吸机应用，并给予肾上腺素应用，具体不详。5 min 后患者呼吸、心跳恢复，呈持续抽搐状态，随后继续给予安定控制抽搐，效果欠佳，并再次出现呼吸、心搏骤停 2 次，均复苏成功，其间安定静脉用药共约 180 mg，抽搐未见好转，与患者学校老师沟通后转诊至医院。既往体健，无高血压、心脏疾病史，无糖尿病、脑血管疾病病史，无肝炎、结核、疟疾病史，预防接种史随社会计划免疫接种。左腕部刀割伤，时间不详，长 5~6 cm，深不详，无渗血，上有敷料覆盖。无手术、输血史，无食物、药物过敏史。

4. 思维引导　患者无明确的目击下毒物接触史，以突发昏厥，伴全身强直性痉挛性抽搐为突出表现，但随后在携带的背包中找到装有残留药物的袋子（标识为"鼠药"），需等待进一步的毒物检查结果；抽搐的原因有很多，除详细病史、症状及体格检查外，血、小便、大便常规检查多属必要。其他实验室检查根据病情有选择性进行,如脑脊液、血糖、尿素氮、二氧化碳结合力等检验,以及 X 线、B 型超声、心电图、CT 等检查,以协助诊断的确立。

(二)体格检查

1. **重点检查内容及目的**　鼠药引起中枢神经系统兴奋损害可能性大,毒作用强,潜伏期短,病情进展快。有的抽搐症状难以控制。

体格检查结果

T 36.5 ℃,R 23 次/min,P 140 次/min,BP 146/75 mmHg

GCS 评分 E1V1TM2。经口气管插管,接呼吸机辅助呼吸 15 次/min,血压测不出,神志昏迷,持续抽搐,口吐白沫;双侧瞳孔散大,直径约 4.5 mm,对光反射迟钝。双肺呼吸音粗,未闻及干、湿啰音。腹部触诊未见痛苦表情。左腕部可见多条长条形切口,长 5～6 cm,深不详,无渗血,上有敷料覆盖。四肢无自主运动,不能听从指令。

---

2. **思维引导**　详细询问病史,对症、支持治疗。重点是控制抽搐,保护心脏,积极防治脑水肿,以及给予解痉剂、降颅内压、能量合剂,加强心电监护。

(三)辅助检查

1. **主要内容及目的**

(1)血常规、ESR、CRP:进一步证实感染性疾病。

(2)动脉血气分析:明确是否有呼吸衰竭,判断病情的严重程度。

(3)胸部影像学:明确病变部位。

(4)肺功能:有利于诊断、评估病情的严重程度及预后。

(5)痰涂片、抗酸染色、痰细菌培养加药敏:以针对敏感菌调整药物。

(6)痰脱落法细胞学检查:查肿瘤细胞以排除肺部肿瘤。

(7)血清支原体抗体、军团菌抗体、病毒抗体系列等查找致病源。

(8)心电图:明确是否有心肌缺血、心律失常等。

(9)心脏彩超:心脏大小及心脏内部结构,间接测量评估肺动脉压,排除其他心脏疾病。

(10)肝功能、肾功能、电解质:是否有肝肾功能的损害、内环境紊乱失衡。

辅助检查结果

(1)血常规:WBC 8.90×10^9/L,RBC 3.79×10^{12}/L。

(2)生化常规:CRP 73.92 mg/L,PCT 0.095 ng/mL。

(3)血气分析:pH 7.315,$PaCO_2$ 74.00 mmHg,PaO_2 62.50 mmHg,乳酸 0.4 mmol/L;标准碱剩余 11.5 mmol/L,实际碱剩余 9.0 mmol/L,实际碳酸氢根 37.7 mmol/L,标准碳酸氢根 32.5 mmol/L;阴离子间隙 6.5 mmol/L。

(4)电解质:K^+ 4.31 mmol/L,Na^+ 141 mmol/L,Cl^- 108.2 mmol/L,Ca^{2+} 2.10 mmol/L。

(5)谷丙转氨酶 22 U/L,谷草转氨酶 20 U/L,r-谷氨酰转移酶 33.00 U/L,碱性磷酸酶 58 U/L,总蛋白 64.90 g/L,白蛋白 32.0 g/L,球蛋白 32.9 g/L,总胆红素 13.30 μmol/L,非结合胆红素 10.00 μmol/L,结合胆红素 1.20 μmol/L,胆碱酯酶 5.48 KU/L。

(6)心脏超声:右心增大,三尖瓣大量反流,肺动脉压高限值,左室舒张功能下降。

2. 思维引导   患者急性重度鼠药中毒合并昏迷,继续心电监护,激素冲击,保护重要脏器、维持水电解质平衡等治疗,反复告知其家属及患者病情危重,签署病危通知书。

(四)初步诊断

分析上述病史、查体、辅助检查结果,支持以下诊断:①抽搐待查,急性重度药物中毒? 毒鼠强中毒? ②脑出血、硬膜外出血:脑外伤? ③癫痫;④严重酸中毒。

二、治疗经过 ▶▶▶

(一)初步治疗

1. 治疗过程

(1)止抽:安定静脉注射 10 mg;苯巴比妥肌内注射 1 mg;丙戊酸钠口服。

(2)洗胃:是重要的措施,以碱性液体洗胃,洗胃后全肠灌洗并口服吸附剂漂白土及膨润土,活性炭和导泻剂,用法为:20% 漂白土悬液 300 mL,活性炭 60 g,20% 甘露醇 100 ~ 150 mL,硫酸镁 15 g,每 2 ~ 3 h 1 次交替使用,持续 1 周。

(3)镇静药物。

(4)气管插管。

(5)保护心脏,积极防治脑水肿,以及给予止痉剂、降颅内压、能量合剂,加强心电监护。

(6)考虑血液灌流。血液灌流,血液透析治疗则可清除血中毒物、炎症介质及氧自由基,减少 MODS 的发生。血液中毒鼠强浓度较治疗前有明显降低;毒鼠强中毒患者经一次血液灌流治疗后,体内毒物浓度可降低 30% ~50% ;而一次血浆置换治疗后,血中毒物浓度只下降 10% ~30% 。

2. 思维引导   患者急性重度鼠药中毒合并昏迷,继续心电监护,激素冲击,保护重要脏器、维持水电解质平衡等治疗,反复告知其家属及朋友患者病情危重。

(二)治疗效果

后患者逐渐停止抽搐,血压上升至 100/50 mmHg,血氧饱和度稳定在 90% ~100% 。

(三)病情变化

入院第 3 天,再次抽搐、意识不清,后出现心搏骤停反复行 CPR,应用抗癫痫药物后未再发作。目前查体:昏迷,双侧压眶无反应,双侧瞳孔等大等圆,光反应迟钝,双眼右侧凝视。四肢肌力查体不合作,无自发运动。四肢肌张力降低,双上肢腱反射存在,双侧病理征阳性,针刺无反应。脑膜刺激征阴性。

1. 患者病情变化的可能原因及应对

(1)原因:颅内感染? 中毒性脑病?

(2)应对:急查动脉血气分析、血常规、头颅 CT、电解质。

辅助检查结果

(1)血常规:WBC $7.1×10^9$/L,RBC $2.98×10^{12}$/L,Hb 89.0 g/L,PLT $60×10^9$/L,N% 77.8% ; HCT 0.27。

(2)生化常规:CRP 26.3 mg/L,PCT 9.430 ng/mL。

(3)血气分析:pH 7.36,$PaCO_2$ 47 mmHg,PaO_2 69 mmHg,Na^+ 136 mmol/L,K^+ 4.3 mmol/L, Ca^{2+} 1.17 mmol/L,Lac 0.8 mmol/L,血氧饱和度92.8% 。

(4)CT:左侧额叶、右侧顶枕叶脑出血,右侧枕叶硬膜外血肿。

2.思维引导　中枢神经兴奋剂(即致惊厥的杀鼠剂)可抑制细胞磷酸二酯酶,促进蛋白磷酸化,介导一系列生化及生理反应。主要作用是对大脑皮层选择性兴奋作用。大量误服可引起过度兴奋、肌肉抽搐、阵发性惊厥,进而引起呼吸中枢麻痹。

治疗结局

患者意识恢复,头痛缓解,未再抽搐。

查体:神志清,精神可,查体无明显阳性体征。

复查尿常规:蛋白(+)。肾功能:尿素氮5.1 mmol/L,肌酐92 μmol/L,尿酸426 μmol/L,肾小球滤过率80 mL/min。

三、思考与讨论

中枢神经系统兴奋类杀鼠剂,毒力强,潜伏期短,病情进展快。有的抽搐症状难以控制。其作用机制均不十分清楚,但临床上均以中枢神经系统兴奋、抽搐、痉挛为其特征,伴有脏器损害。抢救以清除毒物,控制抽搐和保护脏器功能为主。有鼠药服毒史,或呼吸道吸入史。发病快,临床以抽搐为主,反复发作,并可伴有精神症状及心、肝等脏器损害。呕吐物、血液的毒鼠强测定可明确诊断。

四、练习题

1.急诊鼠药中毒都有哪些临床表现?
2.急诊鼠药中毒治疗原则有哪些?
3.鼠药中毒常用急救的方法有哪些?

五、推荐阅读

[1]管玉洁,李彦格,杨莉,等.儿童抗凝血灭鼠药中毒临床特点及维生素K_1治疗分析[J].中华卫生杀虫药械,2020,26(3):210−213.

[2]杨永志,彭睿.长效抗凝血灭鼠剂中毒研究进展[J].解放军预防医学杂志,2018,36(8):1088−1091.

[3]乔莉,张劲松.我国急性中毒临床救治的现状与思考[J].中华急诊医学杂志,2015,24(11):1193−1196.

[4]杨玲,李红芳,白宇琛,等.常见鼠药中毒及检测技术研究进展[J].分析测试学报,2021,40(4):495−502.

案例 42　百草枯中毒

一、病历资料

(一)急诊接诊

1.主诉　口服百草枯约100 mL 18 h,恶心、呕吐15 h,胸闷3 h。

2. 问诊重点   恶心、呕吐均为中毒常见急性临床症状,患者急性发病,问诊时应注意诱因、毒物摄入途径、摄入剂量、接触时间、初期发病症状、主要症状及伴随症状特点、诊治经过、治疗效果等。

3. 问诊内容

(1)诱发因素:有无情绪异常、醉酒、精神异常等诱发因素。情绪的影响可能会导致毒物摄入量的差别;上一次进食到毒物摄入的时间、胃肠道内是否有食物,是否酒后摄入毒物都是影响急性百草枯中毒预后的因素。

(2)毒物接触史:询问毒物接触时间、接触途径、接触剂量和中毒环境,询问毒物剂型、浓度、接触持续时间,推测与症状或体征的关系。但少数情况下无法全面真实地采集到毒物接触史,例如:蓄意中毒者常隐瞒或歪曲病史;十分隐匿的零散性故意投毒,被害人完全不知情;儿童误服误用后不能讲述病史,而家长又不清楚时;精神病患者发生中毒时;应询问其亲属、同事和目击者,了解发病前精神状态、嗜好、经济情况和社会关系,了解发病现场和患者身边的物品,如残留药物、盛药器具、排泄物等,对全面掌握病情具有十分重要的诊断意义。

(3)主要症状:百草枯是一种除草剂,对黏膜有较强腐蚀作用,经口中毒患者口腔、食管、胃肠道黏膜糜烂溃疡,常有口腔烧灼感。恶心、呕吐是临床常见的消化系统症状,恶心为上腹部不适、紧迫欲吐的感觉并常伴有迷走神经兴奋的症状,如皮肤苍白、出汗、血压下降等,常为呕吐的前奏。呕吐是胃或部分小肠的内容物,经食管、口腔排出体外的现象。应询问恶心、呕吐的时间,呕吐与毒物接触的关系,是接触后即刻,还是有时间延迟;呕吐物的特征,呕吐物的量、性质。患者急性起病,口服药物 3 h 后出现恶心、呕吐,呕吐物中是否有百草枯毒物成分、颜色如何,如墨绿色要鉴别是百草枯还是胆汁,如有鲜红或暗红色血性液应考虑食管、胃黏膜损伤导致的急性上消化道出血。

(4)伴随症状:有无腹胀腹泻,若有应考虑中毒导致的胃肠道损伤、电解质失调、肠道菌群紊乱等引发的胃肠功能异常,急性重度百草枯中毒可出现胃肠功能紊乱,甚至衰竭,以难以纠正的腹胀为主要表现;有无肾区叩击痛、血尿、蛋白尿、少尿情况,若有应考虑中毒导致的肾损害,严重者可发生急性肾衰竭;有无刺激性咳嗽、胸闷、憋气,若有应考虑中毒导致的肺损伤,肺水肿甚至肺黏膜出血;大量口服者,24 h 内可出现肺水肿,肺出血,常在 1~3 d 内继发 ARDS 而死亡;有无头晕、头痛、四肢麻木、肌肉痉挛、烦躁、幻觉等,若有常提示中枢神经系统受损。

(5)诊治经过:催吐、洗胃否,用什么溶液洗胃,效果如何;有无导泻、利尿等促进毒物排出措施;用药否,用何种药、具体剂量,效果如何;治疗过程中是否采集样本,结果如何。

(6)既往史:急性百草枯中毒患者多见于青、中年人,以自服为主,具有初期可无明显症状、病情进展快、病死率高等特点。进入体内后可引起肺、肾、肝、心等多脏器损伤,重症患者多死于呼吸衰竭或多脏器功能衰竭。既往存在严重的心、肝、肺、肾、血液系统等基础疾病患者预后差。

(7)个人史:有研究提出饮酒后服毒的患者病死率降低。

(8)家族史:无特殊影响。

问诊结果

　　患者为年轻女性,小商品经销商,无高血压、心脏疾病病史,无肝病、慢性肾脏疾病、糖尿病、脑血管疾病病史;无从事有毒有害工种史,无放射性物质接触史,无吸烟,无嗜酒。患者18 h前情绪激动后口服百草枯约100 mL,3 min 后被朋友发现给予混悬土溶液口服,遂呕出胃内容物,墨绿色,量200~300 mL,伴少量食物残渣,未伴暗红色血性液,后急至当地医院就诊,给予反复多次洗胃,输注葡萄糖500 mL。15 h 前出现恶心、呕吐伴口腔烧灼感,呕吐为稀薄白色黏液,量少,3 h 前胸闷,无胸痛、腹痛等不适,为求进一步诊治今来医院急诊门诊,测体温正常,急诊查尿百草枯浓度 648 μg/mL。

4.思维引导 患者有明确毒物接触史,朋友在现场追问并发现装有残留药物的农药瓶,标识、浓度和产地清楚,初步诊断急性农药中毒明确,但对于农药中毒的患者,追问药物真实性和成分很关键,不同的产品浓度和成分很重要,是否混有敌草快等其他农药成分需等待进一步的毒物检查结果。患者服药 18 h 后,经洗胃、补液等治疗后,医院门诊查尿百草枯浓度 648 μg/mL,远高于正常值,急性重度百草枯中毒诊断明确;患者口腔烧灼感、恶心、呕吐是百草枯临床常见的消化系统症状,呕吐中未伴暗红色血性液,洗胃后呕吐为稀薄白色黏液,可排除急性上消化道出血;百草枯中毒导致肺损伤,受损细胞主要是肺毛细血管以及肺泡 I、II 型上皮细胞,出现肺水肿甚至肺黏膜出血,胸闷情况可能与此有关,但是否合并吸入性肺炎,查体时重点行胸部查体,查明胸廓是否正常,呼吸音强弱,是否闻及湿啰音、干啰音、管样呼吸音等,心脏大小、心脏杂音等,另外 CT 可证实。

(二)体格检查

1.重点检查内容及目的 百草枯引起呼吸系统损害可能性大,应注意肺部体征。肺部是否有啰音,是湿啰音还是干啰音,若闻及局限性湿啰音,则要鉴别吸入性肺炎、支气管扩张症、肺纤维化,若双肺闻及大量湿啰音,急性肺水肿的可能性大;在正常肺泡呼吸音的部位听到支气管肺泡呼吸音,要考虑肺实变、胸腔积液。

体格检查结果

T 36.1 ℃,R 28 次/min,P 73 次/min,BP 110/70 mmHg

全身皮肤黏膜无黄染,全身浅表淋巴结无肿大,双侧瞳孔等大等圆,直径 3 mm,对光反射灵敏,舌面及口腔黏膜充血,扁桃体无肿大,声音正常。颈软、无抵抗。胸廓对称,呼吸运动浅快,双肺呼吸音粗,无干、湿啰音,心率 73 次/min,律齐,心脉率一致,各瓣膜听诊区未闻及杂音,无心包摩擦音,腹平坦,无腹壁静脉曲张,无胃肠型,无蠕动波,腹式呼吸存在,脐正常、无分泌物,腹壁无压痛、反跳痛,腹部柔软、无包块,肝脾肋缘下未触及,Murphy 氏征阴性,肠鸣音正常、5 次/min,无过水声,四肢活动自如,肌肉无萎缩。肌张力正常,肌力 5 级。

2.思维引导 经上述检查患者有口腔黏膜损伤体征;呼吸运动浅快,双肺呼吸音粗,常为急性呼吸窘迫的早期表现,引起 ARDS 的原因或危险因素很多,可以分为肺内因素(直接因素)和肺外因素(间接因素),如误吸引起的化学性肺炎和肺部感染、肺水肿、血胸和气胸、肺栓塞、肺挫伤、非心源性休克等,进一步行实验室检查及影像学检查,明确诊断。

(三)辅助检查

1.主要内容及目的
(1)动脉血气分析:明确是否有呼吸衰竭,判断病情的严重程度。
(2)胸部影像学:明确肺部病变的情况、性质、部位。
(3)肺功能检查:有利于诊断、评估病情的严重程度及预后。
(4)血尿胃液等标本毒物检测:进一步证实毒物种类、中毒严重程度。
(5)血常规、ESR、CRP 明确有无合并感染性疾病。
(6)纤维支气管镜检查:明确肺叶、段及支气管病变的情况,进行细菌学、细胞学检查。
(7)心脏彩超:心脏大小及心脏内部结构,排除其他心脏疾病。

(8)肝肾功能、电解质、尿常规:是否有肝肾功能的损害、电解质紊乱。

(9)血小板、凝血功能:明确毒物对凝血系统的影响,评估连续肾脏替代疗法(CRRT)的风险。

(10)心电图:明确是否有心肌缺血、心律失常等。

辅助检查结果

(1)血气分析(未吸氧):pH 7.36,$PaCO_2$ 43 mmHg,PaO_2 52 mmHg,Na^+ 136 mmol/L,K^+ 4.3 mmol/L,Ca^{2+} 1.17 mmol/L,Lac 0.8 mmol/L,血氧饱和度90.8%。

(2)胸部影像学:双肺纹理增粗,双下肺炎症。

(3)肺功能检查:中度弥散功能障碍。

(4)血尿胃液等标本毒物检测:百草枯阳性。

(5)血常规、CRP、PCT:WBC $7.1×10^9$/L,RBC $2.98×10^{12}$/L,Hb 89.0 g/L,CRP 26.3 mg/L,PCT 9.430 ng/mL。

(6)心脏彩超:右心房内径48 mm×35 mm,右心室内径23 mm,左心室内径45 mm,三尖瓣轻度反流,间接测量肺动脉压力为16 mmHg,EF 56%。

(7)肝肾功能、尿常规:谷丙转氨酶109 U/L,谷草转氨酶210 U/L,谷氨酰转移酶20.7 U/L,总蛋白55.5 g/L,白蛋白34.8 g/L,总胆红素18.2 μmol/L,结合胆红素7.2 μmol/L,非结合胆红素11.0 μmol/L,胆碱酯酶5.65 KU/L,尿素氮6.91 mmol/L,肌酐56 μmol/L,尿酸113 μmol/L。

(8)血小板、凝血功能:血小板总数$160×10^9$/L,D-二聚体7.399 mg/L,纤维蛋白降解产物58.8 mg/L,凝血酶原时间9.70 s,国际标准化比值(INR)0.89。

(9)心电图:窦性心动过速。

2.思维引导　患者青年女性,急性百草枯中毒诊断明确,血尿胃液标本中未检测出其他毒物;血气分析示不吸氧的情况下氧分压<60 mmHg(52 mmHg),Ⅰ型呼吸衰竭成立,结合查体、感染指标、胸部影像学检查提示:双肺肺炎,不排除急性呼吸窘迫综合征的可能;CT未见胸腔积液、肺实变,未见肺外侧带状无肺纹理的极低密度影,排除气胸;肝功能指标增高,提示急性肝功能不全,肾功能包括血肌酐正常,可排除急性肾功能不全。

(四)初步诊断

分析上述病史、查体、辅助检查结果,支持以下诊断:①急性百草枯中毒;②Ⅰ型呼吸衰竭;③肺炎;④急性呼吸窘迫综合征?⑤低氧血症;⑥急性肝功能不全。

二、治疗经过

(一)初步治疗

1.治疗过程

(1)清水洗胃,直至洗胃液无色无味。

(2)舒泰清(聚乙二醇电解质散剂),250 mL温开水,每2 h口服1次;大黄10 g灌肠每日2次。

(3)0.9%氯化钠注射液500 mL,静脉滴注。

(4)2个灌流器行血流灌注(HP),每日1次,灌流结束后连续性静脉1静脉血液滤过(CVVH)

24 h。

(5)甲泼尼龙 1000 mg,静脉滴注,每日 1 次。

(6)环磷酰胺 600 mg,静脉滴注,每日 1 次。

(7)哌拉西林钠他唑巴坦钠 4.5 g,静脉滴注,每日 3 次。

(8)注射用还原型谷胱甘肽 1500 mg,静脉滴注,每日 1 次;维生素 C 3 g,静脉滴注,每日 1 次。

(9)复方甘草酸苷注射液 20 mL,静脉滴注,每日 1 次。

2. 思维引导　急性重度百草枯中毒一旦诊断明确,阻断毒物吸收和促进毒物排出至关重要。阻断毒物吸收主要措施包括催吐、洗胃与吸附、导泻等。在院前可刺激咽喉部催吐,院内则应争分夺秒洗胃。洗胃液首选清水,也可以用肥皂水或 1% ~2% 碳酸氢钠溶液。洗胃尽可能彻底,直到无色无味。洗胃完毕立即注入吸附剂 15% 漂白土溶液(成人总量 1000 mL,儿童 15 mL/kg)或活性炭(成人 50 ~100 g,儿童 2 g/kg)。导泻可使用 20% 甘露醇、硫酸钠或硫酸镁等,也可试用中药(大黄、芒硝、甘草),促进肠道毒物的排出,减少吸收。促进毒物排出主要措施包括补液利尿、血液净化,适当补液,联合静脉注射利尿剂维持适当的循环血量与尿量,促进百草枯排泄,需关注患者的心肺功能及尿量情况。血液灌流(HP)和血液透析(HD)是目前清除毒物的常用方法,HP 清除百草枯的作用已基本达成共识,因此尽快行 HP,2 ~4 h 内开展者效果较好,患者肌酐正常,肾功能未受损,但百草枯中毒后可产生大量炎性因子和炎性介质,百草枯属水溶性、小分子物质,因此,给予连续性静脉-静脉血液滤过(CVVH)清除毒物和炎性介质。早期联合应用糖皮质激素及环磷酰胺冲击治疗对中重度急性百草枯中毒患者肺纤维化可能有益,故给予甲泼尼龙 15 mg/(kg·d)或等效剂量的氢化可的松,环磷酰胺 10 ~15 mg/(kg·d)。患者 CT 示下肺有斑片渗出影,感染指标高,肺部感染明确,不排除吸入性肺炎,革兰氏阴性杆菌和厌氧菌感染的可能性大,且易产生耐药,故选用第三代头孢菌素加酶抑制剂如哌拉西林钠他唑巴坦钠。急性百草枯中毒患者应避免常规给氧,建议 $PaO_2<$ 40 mmHg 作为氧疗指征,故未给予患者吸氧。抗氧化剂如还原性谷胱甘肽、N-乙酰半胱氨酸(NAC)、维生素 C 等可以清除氧自由基,减轻肺损伤。患者肝功能损伤,给予复方甘草酸苷注射液用来改善肝功能。

(二)治疗效果

1. 体征　T 37.2 ℃,P 125 次/min,R 25 次/min,多次复查血气,氧分压下降,$PaO_2<40$ mmHg 后给予鼻导管吸氧。

2. 查体　咽部及口腔黏膜溃烂,上腹部压痛,听诊双肺呼吸急促,呼吸音粗,可闻及少量散在湿啰音,留置尿管,尿量约 800 mL。

3. 辅助检查　谷丙转氨酶 448 U/L,谷草转氨酶 261 U/L,谷氨酰转移酶 204.4 U/L,淀粉酶 1146 U/L,脂肪酶 561.0 U/L,白细胞计数 $29.9×10^9/L$,中性粒细胞百分比% 95.2% ,肌酐 689 μmol/L。尿百草枯浓度(3 次 HP 后)12 μg/mL。

(三)病情变化

入院第 3 天,患者出现意识不清、烦躁,双侧瞳孔散大,对光反射迟钝,口唇发绀,指端血氧饱和度波动于 50% ~65% ,心率逐渐下降至 50 次/min。

1. 患者病情变化的可能原因及应对

(1)原因:呼吸衰竭加重? 中毒性脑病? 肺性脑病? 严重的电解质紊乱?

（2）应对：急查动脉血气分析、胸片、电解质、头胸部CT。

辅助检查结果

（1）血气分析：pH 7.26，$PaCO_2$ 67 mmHg，PaO_2 29 mmHg，血氧饱和度55%，Lac 0.8 mmol/L。

（2）Na^+ 136 mmol/L，K^+ 4.7 mmol/L，Ca^{2+} 1.17 mmol/L。

（3）胸片双肺片状白色阴影，以右肺为著。

（4）头颅CT正常；双肺多发磨玻璃样病变，右肺下叶实变。

2. 思维引导　头颅CT正常，可排除脑出血等引起意识障碍的急性脑血管病；血气分析提示轻度高钾，与酸中毒有关，改善呼吸性酸中毒的原发因素；血气分析示Ⅱ呼吸衰竭，意识不清考虑与肺性脑病合并严重低氧血症有关，CT提示患者肺部病变加重，百草枯中毒导致肺损伤、肺纤维化进展速度。给予经口气管插管接呼吸机辅助呼吸，肾上腺素1 mg静脉注射，心率回升至135次/min，但指端氧合改善不明显，波动于80%～85%（纯氧吸入），预示病情危重，预后差。

治疗结局

入院第5天，患者心率从91次/min降至47次/min，血压进行性下降，降至血压52/26 mmHg，指脉氧降至50%（经口气管插管接呼吸机辅助呼吸，吸入氧浓度100%），颈动脉搏动未触及，双侧瞳孔散大，立即给予人工胸外按压，肾上腺素1 mg静脉注射，每3分钟1次。患者自主心跳消失，继续给予高质量胸外心脏按压，"肾上腺素"应用，复查血气纠正酸碱失衡、电解质紊乱等，抢救2 h后患者自主心跳一直未恢复，双侧瞳孔散大固定，对光反射消失，自主呼吸未恢复，血压测不出，大动脉搏动消失，宣告临床死亡。行尸体料理，送太平间。

三、思考与讨论

患者有口腔烧灼感、恶心、呕吐，并出现胸闷，在现场追问并发现装有残留药物的农药瓶，标识和浓度、产地清楚，血气分析示Ⅰ型呼吸衰竭，胸部CT提示双肺肺炎，尿百草枯浓度648 μg/mL，以上均支持急性百草枯中毒的诊断，需鉴别是否混有敌草快等其他农药成分。急性敌草快口服中毒也有口咽、消化道黏膜溃疡表现，引起支气管肺炎、肺水肿，但不会导致肺纤维化，易出现急性肾损伤；该患者给予催吐、洗胃、导泻、补液利尿、血液净化等阻断毒物吸收和促进毒物排出方法，给予抗炎、抗感染、抗纤维化、保肝等治疗，血尿百草枯浓度明显下降，但肺损伤持续加重，低氧血症和呼吸衰竭持续进展，出现意识不清、烦躁，心率和指端血氧饱和度下降明显，此时需要排除中毒性脑病、急性脑血管病、严重的电解质紊乱等；严重的离子紊乱如低钠、低氯可引起意识障碍，经化验可排除；急性脑血管病除神志不清外，多为一侧肢体活动感觉障碍，病理征阳性，头颅CT可鉴别；急性重度百草枯中毒常出现严重呼吸衰竭，肺性脑病，该患者胸部CT提示肺部病变加重，百草枯中毒导致肺损伤、肺纤维化，虽给予经口气管插管接呼吸机辅助呼吸等治疗，病情仍难以逆转，最终死亡。百草枯中毒患者预后受多种因素影响，且目前无特效治疗方法，一旦百草枯对机体的损害启动，很多的治疗方法均难以改善患者预后，影响最终结果的决定因素是摄入的百草枯剂量和中毒到入院治疗的时间。因此，百草枯中毒应强调早期（尽可能在中毒后12 h内）彻底反复洗胃、导泻、血液净化等集束化方案治疗,以争取延缓患者生命,为进一步降低死亡率创造条件。

四、练习题 »»»

1.哪些指标和急诊百草枯中毒的预后相关?

2.急诊百草枯中毒治疗原则有哪些?

3.百草枯中毒导致肺损伤的机制有哪些?

五、推荐阅读 »»»

[1]田若辰,黄昌保,张锡刚.百草枯中毒机制研究现状[J].中华劳动卫生职业病杂志,2013,31(9):713-714.

[2]张文武.急性百草枯中毒的国内诊治进展[J].中华危重病急救医院,2015,27(4):242-243.

[3]李国强,李国锋,李玉明.百草枯中毒的毒代动力学研究进展[J].中华劳动卫生职业病杂志,2014,32(6):473-476.

[4]何旭,罗雅娟.百草枯中毒致肺纤维化的机制研究及治疗现况[J].毒理学杂志,2013,27(3):218-221.

第九章 其他急诊相关疾病

案例 43 脓毒症休克

一、病历资料

(一)门诊接诊

1. **主诉(代)** 发热、尿频 1 d,意识不清 2 h。

2. **问诊重点** 发热、尿频为尿路感染常见症状,患者发病时间短,快速进展到意识障碍,问诊时应注意主要症状及伴随症状、疾病演变过程、诊治经过、治疗效果等。

3. **问诊内容**

(1)诱发因素:有无着凉、感冒、劳累等诱发因素。

(2)主要症状:发热、尿频为泌尿系统感染或泌尿系统结石的常见症状,同时应询问发热的热峰、热型。弛张热的体温常在 39 ℃以上,波动幅度比较大,24 h 之内波动的范围超过 2 ℃,但是都是在正常水平以上,见于泌尿系统感染合并脓毒(血)症。间歇热的体温骤升达高峰之后持续数小时,又迅速降到正常水平,无热期可以持续一到数天,然后高热期和无热期是反复交替出现的。患者很快进展到意识障碍,要考虑是否合并脓毒症休克或颅内感染等。

(3)伴随症状:有无尿急、尿痛,这些症状在泌尿系统感染中常见;尿液的性状:脓性尿液考虑感染;米汤样伴有血丝或脓血尿,同时伴随全身中毒症状,如低热、盗汗、消瘦等,考虑泌尿系统结核。有无尿量减少,尿量减少提示肾功能受损。发热后意识障碍,主要考虑颅内感染或脓毒症休克;如有头痛、烦躁等,要注意排除颅内感染。是否有血压下降、皮肤湿冷等休克的症状。意识障碍要注意排除低血糖昏迷及脑血管意外,低血糖昏迷前伴随症状包括面色苍白、心悸、视物模糊、饥饿、乏力、大汗、颤抖等交感神经兴奋症状。脑血管意外的伴随症状包括言语不利、肢体麻木或活动障碍等。

(4)诊治经过:是否用药、用何种药、具体剂量、效果如何,以利于快速选择药物。

(5)既往史:老年人大多有多种基础疾病,当出现一个症状或体征时,不能认为是某一种病所致,有可能是多种疾病逐步进展、恶化的结果。如患者既往有糖尿病时可出现低血糖昏迷、糖尿病酮症酸中毒或高血糖高渗状态。如有慢性肾脏功能不全,可出现尿量减少。如有高血压,血压控制不良,可引起高血压脑出血等一系列症状。

(6)个人史:有无疫区、疫情、疫水接触史,有无牧区、矿山、高氟区、低碘区居住史,有无化学性物质、放射性物质、有毒物质接触史,有无吸毒史,有无吸烟、饮酒史,有无冶游史。

(7)家族史:有无如高血压、糖尿病等有家族遗传倾向的疾病。

问诊结果

患者为老年女性,已退休,"冠心病"病史14年;"糖尿病"病史10年,口服"拜糖平"控制,血糖控制不佳;"陈旧性脑梗死"9年;无高血压,无肝炎、结核、疟疾病史,无手术、外伤、输血史,无食物、药物过敏史,预防接种随社会进行。患者1 d前出现发热、尿频伴有头晕,无鼻塞、咳嗽、咳痰、腹痛、腹泻、胸闷、胸痛、尿痛,发热,体温最高:38.7 ℃,遂至当地医院就诊,诊断为"急性泌尿系统感染"给予"左氧氟沙星片、双黄连口服液、柴胡口服液"院外治疗,2 h前患者家属发现患者意识不清,伴有左手抽搐、寒战、高热、大小便失禁,无恶心、呕吐,遂到医院急诊,监测血压75/50 mmHg,心率135 次/min,给予快速补液1000 mL后血压回升不明显,患者病情危重,收住ICU。

4.思维引导　患者既往有"糖尿病"病史,感染后突发意识障碍,感染有可能加重血糖异常,注意监测血糖,排除低血糖昏迷或高渗性昏迷。患者发热后意识障碍,注意监测血压及动脉血气分析,评估是否合并脓毒症休克导致意识障碍。

(二)体格检查

1.重点检查内容及目的　患者泌尿系统感染可能性大,但是由于患者昏迷,肾区叩痛可能无法配合完成。糖尿病酮症酸中毒时会有深大呼吸,严重者出现库斯莫尔(Kussmaul)呼吸,呼出气会有烂苹果的味道。意识障碍的患者查体要进行格拉斯哥昏迷评分,评估瞳孔大小、两侧是否等大及对光反射,肢体运动和反射,脑膜刺激征等。患者要排除脓毒症休克,查体时注意有无面色苍白、四肢湿冷、心率增快、脉压减小。

体格检查结果

T 38.4 ℃,R 28 次/min,P 152 次/min,BP 80/50 mmHg

神志昏迷,被动体位,查体部分不合作。全身皮肤黏膜无黄染,无皮疹、皮下出血,毛发分布正常,皮下无水肿,无肝掌、蜘蛛痣。全身浅表淋巴结未触及。头颅无畸形、包块。结膜无充血。巩膜无黄染、斑点。双侧瞳孔等大等圆,直径2 mm,对光反射迟缓。唇无畸形、发绀。颈软、无抵抗。颈动脉搏动正常。颈静脉无怒张。气管居中。肝颈静脉回流征阴性。甲状腺无肿大。胸廓对称,无局部隆起、塌陷,呼吸运动减弱。乳房正常对称、无包块,左、右乳头无分泌物。胸壁无静脉曲张、皮下气肿。呼吸运动减弱,肋间隙正常,无皮下捻发感,叩诊清音,双肺呼吸音粗、可闻及少量湿啰音。心前区无隆起,心尖搏动正常,心浊音界正常,心前区无异常搏动,心率152 次/min,律齐,心脉率一致,各瓣膜听诊区未闻及杂音,无心包摩擦音。周围血管搏动正常,无脉搏短绌。腹平坦,腹式呼吸存在。脐正常,无分泌物。腹部柔软,无包块。肝脾肋缘下未触及,无液波震颤,肠鸣音亢进,无过水声,无血管杂音。肛门及外生殖器未查。脊柱活动不能合作,无侧凸、前凸、后凸,四肢查体不能合作,无畸形、下肢静脉曲张。腹壁反射正常,肌张力正常,肌力检查无法配合,双侧巴宾斯基征阳性,双侧霍夫曼征未引出,克尼格征未引出。

2.思维引导　经上述检查有发热、休克,考虑泌尿系统感染导致脓毒症休克,意识不清考虑休克引起,进一步行实验室检查(血糖、血乳酸、肝功能及肾功能检查等)及头颅、腹部CT,泌尿系统彩超等影像学检查,明确诊断。

(三)辅助检查

1. 主要内容及目的

(1)血常规、尿常规、ESR、CRP:进一步证实泌尿系统感染。

(2)动脉血气分析:明确是否有呼吸衰竭,根据血乳酸值判断容量缺失的严重程度。

(3)肝肾功能、电解质:是否有肝肾功能的损害、电解质紊乱。

(4)血糖:评估血糖水平,排除低血糖昏迷、糖尿病酮症酸中毒或高渗性昏迷。

(5)尿培养加药敏试验:明确泌尿系统感染病原菌,针对敏感菌调整抗生素。

(6)凝血功能:评估有无凝血功能异常。

(7)CT:头颅 CT 排除脑出血、脑梗死等急性脑血管意外,胸部 CT 明确有无合并肺部感染,腹部 CT 明确有无肾盂、输尿管扩张或泌尿系结石等。

(8)心电图:明确是否有心肌缺血、心律失常等。

(9)彩超:心脏彩超评估心脏大小及心脏内部结构,排除心脏疾病导致的心源性休克;泌尿系统彩超评估有无肾萎缩、肾盂扩张或肾积水、泌尿系统结石等。

辅助检查结果

(1)血常规:WBC 17.68×10^9/L,N% 88.8%,L% 3.2%,RBC 3.74×10^{12}/L,Hb 116 g/L,PLT 70×10^9/L。

(2)CRP 135 mg/L;ESR 120 mm/h。

(3)心电图:窦性心动过速。

(4)动脉血气分析(未吸氧):pH 7.51,$PaCO_2$ 20 mmHg,PaO_2 126 mmHg,HCO_3^- 45 mmol/L,Lac 6.1 mmol/L,Glu 9.2 mmol/L。

(5)影像学:双侧额叶、左侧侧脑室及双侧基底节区腔隙性脑梗死考虑,脑白质脱髓鞘。脂肪肝;双肺炎症,右肺下叶实变;左肾肾盂微小结石,双肾肾周少许渗出(图9-1)。

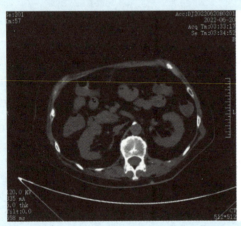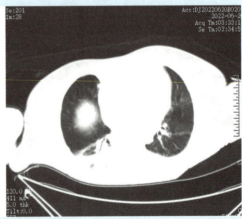

A. 腹部 CT;B. 胸部 CT。

图9-1　CT 检查

(6)PCT:0.439 ng/mL。

(7)尿培养、血培养:结果待回示。

（8）肝肾功能、电解质：ALT 108 U/L，AST 106 U/L，总蛋白 54.3 g/L，白蛋白 29.8 g/L，K⁺ 3.3 mmol/L，Na⁺ 130 mmol/L，Cl⁻ 80 mmol/L，Cr 56 μmol/L，BUN 4.7 mmol/L。

（9）彩超：心脏 EF 62%，左心房增大，二尖瓣轻度关闭不全，左室舒张功能下降。腹部：肝弥漫性回声改变，胆囊壁毛糙，双肾、输尿管未见明显异常。

2. 思维引导 脓毒症休克是脓毒症的一种类型，诊断标准为：在脓毒症基础上，液体复苏后仍需要血管活性药物才能维持平均动脉压在 65 mmHg 以上，同时乳酸>2 mmol/L。患者发热、尿频，白细胞升高，CT：双肾肾周渗出、肺部炎症。泌尿系统感染、肺部感染诊断明确，患者平均动脉压 60 mmHg，合并意识障碍，血乳酸增高，考虑脓毒症休克。

（四）初步诊断

分析上述病史、查体、辅助检查结果，支持以下诊断：①脓毒症休克；②泌尿系统感染；③肺部感染；④糖尿病；⑤冠心病；⑥陈旧性脑梗死。

二、治疗经过

（一）初步治疗

1. 治疗过程

（1）经口气管插管，插管后接人工鼻低流量持续吸氧（3 L/min）。

（2）右侧颈内静脉穿刺置管，监测中心静脉压（CVP）。

（3）0.9% 氯化钠注射液 1000 mL，碳酸氢钠林格注射液 500 mL，琥珀酰明胶注射液 500 mL，静脉滴注。

（4）左氧氟沙星注射液 0.5 g，每天 1 次，静脉滴注。

（5）异丙托溴铵/沙丁胺醇 2.5 mg+氨溴索 30 mg 每日 3 次，雾化吸入。

（6）盐酸氨溴索注射液 90 mg，每天 1 次，静脉滴注。

（7）监测每小时尿量。

（8）给予保肝药物应用。

2. 思维引导 患者昏迷合并肺部感染，呼吸减弱，无自主咳痰能力，首先要建立人工气道，维持呼吸道通畅，防止低氧血症发生。

患者目前诊断脓毒症休克，针对脓毒症或脓毒症休克的治疗，最新的指南建议 1 h 集束化治疗（sepsis bundle），包括如下。

（1）监测血乳酸水平：血乳酸水平升高反映组织低灌注及缺氧。如果初始乳酸水平升高（>2 mmol），要积极进行液体复苏，2～4 h 复查血乳酸，使患者乳酸水平降至正常水平。脓毒症休克患者如血乳酸>4 mmol/L，病死率达 80%。脓毒症休克患者液体复苏后 6 h 内乳酸清除率≥10% 者，血管活性药用量明显低于清除率低的患者，且病死率也明显降低。因此，动态监测血乳酸水平和乳酸清除率，有助于筛选出脓毒症早期患者，有利于严重感染和脓毒症休克的早期治疗。

（2）使用抗生素前留取血培养：使用第一剂合适的抗生素数分钟后便能起到杀菌作用。所以，必须在使用抗生素之前留取培养以最大程度明确病原菌改善预后。但是，不能因为留取血培养而延迟抗生素使用。如果预计留取标本的时间会超过 45 min，则不应为了留取标本而延误抗生素的使用。

（3）早期使用广谱抗生素：对于脓毒症和脓毒症休克患者，应立即开始单用或联用静脉注射广谱抗生素经验性治疗，覆盖所有可能的病原菌。早期有效的抗生素治疗能够明显降低严重感染和脓毒症休克的病死率。一旦病原菌和药敏试验明确,经验性抗生素治疗应当立即改为目标性治疗。

(4)静脉液体复苏:早期有效液体复苏是稳定脓毒症诱导的组织低灌注或脓毒症休克的关键。当识别患者存在脓毒症和/或低血压和乳酸升高后立即给予初始液体复苏。最新的脓毒症指南推荐至少 30 mL/kg 的晶体溶液。在初期复苏之后的液体治疗需要密切的评估患者是否存在容量反应性。

(5)血管活性药物:如果初期液体复苏之后血压不能够恢复,需要在第 1 个小时内开始使用血管活性药物使平均动脉压(MAP)维持≥65 mmHg。

(二)治疗效果

1. **症状** 无好转,查体:神志昏迷,血压 88/50 mmHg,心率 128 次/min,呼吸 20 次/min;心脏听诊未闻及明显异常,双肺呼吸音粗、可闻及痰鸣音,无胸膜摩擦音;腹软,肠鸣音减弱;四肢肌张力正常,生理反射存在,病理反射未引出。

2. **辅助检查** 血气分析(吸氧浓度 40%):pH 7.50,$PaCO_2$ 25 mmHg,PaO_2 158 mmHg,HCO_3^- 35 mmol/L,Lac 5.2 mmol/L,Glu 7.5 mmol/L;血常规:WBC $23.48×10^9$/L,PCT $41×10^9$/L,N% 88.8%,L% 3.7%。

3. **患者血压无好转的原因分析** 脓毒症休克属于分布性休克,其主要特征是全身血管广泛扩张、外周血管麻痹(后负荷下降);同时,由于毛细血管内皮细胞损伤、血管内皮屏障完整性破坏导致通透性增高,引起液体渗漏,有效循环血容量显著减少、组织灌注不足(前负荷不足)。对于脓毒症休克,初期液体复苏之后血压如果不能够恢复,需要使用血管活性药物使平均动脉压(MAP)维持≥65 mmHg。脓毒症休克中血管活性药物在临床中应用广泛,治疗脓毒症休克的血管活性药物以去甲肾上腺素为首选。

(三)治疗调整

(1)继续液体复苏:0.9%氯化钠注射液 500 mL,碳酸氢钠林格注射液 500 mL,静脉滴注。

(2)去甲肾上腺素 18 mg+0.9%氯化钠注射液 41 mL,2 mL/h 持续微量泵泵入。

治疗 1 周后

停用去甲肾上腺素,维持液体平衡,继续抗感染。

患者无发热,神志清。鼻导管吸氧,体温 36.6 ℃,血压 123/58 mmHg,心率 79 次/min,指脉血氧饱和度 100%,24 h 尿量 2400 mL,双肺呼吸音清,腹软,无压痛、反跳痛。

动脉血气分析:pH 7.47,Ca^{2+} 1.14 mmol/L,Glu 7.4 mmol/L,HCT 30.0%,血氧饱和度 98.3%,Hb 104.0 g/L,Cl^- 110.0 mmol/L,细胞外剩余碱 1.8 mmHg;CRP 115.20 mg/L。

电解质:Ca^{2+} 1.80 mmol/L,P 0.57 mmol/L。

血常规:WBC $5.99×10^9$/L,RBC $3.15×10^{12}$/L,Hb 97.0 g/L,N% 90.5%,L% 6.3%,嗜酸性粒细胞百分比 0.1%。

心肌酶+肝功能+NT-proBNP:谷丙转氨酶 60 U/L,谷草转氨酶 41 U/L,总蛋白 52.9 g/L,白蛋白 24.4 g/L,乳酸脱氢酶 349 U/L,NT-proBNP 2793.00 pg/mL。

三、思考与讨论

脓毒症休克是分布性休克的典型类型。当机体遭受各种感染时,细菌、真菌、病毒、寄生虫及毒素激活机体免疫炎症系统,导致全身炎症反应,引起组织细胞的自身性破坏,最终发生脓毒症休克。

炎症因子引起广泛血管舒张效应和毛细血管通透性增高,使有效循环容量明显减少,这是脓毒症休克最重要的发病机制。

脓毒症休克的诊断标准目前已经发展到了 sepsis 3.0。sepsis 3.0 对脓毒症的定义是由于机体对感染反应失调引起的危及生命的器官功能不全。器官功能不全表现为:与脓毒症相关的序贯脏器衰竭评分(SOFA)评分(表9-1)急性改变≥2 分。SOFA 评分的目的是描述 MODS 的发生、发展并评价发病率。每日评估时应采取每日最差值,6 个器官,各 0~4 分,分数越高,预后越差。而在院外、急诊科或病房中,疑似脓毒症患者使用快速 SOFA(qSOFA)评分,则可快速诊断为脓毒症。qSOFA 评分包括:呼吸频率≥22 次/min、意识状态改变、收缩压<100 mmHg。符合 qSOFA 评分两项及以上即可诊断为脓毒症。

脓毒症休克是脓毒症的一种类型,是导致病死率明显增加的循环系统衰竭、细胞和/或代谢异常。诊断标准为:在脓毒症基础上,液体复苏后仍需要应用血管活性药才能将平均动脉压维持在 65 mmHg 或以上,同时乳酸>2 mmol/L。

表9-1　SOFA 评分

器官衰竭	变量	0 分	1 分	2 分	3 分	4 分
呼吸系统	PaO_2/FiO_2, mmHg	≥400	<400	<300	<200 on MV	<100 on MV
血液系统	血小板,10^9/L	≥150	<150	<100	<50	<20
肝脏	胆红素,mg/dL	<1.2	1.2~1.9	2.0~5.9	6.0~11.9	>12.0
心血管系统	平均动脉压,mmHg	≥70	<70	—	—	—
	多巴胺,μg/(kg·min)	—	—	≤5	>5	>15
	多巴酚丁胺,μg/(kg·min)	—	—	任何剂量	—	—
	肾上腺素,μg/(kg·min)	—	—	—	≤0.1	>0.1
	去甲肾上腺素,μg/(kg·min)	—	—	—	≤0.1	>0.1
中枢神经系统	格拉斯哥昏迷评分	15	13~14	10~12	6~9	<6
肾脏	肌酐,mg/dL	<1.2	1.2~1.9	2.0~3.4	3.5~14.9	≥5.0
	尿量,mL/day	≥500	—	—	<500	<200

脓毒症休克的治疗主要包括以下内容。

(1)针对病因的处理,控制感染。

(2)根据血流动力学特点进行循环治疗:①积极的容量复苏:积极的容量复苏是各种休克首先选择的治疗措施。由于脓毒症休克时经常合并毛细血管渗漏,所以容量复苏不一定能够完全纠正低血压状态。但是,早期容量复苏仍然是治疗休克的基本保证。通过液体复苏寻找并维持最佳的容量负荷状态。②及时应用血管活性药物:体循环阻力下降是脓毒症休克的典型特点,应用血管活性药物,改善血管张力,维持足够的血压。去甲肾上腺素是一线推荐用药。③注意心功能及肺循环阻力改变。④改善微循环与细胞代谢状态。

(3)脓毒症休克的最新指南提出了脓毒症的 1 h 集束化治疗(sepsis bundle)。

(4)脓毒症休克常合并脏器功能不全,对于合并脏器功能不全的患者,要给予脏器功能保护和支持。

(5)营养支持:早期营养支持是脓毒症休克患者的重要支持手段之一。应尽早开始肠内营养。如果无法实施肠内营养,应给予肠外营养。

四、练习题

1. 脓毒症 1 h 集束化治疗的原则有哪些?
2. 脓毒症休克的发生机制是什么?
3. 如何快速诊断脓毒症?

五、推荐阅读

[1] 刘大为. 实用重症医学[M]. 2 版. 北京:人民卫生出版社,2017.

[2] EVANS L, RHODES A, ALHAZZANI W, et al. Surviving sepsis campaign: international guidelines for management of sepsis and septic shock 2021[J]. Intensive Care Med,2021,47(11):1181-1247.

案例 44   过敏性休克

一、病历资料

(一)门诊接诊

1. 主诉(代) 突发意识丧失 50 min。

2. 问诊重点 意识障碍为急诊科常见症状,患者急性发病,问诊时应注意发病前有无诱因,主要症状及伴随症状、疾病演变过程、诊治经过、治疗效果等。

3. 问诊内容

(1)诱发因素:有无头痛、发热、进食等诱发因素。

(2)主要症状:突发意识障碍见于脑出血、颅内感染、低血糖昏迷、高渗性昏迷、急性中毒、过敏性休克等,同时应询问意识障碍的前驱症状,脑出血多于情绪激动后发作,颅内感染前期有感染症状,低血糖昏迷多于空腹或饥饿状态下发作,急性中毒发病前有毒物接触史,过敏性休克发病前有变应原接触史。

(3)伴随症状:有感染的前驱症状如发热,以及头痛、呕吐等颅内压增高表现,应考虑颅内感染;有肢体活动障碍、大小便失禁等症状,提示急性脑血管意外;有面色苍白、出冷汗、头晕、黑矇等低血糖症状,提示低血糖昏迷;有皮疹、胸闷、心悸、呼吸困难等症状,提示过敏性休克。

(4)诊治经过:用药与否、用何种药、具体剂量、效果如何,以利于快速选择药物。

(5)既往史:如有脑梗死病史,可能会由于新发脑梗死导致意识障碍。如有糖尿病病史,注射过量胰岛素或口服降糖药过量会引起低血糖昏迷;糖尿病患者血糖控制不理想或合并感染,会造成严重高血糖,导致昏迷。如有精神类疾病,平日口服精神药物,过量服用镇静催眠药物也可造成突发昏迷。

(6)过敏史:患者既往有无食物、药物过敏,有无过敏性疾病如荨麻疹、过敏性哮喘等,或者是不是过敏体质。

(7)家族史:有无高血压、糖尿病、脑血管病、过敏体质等有家族遗传倾向性疾病。

问诊结果

患者为老年女性,职业是医生,既往"高血压"2 年,最高血压 160/95 mmHg,服用"比索洛尔 5 mg,每日 1 次、厄贝沙坦 150 mg,每日 1 次"治疗,血压控制可。"糖尿病"1 年,最高血糖 9.2 mmol/L,服用"二甲双胍 0.5 g,每日 1 次"治疗,血糖控制可。无烟酒不良嗜好。无食物、药物过敏史。50 min 前服用"莫西沙星片(拜复乐)"后出现头皮发痒、心悸、胸闷,持续约 10 min 后,患者突发昏迷,呼之不应,无发热、头痛,无恶心、呕吐,无肢体抽搐、大小便失禁,急拨打 120,救护车送至医院急诊门诊。

4.思维引导　患者有"高血压"病史,虽然平日血压控制可,但是意识障碍仍要排除急性脑血管意外;该患者既往有"糖尿病",要注意监测血糖,排除低血糖昏迷、糖尿病酮症酸中毒或高渗性昏迷。既往无精神疾病,无镇静催眠药物接触史,可排除急性药物中毒导致的昏迷。患者发病前口服"莫西沙星",出现头皮发痒、心悸、胸闷等过敏症状,后出现昏迷,过敏性休克导致的昏迷可能性大。应在查体时重点观察有无过敏相关的体征。

(二)体格检查

1.重点检查内容及目的　患者目前考虑过敏性休克导致昏迷的可能性大,应注意观察有无皮疹或皮肤和/或黏膜改变(充血、荨麻疹、血管性水肿)。胸闷提示可能有过敏导致的喉头水肿或气道痉挛,注意观察口咽部、肺部是否有啰音,是湿啰音还是干啰音,哮鸣音提示有气道痉挛。心悸一般提示心率增快或心律失常,心脏查体要注意是否有心脏节律异常,是否有心脏杂音。昏迷要注意神经系统查体,注意观察瞳孔大小,针尖样瞳孔提示镇静催眠药中毒;双侧瞳孔散大,对光反射消失,可能提示脑出血导致严重的中脑损伤。感觉检查:浅昏迷对疼痛刺激有反应,深昏迷对感觉完全丧失。昏迷患者出现病理反射,包括巴宾斯基(Babinski)征、奥本海姆(Oppenheim)征、戈登(Gordon)征、查多克(Chaddock)征,提示锥体束受损。脑膜刺激征,包括颈强直、克尼格(Kernig)征、布鲁津斯基(Brudzinski)征,脑膜刺激征阳性可见于脑膜炎、蛛网膜下腔出血、脑水肿及颅内压增高等,深昏迷时脑膜刺激征可消失。

体格检查结果

T 36.8 ℃,R 19 次/min,P 90 次/min,BP 68/35 mmHg

神志昏迷,被动体位,全身湿冷,皮肤泛红,皮肤黏膜无黄染,头颅无畸形、包块。双侧瞳孔等大等圆,直径 3 mm,对光反射灵敏,调节反射正常。颈软,无抵抗。胸廓对称,无局部隆起、塌陷,肋间隙正常,呼吸运动正常,双肺呼吸音清,无干、湿啰音,无胸膜摩擦音。心前区无异常搏动,心率 90 次/min,律齐,心脉率一致,各瓣膜听诊区未闻及杂音。腹软,无包块。肝脾肋缘下未触及,无液波震颤,肠鸣音正常,4 次/min。四肢无畸形,无双下肢水肿,无杵状指(趾),肌力无法查体,肌张力正常。双侧肱二、三头肌腱反射均正常,双侧膝、跟腱反射均正常,双侧巴宾斯基征阴性,双侧霍夫曼(Hoffmann)征阴性,克尼格征阴性,脑膜刺激征阴性。

2.思维引导　经上述检查有皮肤潮红,病理反射及脑膜刺激征均阴性,过敏性休克可能性大,需进一步行实验室检查(血常规、肝肾功能、电解质、血糖、血凝等)及影像学(头颅 CT、CTA)检查,排除其他需要鉴别的疾病。

（三）辅助检查

1. 主要内容及目的

（1）血常规、CRP：进一步排除感染性疾病及严重贫血。

（2）动脉血气分析：明确是否有肺性脑病。

（3）血糖：明确是否有低血糖昏迷或高渗性昏迷。

（4）肝肾功能、电解质：明确是否合并肝肾功能异常、电解质紊乱。

（5）头颅 CT 及 CTA：明确是否有脑出血、大面积脑梗死及脑血管畸形。

（6）心电图：明确是否有心肌缺血、心律失常。

辅助检查结果

（1）血常规：WBC $11.4×10^9/L$，N% 36.1%，L% 59.9%，RBC $3.86×10^{12}/L$，Hb 120 g/L，PLT $194×10^9/L$。

（2）CRP：115 mg/L。

（3）心电图：窦性心动过速。

（4）动脉血气分析（吸氧）：pH 7.41，$PaCO_2$ 30 mmHg，PaO_2 122 mmHg，HCO_3^- 23 mmol/L。

（5）肝功能正常，K^+ 3.2 mmol/L，Na^+ 136 mmol/L，Cl^- 98.2 mmol/L，Cr 82 μmol/L，BUN 7.11 mmol/L。

（6）头颅 CT 及 CTA：未见明显异常。

---

2. 思维引导
根据该患者口服"莫西沙星"后出现头皮发痒、心悸、胸闷，结合辅助检查结果，目前不考虑脑出血、颅内感染、低血糖昏迷、高血糖高渗性昏迷。

（四）初步诊断

分析上述病史、查体、辅助检查结果，支持以下诊断：过敏性休克。

二、治疗经过

（一）初步治疗

1. 治疗过程

（1）平卧位，心电监护。

（2）持续吸氧（5 L/min）。

（3）肾上腺素针 0.50 mg，肌内注射。

（4）地塞米松注射液 5 mg，静脉注射。

（5）0.9% 氯化钠注射液（塑瓶）500 mL，静脉滴注。

2. 思维引导
过敏性休克首先应立即脱离可疑的过敏原或致敏药物。如果患者在静脉用药时出现过敏反应，要立即换掉输液器和输液管道，不要拔针，换上 0.9% 氯化钠注射液快速静脉滴注。然后将患者置于平卧位，进行心电监护及高流量吸氧。

过敏性休克的抢救是争分夺秒的。肾上腺素是抢救过敏性休克的首选药物。肾上腺素的用法是肌内注射，而不是静脉注射、皮下注射或雾化吸入等。肌内注射肾上腺素 0.3~0.5 mg（儿童 0.01 mg/kg），肌内注射部位为大腿中部外侧，必要时 15~30 min 可重复使用。肾上腺素静脉注射主要用于呼吸心跳骤停者，或过敏反应出现低血压、肌张力降低，经多次肌内注射肾上腺素及快速补液等治疗仍无反应，且已经得到心电监护的患者。静脉注射应稀释 10 倍，14 岁以上儿童及成人静脉注射 0.5~1.0 mg。静脉滴注则应稀释 10~250 倍。过敏性休克的患者,在应用肾上腺素的同时,要给予液体复苏。在过敏性休克治疗早期,也可以静脉应用糖皮质激素。糖皮质激素起效较慢,在严重过敏和过敏性休克时,糖皮质激素不作为首选的抢救药物,可作为肾上腺素治疗的补充。若患者出现支气管痉挛,可考虑雾化吸入或静脉给予糖皮质激素。

(二)治疗效果

1. 症状　患者神志、血压均恢复正常。

2. 查体　血压 110/60 mmHg,心率 92 次/min,呼吸 19 次/min,神志清,精神差,双侧瞳孔等大等圆,对光反射灵敏。全身皮肤潮红,双肺呼吸音粗,未闻及干、湿啰音。

三、思考与讨论

过敏性休克是由特异性过敏原作用于机体,导致以急性周围循环灌注不足为主的全身性速发型变态反应。过敏性休克大都猝然发生,据统计约 50% 过敏性休克发生于 5 min 之内,约 40% 发生于 20 min 之内,约 10% 发生于 30 min 之内,发生越早,症状越重。症状的严重程度与过敏原进入的途径和发作速度有关,非经口途径进入的变应原,常会带来严重后果,约 50% 过敏的患者在 1 h 内死亡,其中约 25% 死于过敏性休克,约 75% 死于支气管痉挛和水肿所致的窒息。

过敏性休克的发生包括 4 个步骤:过敏反应的触发、细胞释放介质、介质发挥作用和心血管反应。

过敏性休克有两大特点:①有休克的表现,即血压急剧下降到 80/50 mmHg 以下,患者出现意识障碍,轻则意识模糊,重则昏迷。②在休克出现之前或同时,常有一些与过敏相关的症状。皮肤过敏症状是过敏性休克最早且最常出现的征兆,包括皮肤潮红、瘙痒,或者出现广泛的荨麻疹或血管神经性水肿;也可以出现喷嚏、清涕、声音嘶哑,甚至呼吸困难。呼吸道阻塞是过敏性休克常见的表现,也是过敏性休克最主要的死亡原因之一。过敏可以导致喉头水肿、支气管痉挛及肺水肿,从而出现胸闷、喘鸣、发绀,甚至窒息而死亡。过敏会导致血管扩张,有效循环血量不足,从而出现心悸、出汗、面色苍白、脉搏细速等症状,如果不及时救治,可以发展为肢体湿冷、发绀,血压迅速下降,脉搏消失,最终导致心脏停搏。过敏性休克会导致脑组织缺血缺氧,早期可能表现为头晕、烦躁不安等,随着脑缺氧和脑水肿加剧,会发生意识障碍,甚至完全意识丧失,也可伴随肢体抽搐、大小便失禁等神经系统症状。

实验室检查:过敏性休克可出现白细胞反应性升高,嗜酸性粒细胞升高。尿常规可以出现尿蛋白阳性。血气分析及电解质可能出现电解质紊乱、乳酸增高、血清 IgE 升高等。心电图可有 ST-T 改变或心律失常。但是,实验室检查不是诊断过敏性休克的必要条件,不能为了等待实验室检查延误了过敏性休克抢救。

鉴别诊断:心源性休克有严重的心脏病基础,比如广泛心肌梗死、心肌炎、心律失常或心脏瓣膜疾病等,一般无皮疹、皮肤瘙痒。急性脑血管意外出现意识障碍之前一般也无皮疹、皮肤瘙痒等过敏症状,头颅 CT 或 MRI 可明确诊断。

四、练习题

1. 过敏性休克的治疗原则是什么?

2. 过敏性休克时肾上腺素如何正确使用?

五、推荐阅读

[1] 陈灏珠,林果为,王吉耀. 实用内科学[M].15 版. 北京:人民卫生出版社,2017.

[2] GOLDMAN L, SCHAFER AI. Goldman's cecil medicine [M]. 25th ed. Philadelphia:Elsevier Saunders,2016.

案例 45　**多脏器功能障碍综合征**

一、病历资料

(一)门诊接诊

1. 主诉　腹痛、腹泻 3 d,巩膜黄染伴少尿 1 d。

2. 问诊重点　腹痛、腹泻是消化系统疾病常见的症状,患者是急性起病,需要追问有无诱因,以及伴随症状的特点。后期出现巩膜黄染考虑与急性肝损伤有关,少尿与急性肾损伤有关,病情的变化需要考虑是否有多脏器功能衰竭的可能。

3. 问诊内容

(1)诱发因素:有无发热、感染,有无进食变质食物或毒物等诱因。

(2)主要症状:腹痛、腹泻是消化道的常见症状,常见于急性胃肠炎、食物中毒等情况,应该询问腹痛的部位、症状、持续时间、有无放射痛或牵涉痛等情况,还有腹泻的程度、次数和量等情况。

(3)伴随症状:有无腹胀、嗳气,是否伴有恶心、呕吐,呕吐物的性状、颜色和量,有无加重或缓解的因素,比如进食后或休息以后。同时应询问大量腹泻后是否存在容量缺失、休克的症状,比如血压低、头晕、乏力、尿量减少等。

(4)诊治经过:详细询问去哪里就诊过,做过什么检查或化验,用药否,用何种药、具体剂量、还应包括其他治疗措施及效果。治疗过程中出现的巩膜黄染考虑急性肝功能损伤,少尿考虑有急性肾功能损伤,应考虑有病情加重,进展到多脏器功能损伤的可能。

(5)既往史:询问患者是否有高血压、冠心病、糖尿病、脑血管疾病病史,是否有结核、肝炎、疟疾等慢性疾病史,预防接种是否随社会计划免疫接种,有无手术、外伤、输血史,特别注意询问有无食物、药物过敏史。

(6)个人史:有没有环境暴露史与职业相关因素。

(7)家族史:患者家属是否存在有类似的腹痛、腹泻的情况,以及直系家属是否有相应的遗传性疾病病史。

问诊结果

患者为青年女性,无业人员,3 d 前因进食炒自采的野生白色蘑菇后出现腹痛、腹泻,为稀水样大便,排便次数大于 20 次/d,伴有恶心、呕吐,呕吐物为胃内容物,伴头晕、乏力等症状。2 d 前至某中医院就诊,行生化常规化验提示(2022 年 7 月 30 日):ALT 1416 U/L,AST 1871 U/L,TBiL 47 μmol/L,DBiL 47.0 μmol/L,Ur 13.93 mmol/L,Cr 396 μmol/L,PT 48.7 s,PT% 15%,INR 4.49,APTT 390 s,TT 206 s,D 二聚体 0.88 μg/mL,FDP 7.68 μg/mL,诊断为"①毒蘑菇中毒;②多器官衰竭,急性肝功能不全,急性肾功能不全"。给予血液净化 CRRT、保肝、护胃、胃肠减压、导泻等治疗。1 d 前出现巩膜黄染、尿少,食欲减退、乏力加重,家属为求进一步诊治,转至医院就诊。爱人及 1 女因同食野生蘑菇,诊断为"蕈类中毒"在医院住院治疗。患者既往无高血压、心脏疾病病史,无糖尿病、脑血管疾病病史,无肝炎、结核、疟疾病史,无不良嗜好。

---

4. 思维引导　患者为青年女性,无基础疾病,口服野蘑菇后出现恶心、呕吐、腹泻、少尿等症状,

外院检验示:肝功能损伤、肾功能损伤。患者急性起病、伴有多器官功能不全,应密切注意有无多脏器功能衰竭,应在检查过程中重点看腹部有无压痛和反跳痛,有无急腹症情况,同时也要特别关注凝血功能,判断有无消化道出血,有无继发全身或局部感染等情况。

(二)体格检查

1. 重点检查内容及目的　患者目前考虑急性肝肾功能损伤的可能性大,应注意观察有无皮疹或皮肤和/或黏膜改变(黄染、出血点等)。肺部听诊注意是否有啰音,是湿啰音还是干啰音。心悸一般提示心率增快或心律失常,心脏查体要注意是否有心脏节律异常,是否有心脏杂音。腹部查体注意有无肝脾肿大,压痛,四肢有无凹陷性水肿等。

体格检查结果

T 36.3 ℃,P 101 次/min,R 15 次/min,BP 102/53 mmHg

[去甲肾上腺素7.1 μg/(kg·h)持续泵入;血氧饱和度100%(鼻导管吸氧3 L/min)]

神志清,巩膜轻度黄染。双侧瞳孔等大等圆,直径3 mm,对光反射灵敏。颈软、无抵抗。颈动脉搏动正常。颈静脉无怒张,右侧颈部可见颈内静脉置管。气管居中。肝颈静脉回流征阴性。胸廓对称,双肺呼吸音清,无干、湿啰音。心前区无隆起,心尖搏动正常,心率101 次/min,律齐,心脉率一致,各瓣膜听诊区未闻及杂音。腹平坦,腹部无压痛、反跳痛。腹部柔软、无包块。肝脾肋缘下未触及,肠鸣音减弱、2 次/min,无过水声。肛门及外生殖器未见明显异常。脊柱活动正常,四肢活动自如。腹壁反射正常,肌张力正常,肌力5 级,肢体无瘫痪,双侧肱二、三头肌腱反射均正常,双侧膝、跟腱反射均正常,双侧巴宾斯基征阴性。

---

2. 思维引导　经上述检查发现患者有巩膜轻度黄染,提示有肝功能不全。患者出现黄疸,不能排除患者因肝功能不全导致。患者有尿少,外院肾功能结果提示有急性肾损伤,进一步复查实验室检查(肝功能及肾功能检查等)及影像学检查,明确诊断。

(三)辅助检查

1. 主要内容及目的

(1)血常规、ESR、CRP:进一步证实感染性疾病。

(2)动脉血气分析:明确是否有酸碱失衡、急性呼吸衰竭,判断病情的严重程度。

(3)胸腹部影像学:明确病变部位,是否存在感染性病灶或水肿。

(4)血、尿、痰培养等:查找有无致病源。

(5)肝功能、肾功能、电解质:是否有肝肾功能的损害、电解质紊乱。

(6)彩超:心脏大小及心脏内部结构,测量评估心功能,并排除其他心脏疾病;肝肾彩超了解实质脏器有无水肿和结构性损伤。

(7)心电图:明确是否有心肌缺血、心律失常等。

辅助检查结果

入院第1天检查结果。

(1)血气分析:pH 7.502,葡萄糖6.90 mmol/L,乳酸7.9 mmol/L,标准碱剩余5.70 mmol/L,实际碱剩余5.400 mmol/L,实际碳酸氢根28.80 mmol/L。

（2）血常规：WBC 16.44×10⁹/L,Hb 101.7 g/L,PLT 43×10⁹/L,N% 92.8%,L% 3.6%。

（3）凝血功能：凝血酶原时间 101.10 s,凝血酶原时间活动度 7.00%,国际标准化比值 8.79,活化部分凝血活酶时间示不凝,纤维蛋白原测定 1.37 g/L,凝血酶时间示不凝,D-二聚体 0.89 mg/L,纤维蛋白降解产物 8.03 mg/L。

（4）肝肾功能：葡萄糖 1.67 mmol/L,K⁺ 3.05 mmol/L,尿素氮 12.64 mmol/L,肌酐 276 μmol/L,谷丙转氨酶 1859 U/L,谷草转氨酶 2132 U/L,总蛋白 42.1 g/L,白蛋白 24.1 g/L,球蛋白 18.0 g/L,总胆红素 73.20 μmol/L,结合胆红素 61.70 μmol/L,肌酸激酶同工酶 67.5 U/L,乳酸脱氢酶 1620 U/L,淀粉酶 342.00 U/L,脂肪酶 73.80 U/L。

（5）心肌损伤标志物：超敏肌钙蛋白 T 0.085 ng/mL、B 型钠尿肽前体 830.00 pg/mL、肌酸激酶同工酶 9.48 ng/mL、肌红蛋白 261.00 ng/mL。

（6）PCT：0.610 ng/mL。

（7）红细胞沉降率：1.00 mm/h。

（8）床旁彩超：结果如下。①腹腔彩超：肝胆未见明显异常,下腹腔肠间隙可见不规则液性暗区,深约 37 mm。②胸腔彩超：左侧胸腔内可见不规则液性暗区,深约 19 mm。右侧胸腔内可见不规则液性暗区,深约 28 mm。③心脏彩超：二、三尖瓣轻度关闭不全。

（9）心电图：①窦性心动过速;②多数导联 ST-T 改变,建议做动态心电图。

2. 思维引导　根据患者彩超、肝肾功能及凝血功能等,可支持患者急性肝功能不全、急性肾功能不全诊断。患者心肌损伤标志物升高、急性肝功能不全、急性肾功能不全,考虑非感染性多器官功能障碍综合征（MODS）。

（四）初步诊断

分析上述病史、查体、辅助检查结果,支持以下诊断：①有毒蕈类中毒;②非感染性多器官功能障碍综合征（MODS）：急性肾功能不全,急性肝功能不全,凝血功能障碍;③休克。④电解质代谢紊乱,低钾血症,低钙血症,高乳酸血症。

二、治疗经过

（一）初步治疗

1. 治疗过程

（1）鼻导管持续吸氧 4 L/min。

（2）血浆置换及血液净化治疗。

（3）输注冰冻血浆、悬浮红细胞、冷沉淀、血小板等。

（4）水飞蓟宾胶囊 4 粒,每日 3 次,鼻饲。

（5）氢化泼尼松针 20 mg,静脉滴注,每日 1 次。

（6）青霉素钠针 480 U,每 8 h 1 次,静脉滴注。

（7）保肝、护胃、补充电解质、纠正酸碱平衡等治疗。

2. 思维引导　毒蘑菇中毒是一种严重的中毒病症,可导致多脏器功能衰竭。治疗措施应涵盖如下。

（1）紧急处理：在急性中毒发生后,应立即采取紧急处理措施,包括洗胃、吸附剂和导泻剂的使用,以尽量减少毒素的吸收和进一步损害。

（2）对症治疗：根据中毒症状和脏器功能损害的情况,采取对症治疗措施。例如,按照毒蕈中毒专家共识,针对含有鹅膏毒肽类毒素造成的急性肝损伤,需要在常规保肝治疗的同时,应用水飞蓟宾、大剂量青霉素和N-乙酰半胱氨酸解毒治疗;对于肾功能损害,可以采取适当的液体管理和肾脏支持治疗,如透析等。

(3)支持治疗:对于多脏器功能衰竭的患者,需要进行全面的支持治疗,包括维持水电解质平衡、纠正酸碱失衡、保持呼吸道通畅、监测并处理感染等。

(4)营养支持:中毒患者常常伴有消化道症状和食欲减退,营养不良可能加重病情。因此,适当的营养支持是治疗的重要组成部分,可以通过静脉营养、肠内营养或口服营养来满足患者的营养需求。

(5)康复治疗:在患者病情稳定后,可以考虑进行康复治疗,包括物理治疗、康复训练等,以帮助患者恢复功能和提高生活质量。

(二)治疗效果

入院第26天

患者神志清,精神可,氧饱和97%(面罩吸氧3 L/min),查体:巩膜黄染,双侧瞳孔等大等圆,直径3 mm,对光反射灵敏,调节反射正常。双肺呼吸音粗,可闻及干、湿啰音,未闻及胸膜摩擦音。腹软、无抵抗,无压痛、反跳痛;胸腹部可见散在瘀斑。全身水肿,肠鸣音4次/min。双侧巴宾斯基征阴性。生命体征平稳,脏器功能基本稳定,请急诊内科医师会诊后,转急诊内科继续治疗。

辅助检查结果

(1)血常规:WBC 8.79×10⁹/L,RBC 2.55×10¹²/L,Hb 75.5 g/L,PLT 191×10⁹/L。

(2)PCT:1.640 ng/mL。

(3)血生化:尿素氮 10.11 mmol/L,肌酐 121 μmol/L,谷草转氨酶 41 U/L,总蛋白 51.6 g/L,白蛋白 26.1 g/L,胆碱酯酶 2.48 KU/L,总胆红素 301.10 μmol/L,结合胆红素 235.90 μmol/L,非结合胆红素 65.2 μmol/L,乳酸脱氢酶 305 U/L,脂肪酶 95.40 U/L。

(4)NT-proBNP:783.32 pg/mL。

(5)肌红蛋白:155.70 ng/mL。

(6)血凝试验:凝血酶原时间 21.60 s,凝血酶原时间活动度 37.50%,国际化标准比值 2.02,活化部分凝血活酶时间 47.20 s,纤维蛋白原测定 0.80 g/L,凝血酶时间 23.20 s,D-二聚体 6.25 mg/L(FEU),纤维蛋白降解产物 20.19 μg/mL。

(7)尿常规自动分析:尿胆原(+),胆红素(+),隐血(+++),红细胞56 个/μL。

(8)血气分析:pH 值7.497,PaCO₂ 31.90 mmHg,PaO₂ 61.1 mmHg,血细胞比容 24.30%,钠 133.0 mmol/L,全血总二氧化碳 23.40 mmol/L,阴离子隙 6.80 mmol/L。

三、思考与讨论 ▶▶▶

多器官功能障碍综合征(MODS)是一种严重的疾病,常常发生在危重患者身上,是多种因素综合作用的结果。治疗 MODS 需要多学科协作,包括内科、外科、重症医学、营养学、康复医学等。

1. 早期干预 早期干预是治疗 MODS 的关键。在 MODS 患者的治疗中,应尽早识别和处理可能导致 MODS 的原发疾病,如感染、创伤、出血等。同时,及早纠正血流动力学紊乱、维持水电解质平衡、保持呼吸道通畅等,有助于防止 MODS 的进一步发展。

2. 综合治疗　治疗 MODS 需要综合考虑多个方面,包括抗感染、液体管理、营养支持、肝肾功能支持、疼痛管理、康复等。在治疗中要根据患者的具体情况和病情变化进行个体化的治疗方案制定。

3. 预防并发症　MODS 患者常常伴随着多种并发症,如感染、肾衰竭、肺炎、DIC 等。治疗 MODS 的同时,应注意预防和处理这些并发症,以减轻患者的痛苦和提高治疗效果。

4. 多学科协作　治疗 MODS 需要多学科协作,医生、护士、营养师、康复师等应密切配合,共同制定治疗方案和监测治疗效果。

总之,治疗 MODS 是一项复杂而严峻的任务,需要医务人员的协作和努力。在治疗 MODS 的过程中,需要密切关注患者的病情变化,及时调整治疗方案,以提高治疗效果和降低患者的死亡率。

四、练习题

1. 哪些症状和体征提示 MODS 患者病情危重?
2. MODS 治疗原则有哪些?

五、推荐阅读

[1] 陈灏珠,林果为,王吉耀. 实用内科学[M]. 14 版. 北京:人民卫生出版社,2013.
[2] 中华医学会急诊医学分会中毒学组,中国医师协会急诊医师分会,中国毒理学会中毒与救治专业委员会. 中国含鹅膏毒肽蘑菇中毒临床诊断治疗专家共识[J]. 中华危重症医学杂志(电子版),2020,13(1):20-28.
[3] 中国中西医结合学会. 慢加急性肝衰竭中西医结合诊疗专家共识[J]. 临床肝胆病杂志,2021, 37(9):2045-2053.

案例 46　中　暑

一、病历资料

(一)门诊接诊

1. 主诉(代)　户外作业 5 h,高热 1 h。

2. 问诊重点　高热的原因有多种,可为感染因素及非感染因素,感染因素包含病毒感染、细菌感染及寄生虫感染等。非感染因素包含自主神经功能紊乱、颅内疾病、内分泌代谢疾病、结缔组织疾病、自身免疫性疾病等。问诊时应注意发病诱因、主要症状及伴随症状特点、疾病演变过程、诊治经过、治疗效果等。

3. 问诊内容

(1)诱发因素:有无受凉、中枢神经系统感染、中毒等诱因,中枢神经系统感染、肺炎等也会出现高热、昏迷的症状,询问发病诱因可给出初步的首要鉴别诊断。

(2)主要症状:体温升高至 39.1~41.0 ℃为高热。对于发热要询问起病的时间、缓急及发热的病程、程度和频度。

（3）伴随症状:伴随症状的询问是对发热患者诊断的主要依据。户外作业,伴有高热首先考虑中暑可能,需要询问有无意识障碍、大汗淋漓、头痛、头晕、心悸、乏力、口渴、血压下降、抽搐、恶心、呕吐等症状。通过上述症状的询问可初步评估中暑的严重程度。同时还应该询问是否伴有其他系统的症状,如咳嗽、咳痰、咯血、胸痛、腹痛、尿急、尿频等。这些症状可能提示着其他需要鉴别的疾病或并发症。

（4）诊治经过:已做哪些检查检验项目,结果有无异常;用药与否,何种药以及具体剂量,效果如何。

（5）既往史 患者既往是否有高血压、心脏病、神经系统病、内分泌系统疾病等基础疾病。

（6）个人史:患者有无化学物质、有毒物质接触史,一些毒化物质也可导致高热。

（7）家族史:如高血压、脑血管病、心脏病、神经精神疾病,有家族遗传倾向。

问诊结果

患者为中年男性,环卫工,45 岁,因"户外作业 5 h,高热 1 h"被同事送至急诊。在高温闷热天气下户外作业 5 h,1 h 前出现高热、抽搐,伴无汗、乏力、头晕、心悸,由同事护送来院急诊。急诊就诊时发现患者大汗淋漓,神志模糊,测体温 40.5 ℃,监测血压提示 92/48 mmHg,急诊检查提示肌酸激酶明显升高。

（二）体格检查

1. 重点检查内容及目的 患者高热中暑,应注意生命体征及心肺部体征。有无高热、是否有汗,若高热,皮肤干燥、无汗,提示中暑。有无意识丧失、瞳孔散大,有无低血压、脉搏细速,有无肺部湿啰音,若出现脉搏细速、瞳孔散大、血压较低,休克可能性大。

体格检查结果

T 40.5 ℃ ,P 158 次/min,R 35 次/min,BP 92/48 mmHg

神志模糊,意识欠清,脱水貌,查体不合作,未闻及异常气味。皮肤干燥、无汗,无散在瘀点、瘀斑,表浅淋巴结未及肿大。头颅无畸形,眼睑无下垂、无水肿,结膜苍白,巩膜无黄染,瞳孔双侧等大等圆。瞳孔对光反射灵敏,外耳道无溢液,鼻前庭无异常分泌物,口唇稍白,牙龈无出血,咽部黏膜无明显充血及红肿。颈软,甲状腺无肿大,气管居中,颈静脉无明显充盈。呼吸运动双侧对称,两肺呼吸音粗,未闻及干、湿啰音。心浊音界正常,心率 158 次/min,律齐,各瓣膜听诊区未及病理性杂音。腹软,无压痛、反跳痛及腹肌紧张,未触及腹部包块。肝脾肋缘下未触及,肝浊音界正常,肝、脾区无叩击痛,双肾区无叩击痛,移动性浊音(−)。肠鸣音正常。双下肢无水肿,四肢检查不合作。生理反射存在,病理反射未引出。

2. 思维引导 经上述检查患者有意识模糊,高热,皮肤干燥无汗,呼吸浅快,心率 158 次/min,结合患者高温室外作业病史,提示中暑。进一步行实验室检查及影像学检查明确诊断评估患者病情严重程度及脏器功能。

（三）辅助检查

1. 主要内容及目的 ①血常规判断是否有感染;②肝肾功能及电解质判断患者病情严重程度,及肝肾功能;③凝血功能检查判断是否存在 DIC;④心电图检查患者心脏情况。

辅助检查结果

(1)血常规:WBC 3.9×10^9/L,N% 78%,RBC 4.53×10^{12}/L,Hb 153 g/L,PLT 92×10^9/L,HCT 0.58。

(2)肝肾功能及电解质:Na^+ 139.0 mmol/L,K^+ 5.1 mmol/L,Cl^- 103 mmol/L,血糖 13.5 mmol/L,ALT 64 U/L,AST 86 U/L,BUN 5.5 mol/L,Cr 152 μmol/L,UA 398 μmol/L。尿白细胞1～2个/HP,尿红细胞4～6个/HP,尿比重1.041。

(3)心肌酶谱检查:MB 3050 IU/L,CK-MB 64 IU/L,LDH 410 IU/L,肌钙蛋白0.13 IU/L。

(4)凝血功能检查:PT 13.5 s,INR 1.1,APTT 31.8 s,Fib 3.05 g/L,TT 18.5 s。

(5)心电图检查:窦性心动过速。

2.思维引导 根据该患者因户外作业5 h,高热1 h急诊入院。应严密监测患者神志、肝肾功能、电解质、凝血情况,并监测心肺等其他器官功能。

(四)初步诊断

分析上述病史、查体、辅助检查结果,支持中暑诊断。

二、治疗经过 ▶▶▶

1.治疗过程

(1)入院后予物理降温。

(2)复方电解质葡萄糖、维生素C注射液、维生素B注射液、复方氨基酸(HAA,乐凡命)、水溶性维生素,补液扩容稳定内环境。

(3)肝素钠(法安明)5000 IU抗凝。

(4)头孢替安1.5 g,每日3次静脉滴注,抗感染治疗。

(5)奥美拉唑40 mg,每日1次,静脉滴注,预防应激性溃疡出血。

(6)血压低时适当使用多巴胺。

(7)适当碱化尿液,严密观察患者生命体征。

(8)在ICU监测并维持水、电解质及酸碱平衡。

2.思维引导 患者户外作业5 h,高热1 h急诊入院。入院后应给予降温、补液,进一步生命支持,处理各种并发症,如电解质平衡紊乱、心肺肝肾功能障碍等。适当抗感染,早期抗凝预防DIC的发生。

治疗效果

补液24 h后心电监护提示心率降至105次/min;3 d后复查各项指标基本恢复正常,5 d后患者出院。

三、思考与讨论 ▶▶▶

中暑的诊断可根据在高温环境中劳动和生活时出现体温升高、肌肉痉挛和/或晕厥,并应排除其他疾病后方可诊断。与热射病特别需要鉴别的疾病有脑炎、有机磷农药中毒、中毒性肺炎、细菌性痢疾、疟疾;热衰竭应与消化道出血或宫外孕、低血糖等鉴别;热痉挛伴腹痛应与各种急腹症鉴别。

根据我国《职业性中暑诊断标准》(GB 11508-89),可将中暑分为以下三级。

1. 先兆中暑 是患者在高温环境中劳动一定时间后,出现头昏、头痛、口渴、多汗、全身疲乏、心悸、注意力不集中、动作不协调等症状、体温正常或略有升高。

2. 轻症中暑 除有先兆中暑的症状外,出现面色潮红、大量出汗、脉搏细速等表现,体温升高至38.5 ℃以上。

3. 重症中暑 包括热射病、热痉挛和热衰竭三型。

(1)热射病:典型临床表现为高热(41 ℃以上)、无汗和意识障碍。患者常在高温环境中工作数小时,或老年、体弱、慢性病患者在连续数天高温后发生中暑。先驱症状有乏力、头昏、头痛、恶心、出汗减少。继而体温迅速上升,出现嗜睡、谵妄或昏迷。皮肤干燥、灼热、无汗,呈潮红或苍白;周围循环衰竭时呈发绀。脉搏快,脉压增宽,血压偏低,可有心律失常。四肢和全身肌肉可有抽搐。瞳孔缩小,后期扩大,对光反应迟钝或消失。严重患者出现休克、心力衰竭、肺水肿、脑水肿,或肝、肾功能衰竭、弥散性血管内凝血。实验室检查有白细胞总数和中性粒细胞比例增多,尿蛋白和管型出现,血尿素氮、ALT 和 AST、乳酸脱氢酶、肌酸激酶和红细胞超氧化物歧化酶(superoxide dismutase,SOD)增高,血 pH 降低。心电图有心律失常和心肌损害表现。

(2)热痉挛:常发生在高温环境中强体力劳动后。患者常先有大量出汗,然后四肢肌肉、腹壁肌肉,甚至胃肠道平滑肌发生阵发性痉挛和疼痛。实验室检查有血钠和氯化物降低,尿酸增高。

(3)热衰竭:患者先有头痛、头晕、恶心,继有口渴、胸闷、脸色苍白、冷汗淋漓、脉搏细弱或缓慢、血压偏低。可有晕厥,并有手、足抽搐。重者出现周围循环衰竭。

四、练习题

1. 热射病的临床表现和治疗有哪些?

2. 怎样防暑降温?

五、推荐阅读

[1]陆一鸣.住院医师规范化培训急诊科示范案例[M].上海:上海交通大学出版社,2016.
[2]全军重症医学专业委员会.热射病规范化诊断与治疗专家共识(草案)[J].解放军医学杂志,2015,40(1):1-7.

案例47 溺 水

一、病历资料

(一)门诊接诊

1. 主诉(代) 溺水后意识丧失 20 min。

2. 问诊重点 溺水是常见的由理化因素引起的急危重症,患者急性发病,问诊时应注意溺水前有无诱因,溺水时间长短,救出后主要症状及伴随症状,疾病演变过程,诊治经过,治疗效果等。

3. 问诊内容

(1)诱发因素:溺水前有无意识障碍,意外伤害等诱发因素。

（2）主要症状：根据溺水时间长短，溺水者的症状差异很大。在溺水早期，进入主支气管的少量液体引起反射性咳嗽；同时，气道内的液体引起喉痉挛，引起呼吸困难。严重呼吸困难所致的窒息使患者头痛、烦躁不安、意识模糊、视觉障碍。随着溺水时间的延长，严重的大脑缺氧使患者出现昏迷，呼吸微弱或消失，心搏骤停。海水淹溺者还会出现明显口渴感。

（3）伴随症状：应问诊有无惊厥抽搐，惊厥抽搐提示缺氧导致脑水肿或脑组织坏死，或提示溺水可能导致患者发生了严重的颅脑损伤。有无发热，发热提示污水淹溺，呼吸道或血流感染，脓毒血症可能。有无粉红色泡沫样痰，粉红色泡沫样痰提示急性肺水肿，急性肺水肿是左心衰竭的表现。有无腹胀和呕吐，腹胀和呕吐往往由液体大量进入消化道所致，此时应警惕消化道吸收的液体和呕吐的消化液可能引起酸碱平衡紊乱及电解质失衡。有无呕血，呕血提示可能存在应激性溃疡。有无少尿或无尿，少尿或无尿提示肾功能损伤，往往是休克的表现。有无血红蛋白尿，血红蛋白尿最直观的表现为酱油色尿，这提示患者发生了血管内溶血，此时应警惕 DIC 的发生。

（4）诊治经过：应了解患者是否进行了现场急救，来院前做过何种检查，结果如何，是否用药，用药种类，剂量和效果，是否呼吸机辅助通气。诊疗经过有利于医生迅速了解病情，制定合理的诊疗方案。

（5）既往史：既往有无癫痫、短暂性脑缺血发作等神经系统疾病；有无心律失常等心血管系统疾病；有无糖尿病等内分泌系统疾病；以上疾病均会引起意识障碍进而发生溺水。此外，低钙血症引起的四肢抽搐会使水中人员失去上浮动力而引发溺水。抑郁症等心理疾病会导致患者投水自杀引发溺水事故。

（6）个人史：酒精会导致定向力和意识障碍，造成溺水事故。因此，饮酒史对溺水病因诊断有利。长期滥用精神药物（如吗啡等）可能损害脑功能进而增加溺水风险。因此，上述个人史应详细询问。

（7）婚育史：患者何时结婚，夫妻关系如何，子女健康状况等，对于女性还需询问月经史。

（8）家族史：有无心脑血管疾病、糖尿病和心理疾病家族史。这些家族史有助于评估患者罹患上述疾病的风险，寻找溺水的可能病因。

问诊结果

　　患者为中年男性，20 min 前于污水池旁工作时不慎跌入池中，后被同事发现救起。救起后患者呼之不应，大动脉搏动消失，自主呼吸消失，急呼 120 并将患者头低俯卧位拍背，呕吐出大量污水，开放气道，胸外按压及人工呼吸。5 min 后患者大动脉搏动及自主呼吸恢复。来院途中给予患者面罩吸氧并监测生命体征。患者呼吸困难，口唇发绀，咳粉红色泡沫样痰。T 35.5 ℃，P 138 次/min，R 30 次/min，BP 87/55 mmHg，指脉血氧饱和度 83%；患者格拉斯哥（Glasgow）评分：E2V1M2（5 分），为重度昏迷。院前给予患者气管插管接呼吸机辅助通气，送至我院急诊科。既往无高血压、糖尿病、心脏病及脑血管疾病等慢性疾病史；无肝炎、结核、疟疾等传染病史；无外伤、手术史；无心理疾病史；无食物、药物过敏史；吸烟 10 年，每天 10 支，未戒烟；无饮酒史。患者已婚，夫妻关系和睦，育有 1 子 1 女，均体健。患者家中无家族性疾病及遗传病史。

---

4. 思维引导　溺水是常见的意外伤害。溺水的诱因常见于涉水运动（如游泳、潜水、跳水、划船等），心脏疾病（心搏骤停、心律失常等），脑疾病（脑出血、脑梗死、癫痫发作等），内分泌疾病（低血糖昏迷、高渗高血糖状态、糖尿病酮症酸中毒等），服用影响脑功能的药物，吸毒，饮酒等，也见于水边作业，交通事故，水灾，投水自杀或他杀等。因此，询问患者既往病史、不良嗜好及情感状态有助

于判断溺水原因。同时,对目击者的询问也有助于判断溺水原因,对怀疑涉及暴力犯罪的,应及时请公安机关介入。

(二)体格检查

1. 重点检查内容及目的　溺水是急危重症,因此,查体的第一步是判断生命体征,包括体温、脉搏、呼吸、血压、意识状态和指脉氧饱和度等。肺部查体可见呼吸急促,咳粉红色泡沫样痰等症状;听诊可闻及干、湿啰音等。心脏查体明确有无心音减弱、心搏骤停等,如闻及奔马律提示心力衰竭可能。神经系统查体重点判断患者意识、昏迷评分、对光反射、颈椎外伤、四肢活动、肌张力及病理征等。腹部查体检查有无腹膨隆、肠鸣音等。

体格检查结果

T 36.3 ℃,R 27 次/min,P 124 次/min,BP 93/67 mmHg,体重 73 kg

神志昏迷,GCS 评分:E2VTM2,双侧瞳孔等大等圆,直径 3 mm,对光反射迟钝。口唇发绀,双肺呼吸音粗、双肺可闻及湿啰音,SpO_2 94%(呼吸机辅助通气,PC 模式,PEEP 6 cmH_2O,FiO_2 55%,PC above PEEP 12 cmH_2O)。心前区无隆起,心尖搏动正常,心率 124 次/min,律齐,心脉率一致,各瓣膜区未闻及杂音,无心包摩擦音。腹隆起伴胃扩张,压痛及反跳痛不可查,腹软,肝脾肋缘下未触及,肠鸣音 3 次/min,无气过水声。手足发凉,无主动活动,被动活动可,脊柱无畸形,肌张力正常,病理征未引出。

---

2. 思维引导　经上述检查,患者呼吸机辅助通气,双肺大量湿啰音,且指脉氧饱和度较低,提示急性呼吸窘迫综合征,胸部 X 线或 CT 可明确诊断。患者心率快、血压低,提示循环血量不足,休克可能,中心静脉压测定及心肌损伤标志物测定有助于明确血流动力学不稳原因。患者昏迷,考虑缺血缺氧性脑病,于淹溺后 3～4 d 行脑部磁共振检查可判断神经系统预后。患者腹膨隆、胃扩张,提示大量液体进入消化系统,应通过血气分析和电解质测定明确有无水电解质紊乱;此外,颈椎外伤可通过颈椎正侧位 X 线片明确诊断。

(三)辅助检查

1. 主要内容及目的

(1)血常规、电解质:进一步证实水电解质紊乱。

(2)动脉血气分析:明确有无呼吸衰竭。

(3)肝功能、肾功能、尿常规、血糖:明确有无继发肝肾功能损害及低血糖。

(4)血凝试验:明确有无凝血功能紊乱,DIC 等。

(5)胸部 X 线:明确肺水肿严重程度。

(6)心电图及心肌损伤标志物:明确有无心律失常,心肌损害或完全性心脏传导阻滞。

(7)心脏彩超:心脏大小及射血能力测定,评估心功能,排除心脏疾病。

(8)纤维支气管镜检查,痰培养和药敏试验:明确有无气道异物,肺部细菌感染和指导抗生素选择。

(9)颈椎 X 线:明确有无颈椎损伤。

(10)颅脑 CT:明确有无脑出血、脑挫裂伤等疾病。

辅助检查结果

（1）血常规：Hb 107 g/L，WBC 17.8×10⁹/L，N% 83%，PLT 254×10⁹/L；K⁺ 5.8 mmol/L，Na⁺ 137 mmol/L，Ca²⁺ 2.35 mmol/L，Cl⁻ 96 mmol/L。

（2）动脉血气分析（FiO₂：55%）：pH 7.36，PaO₂ 53 mmHg，PaCO₂ 35.9 mmHg，HCO₃⁻ 24.6 mmol/L，乳酸 1.5 mmol/L。

（3）肝功能、肾功能、尿常规、血糖：谷丙转氨酶 39 U/L，谷草转氨酶 37 U/L，血清总胆红素 22.1 μmol/L，非结合胆红素 13.2 μmol/L，结合胆红素 8.9 μmol/L，白蛋白 39.4 g/L；尿素 4.76 mmol/L，肌酐 225 μmol/L，尿酸 394 μmol/L，肾小球滤过率 65.2 mL/(min·1.73 m²)；尿常规，浓茶色尿，比重 1.01，尿胆原阳性，尿蛋白+；血糖 5.8 mmol/L。

（4）血凝试验：凝血酶原时间 11.4 s，活化部分凝血活酶时间 28.3 s，纤维蛋白原测定 4.21 g/L，凝血酶时间 16.7 s，D-二聚体 0.67 mg/L，纤维蛋白降解产物 2.5 μg/mL。

（5）胸部 X 线：双肺纹理增粗，双肺透亮度减低，可见大片斑片状、云絮状改变，双肺门影不大。气管内可见插管影，气管及支气管通畅。双侧胸膜增厚。

（6）心电图示：大致正常心电图；心肌损伤标志物：肌酸激酶（CK）834 U/L，超敏肌钙蛋白 T（cTNT-hs）0.02 ng/mL，B 型钠尿肽前体（pro-BNP）41.1 pg/mL，肌红蛋白（MYO）522.00 ng/mL。

（7）心脏彩超：右心房径 41 mm×30 mm，右心室径 18 mm，左心室径 41 mm，三尖瓣反流 1.7 m/s，肺动脉压 17 mmHg，EF62%。

（8）纤维支气管镜检查未见异物；痰涂片未见细菌；痰培养结果待回示。

（9）颈椎 X 线：未见颈椎骨折、关节脱位。

（10）颅脑 CT：无脑出血、脑挫裂伤及颅骨骨折。

2. 思维引导　根据患者落水史，支持溺水诊断。患者意识不清，符合昏迷诊断。患者胸部 X 线见双肺纹理增粗，双肺透亮度减低，可见大片斑片状、云絮状改变，患者 55% 氧浓度支持下 PaO₂ 53 mmHg，低于 60 mmHg，同时 PaCO₂ 35.9 mmHg，不超过 50 mmHg，支持急性呼吸窘迫综合征和 Ⅰ 型呼吸衰竭诊断。患者肌酐 225 μmol/L，肾小球滤过率 65.2 mL/(min·1.73 m²)，尿呈浓茶色，支持急性肾损伤诊断。血 K⁺ 5.8 mmol/L，高于正常值上限 5.5 mmol/L，支持高钾血症诊断。患者肌酸激酶（CK）834 U/L，超敏肌钙蛋白 T（cTnT-hs）0.02 ng/mL，肌红蛋白（MYO）522.00 ng/mL，支持继发性心肌损害诊断。血 Na⁺ 137 mmol/L，在正常范围内。患者凝血功能无明显异常，排除 DIC 可能。患者心脏彩超未见异常，排除心瓣膜病及心力衰竭诊断。患者颈椎 X 线无骨折、脱位，排除颈椎外伤。患者颅脑 CT 无异常，排除脑出血、脑挫裂伤及颅骨骨折诊断。

（四）初步诊断

结合患者病史、体格检查、辅助检查等结果，支持以下诊断：①溺水；②缺血缺氧性脑病；③急性呼吸窘迫综合征；④Ⅰ型呼吸衰竭，肺部感染；⑤急性肾损伤；⑥高钾血症；⑦继发性心肌损害。

二、治疗经过

（一）初步治疗

1. 治疗过程

（1）保暖，维持机体核心温度不低于 35 ℃。

（2）呼吸机辅助通气（PC 模式，PEEP 6 cmH$_2$O；FiO$_2$ 55%，PC above PEEP 12 cmH$_2$O）。

（3）20% 甘露醇注射液 250 mL，每 8 h 1 次，静脉滴注。

（4）10% 葡萄糖注射液 500 mL+10 U 胰岛素，立即用，静脉滴注。

（5）呋塞米注射液 20 mg，立即用，静脉注射。

（6）三磷酸腺苷二钠 20 mg，每日 2 次，静脉注射。

2. 思维引导　患者溺水后易发低体温，低体温导致小血管收缩，加重组织缺氧，因此，应给予患者复温并保暖，使机体温度维持在 35 ℃ 以上。患者血气分析提示急性呼吸窘迫综合征伴 I 型呼吸衰竭，应给予气管插管呼吸机辅助通气，使指脉血氧饱和度达 90% 以上。因患者昏迷，考虑缺血缺氧性脑病，应给予患者甘露醇脱水降颅内压，必要时联合应用甘油果糖等。患者高钾血症，应给予葡萄糖联合胰岛素应用促使血钾向细胞内转移。患者急性肾损伤，呋塞米可改善患者水钠潴留，改善脑水肿，同时呋塞米可以促进血钾通过尿液排出，降低血钾。患者合并继发性心肌损害，给予三磷酸腺苷有利于改善心肌能量供应。

（二）治疗效果

1. 生命体征　5 d 后患者呼吸机脱机，鼻导管吸氧，3 L/min；SpO$_2$ 95%；T 36.1 ℃，P 93 次/min，R 21 次/min，BP 118/84 mmHg。

2. 查体　神志恍惚，GCS 评分：E2V4M4，双侧瞳孔等大等圆，直径 3 mm，对光反射灵敏。口唇红润，双肺呼吸音清，心前区无隆起，心尖搏动正常，心率 93 次/min，律齐，心脉率一致，各瓣膜区未闻及杂音，无心包摩擦音。腹平坦，全腹无压痛及反跳痛，腹软，肝脾肋缘下未触及，肠鸣音 3 次/min，无气过水声。四肢主动活动差，被动活动可，肌张力正常，病理征未引出。

3. 辅助检查　血气分析（鼻导管吸氧 3 L/min）：pH 7.40，PaO$_2$ 93 mmHg，PaCO$_2$ 32 mmHg，HCO$_3^-$ 23.5 mmol/L，乳酸 0.8 mmol/L；K$^+$ 4.7 mmol/L；尿素氮 4.32 mmol/L，肌酐 65 μmol/L，尿酸 154 μmol/L，肾小球滤过率 95.2 mL/（min·1.73 m^2）；肌酸激酶 42 U/L，超敏肌钙蛋白 T 0.005 ng/mL，B 型钠尿肽前体 48.9 pg/mL，肌红蛋白 85.00 ng/mL；胸部 X 线示双肺纹理走行正常，透亮度可，双肺门影不大，气管居中；双侧胸膜增厚。

（三）目前病情

患者入院后经治疗 5 d，急性呼吸窘迫综合征、I 型呼吸衰竭、急性肾损伤、继发性心肌损害、高钾血症等均较入院时明显改善，但患者 GCS 评分仍为 10 分，属中度昏迷。四肢主动活动差，被动活动可，肌张力正常，病理征未引出。

思维引导：目前患者生命体征平稳，应给予患者头颅 MRI 检查明确诊断。MRI：大脑灰白质界限不清，沿脑回走向的点状、迂曲条状 T$_1$ 高信号，额叶和侧脑室周围脑白质片状 T$_1$ 低信号，T$_2$ 高信号。结合患者查体、头颅 MRI 检查，目前考虑急性缺血缺氧性脑病，针对此病，尚无有效的药物治疗方法。高压氧治疗作为目前治疗急性缺血缺氧性脑病的新兴非药物治疗手段，疗效确切。为改善患者病情，我们对患者进行了为期 10 d 的高压氧治疗。治疗后，神志清，GCS 评分：E4V5M5，双侧瞳孔等大等圆，直径 3 mm，对光反射灵敏。四肢肌力 4 级，被动活动可，肌张力正常，病理征未引出。

三、思考与讨论

溺水，又称淹溺，指人体浸没于水或其他液体而出现呼吸障碍的过程。当人体突然浸没于低于体温 5 ℃ 及以上温差的水或液体中，可出现心搏骤停，称为淹没综合征。当人体浸没于水或液体中一段时间后出现肺泡毛细血管内皮损伤和渗漏，引起肺部炎症反应、肺泡表面活性物质减少或灭活，出现呼吸窘迫，称淹没后综合征。

当人体淹没于水中，首先影响的是呼吸，故溺水会导致窒息。长时间的窒息促使人体不得不呼吸,此时,水进入气道和肺部,肺中的水导致肺泡塌陷萎缩。这时,即便把溺水者救起,其自主呼吸也不能满足机体需要。若不及时送医给予呼吸支持,溺水者会因急性呼吸窘迫综合征导致缺氧窒息死亡。

恶性心律失常是溺水死亡的另一大原因。当人体直接接触低于体温5 ℃及以上温差的水域时,溺水者可能出现冠状动脉收缩、心动过缓、心脏停搏、心室颤动等严重的心血管事件,若不及时处理,患者可能死亡。

溺水后,长时间窒息导致脑缺氧、脑水肿和颅内压升高,导致死亡。此外,在部分溺水者的尸检中,约70%的溺亡者呼吸道内有呕吐物、泥沙或水草,这提示异物导致的呼吸道梗阻是溺水者死亡的原因之一。

除了"湿性淹溺",当人淹没后,惊慌、恐惧和寒冷可引起喉头痉挛,进而呼吸道完全梗阻并窒息死亡。同时,喉头痉挛引起心脏反射性停搏,患者死亡,这种溺水事故被称为"干性淹溺"。

作为急诊医生,在现场急救时,首先应检查被救起的溺水者颈椎有无损伤,并迅速开放气道,清理患者口鼻中的水草、淤泥和呕吐物。其次,迅速将患者俯卧位,迅速按压背部数次排出呼吸道和消化道中潴留的水分。控水过程不宜太久,以5～10 s为宜,以免影响心肺复苏。在心肺复苏的过程中,若有条件,给予电除颤。

经现场抢救的溺水者需送往医院进一步救治。治疗的重点包括呼吸支持、循环保护、复温、脑复苏和并发症防治等。

对意识不清、呼吸异常、显著缺氧及指脉血氧饱和度低于85%的患者,应给予高浓度氧疗,必要时气管插管、呼吸机辅助通气。当患者意识恢复、呼吸平稳、循环改善、血气分析正常后可脱离呼吸机。

纠正水电解质及酸碱平衡紊乱并维持其平衡是救治溺水的重要一环,电解质应多次复查并对症处理,尤其应注意纠正高钾血症和酸中毒。

低体温、凝血障碍和酸中毒是重症患者的"死亡三联征"。因此,复温治疗可提高患者生存率。建议给体温低于30 ℃的患者积极复温。

对于有急性缺血缺氧性脑病的患者,需应用甘露醇、甘油果糖、呋塞米等脱水剂减轻脑水肿、降低颅内压。地塞米松、氢化可的松等糖皮质激素冲击治疗可减轻神经损害,改善患者预后。

对于急性肾损伤患者,应积极治疗,避免水钠潴留导致周围循环衰竭;有溶血发生的患者,应及时碱化尿液,适当输血。

溺水的救治贯穿现场抢救、院内急救和康复全过程,急诊医生掌握溺水的救治,有利于降低溺水病死率,改善预后,减轻疾病负担。

四、练习题

1. 溺水时临床表现有哪些?
2. 溺水的急救处理原则有哪些?

五、推荐阅读

[1]沈洪,刘中民.急诊与灾难医学[M].3版.北京:人民卫生出版社,2018.
[2]葛均波,徐永健,王辰.内科学[M].9版.北京:人民卫生出版社,2018.
[3]于学忠,黄子通.急诊医学[M].北京:人民卫生出版社,2015.